中医治疗慢性病疑难病临床荟萃

邓绍明　著

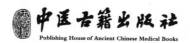

中医古籍出版社

Publishing House of Ancient Chinese Medical Books

图书在版编目（CIP）数据

中医治疗慢性病疑难病临床荟萃 / 邓绍明著 . -- 北京：中医古籍出版社，

2024.11

ISBN 978-7-5152-2727-6

I . ①中… II . ①邓… III . ①慢性病－疑难病－中医治疗法 IV . ① R242

中国国家版本馆 CIP 数据核字 (2023) 第 153404 号

中医治疗慢性病疑难病临床荟萃

邓绍明 著

责任编辑	于 佳	
封面设计	宝蕾元	
出版发行	中医古籍出版社	
社 址	北京市东城区东直门内南小街 16 号（100700）	
电 话	010-64089446（总编室）010-64002949（发行部）	
网 址	www.zhongyiguji.com.cn	
印 刷	廊坊市靓彩印刷有限公司	
开 本	787mm×1092mm　1/16	
印 张	29.5	
字 数	460 千字	
版 次	2024 年 11 月第 1 版　2024 年 11 月第 1 次印刷	
书 号	ISBN 978-7-5152-2727-6	
定 价	108.00 元	

出版说明

《中医治疗慢性病疑难病临床荟萃》是地方老中医邓绍明先生一生临床经验的结晶，旨在总结其在常见病、疑难病及难治病治疗方面的独特经验。本书具有以下特点：

一、自学成才，学术"原生态"

邓绍明先生自幼年起，因病对中医产生了浓厚的兴趣，开始自学之路。没有正规的师承，没有系统的教材，他凭借对中医的热爱和执着，刻苦钻研，成为执业中医师。并逐渐形成了自己独特的诊病思路和治疗方法。这种自学成才的经历，使得邓绍明先生的学术思想较为"原生态"，既保留了中医的传统精髓，又融入了个人独特的见解和创新。

二、处方内容精炼，注重实践

本书中的处方均源自邓绍明先生多年的临床实践，以治疗常见病、疑难病及难治病为核心。每个处方仅列出药物组成，未详细展开煎服方法及具体剂量，旨在突出处方的核心思路，便于读者快速掌握和应用。读者在使用时，需结合患者具体情况，在专业中医指导下调整药物剂量和煎服方法。

三、术语创新，体现老中医独特见解

邓绍明先生在自学中医的过程中，对传统中医理论进行了深入研究，并形成了自己独特的学术见解。本书中部分术语为作者自创，这些术语不仅反映了其对中医理论的独特理解，也体现了其在临床实践中的创新思维。读者在阅读时，需结合上下文，深入理解这些术语的含义。

四、尊重原创，保持文稿原貌

本书在编辑过程中，严格遵循尊重原创的原则。所有处方均保持原貌，未进行任何形式的修改或删减。

五、使用提示

读者在使用本书中的处方时，务必在专业中医指导下进行，切勿自行盲目使用。

读者在阅读本书时，应结合中医基础理论，深入理解老中医的临证思路和处方原理。

读者在使用本书中的处方时，需结合患者具体情况，灵活调整药物剂量和煎服方法。

《中医治疗慢性病疑难病临床荟萃》是一部饱含地方中医独特经验的临床著作，希望为中医临床工作者提供有益的启示和借鉴。

自　序

中医药学是我国各民族在长期与疾病斗争的实践中，逐步形成和发展起来的一门科学，有着数千年的发展历史，是我国古代科学文化的组成部分。中医药不但为我国民族繁荣昌盛立下了不朽的功勋，而且为丰富世界医学宝库作出了卓越贡献。

二十世纪六七十年代，我患病求医，在中、西医治疗均无效的情况下，为了求生存，把自己当成"试验品"进行自医，经过自己探险性的多年治疗后，不但治好自己的疾病，还发现了人体内脏功能发展与变化规律，又经过六十余年及七十多万人次的临床实践，才有亲身体会，写出这部《中医治疗慢性病难治病临床荟萃》。本书将人体生理病理变化特征及其相互间发展与变化的关系和初步制定的治法方药，一一论述。人们一旦发现了人体内部发展变化规律，并从实践中不断去开发，它将是攻克疑难杂症和打开错综复杂的慢性病和各式后遗症的万能钥匙。

我年近古稀，把它整理出来，争取为弘扬华夏五千年文明，为千年古医增添新的生机，使中医永远立于不败之地，为我国中医事业发展，为今后创立一套符合我国国情的，以中医为主，结合西医，既源于中西医，又高于中西医，具有我国民族特色的新医学、新药学的诞生增添一束火把，为铺成一条通往健康之路尽一点微薄之力。

注：书中所列心脏病、肝硬化、癌症、白血病等危重患者的治疗，应在我的诊断下进行，方能取得一定的治疗效果。

邓绍明

2022 年春于仪陇金城

前　言

当今医学，人们对慢性病、疑难病治疗效果不尽人意，很多疾病被列为难治病或不治之症。实际上通过中医治疗，这些慢性病、疑难病，绝大多数都可以治愈，如气管炎、肺气肿、高血压、肺心病、冠心病、白血病、慢性胃炎、慢性肾炎、糖尿病、风湿骨病等；再如癌症患者通过手术或放化疗获得缓解后，再用中医治疗，绝大多数患者未见转移、复发；白血病患者在化疗获得缓解后不做干细胞移植，通过一系列中医治疗，大多数患者能够治愈。经过毕生探索和实践，我能够对百余种慢性病、疑难病进行治疗并且治愈率较高。

中医能有这样大的作为吗？我的回答是：能，因为我在六十年的探索中，用生命作为赌注，终于发现了几千年来没被人们发现的人体内在功能变化与发展这一客观规律，并创造了再生论。

人体从母体胚胎开始就已经具备自身生化功能，直到二十八周岁左右时，从先天赋予的自身生化功能才基本结束，不再向上发展，处于平衡发展状态。五十六周岁后开始不断衰败。人们在未发现再生学以前不了解人体内在这一客观规律变化，在治疗中要想把人体已经衰败的内在精气再调剂起来是不可能的，因为慢性病、疑难病的形成，实质就是脏腑病变中不断衰败的过程，从治病方法上讲，不重新调剂人体获得新的再生是徒劳无功的，我总结的这套理论、方剂、治疗方法都是以促进人体重新获得生化为前提，促使机体产生强大的生化之力，待脏腑获得新的平衡发展后，这一系列的慢性病、疑难病也会得到自愈。

一、生命的源泉及其人体生命内在变化

世界上有生命的物质，对于它们的生长存在，都要具备一定的内外物质条件。植物生长的条件是土壤、水分、温度及光照。人生活在自然界中，自然界赋予人们不可缺少的生存条件，但是，就生命来讲，内在生命力由什么支配？主宰生命的内在动力又是什么呢？

中医学认为，人体生命活动的维持，主要依靠脏腑功能活动；脏腑功能活动又依赖气、血、精、津液。气、血、精、津液的内部变化，又直接是脏腑变化的内在生理表现。导致脏腑气、血、精、津液不断进行内在变化的重要物质是什么？

植物内在生长点在于"尖"，基础在于"根"，人体内在生长点是什么？其"根"又是什么物质构成的？

从实践中发现，导致人体脏腑气、血、精、津液发生变化的重要物质力量是"气、血、水、火"这四种成分。在其脏腑统率下，不断产生的"精气储存"才是人体进行生命活动的"能量"，是维持各脏腑组织器官进行运动的物质源泉。人体生长发育都离不开这个"根"。一旦失去这个"根"，生命也就结束了。

所谓气，是指人体气机的接纳量和内生力，以调剂人体气机进行新陈代谢的支配力量。

所谓血，是指血液内在生化源泉和支配血液进行内部运动的能量。

所谓水，是指津液内生的支配力量，内在一切津液生化由它而发，一系列真阴由它直接支配而储存。

所谓火，是指真阳的发源地，一系列真阳由它内在支配而储存。

气、血、水、火这四种内在物质是人体在进行生命活动中，不可分割的内在整体变化群。人体生存以气、血、水、火为物质基础，属先天所得，是人类在不断进化中遗传下来的。由四种物质共同参与下所产生的"物质产品"（即气、血、精、津液）的盛与衰是后天形成的。人体生长发育、衰老病死都与气、血、水、火有着直接变化关系。

二、人体内在精气生化发展途径

通过从自身生理内在变化中发现，人体内在精气生化是这样形成的。

内在精气始生于肝，肝生于阴，阴生于肾，肾生于脾，脾化为津，津生于肺，肺归于心，心藏于肾，肾者，元阴也。津再化为精，精生于脾，脾化为气，气归于肺，肺通于心，心藏于肾，肾者，元阳也。元阳化为无形之气，上行于脾，充实于肺，归于心，流注六腑，输布于经脉。

人体内在精气生化分为三个不同发展时期，即自生性生化、代谢性生化和再生性生化。

自生性生化，是人体从先天（母体）获得的强大生命力，它是人体自身发育、内在精气的储存，起决定性作用；代谢性生化，是人体进入成年后，由内在消耗之力，不断促使内脏从下由阴，产生新的生化之力，来维持内在精气代谢发展平衡；再生性生化，为内在精气衰败时，通过脏腑相互协调的发展和变化进入肝脏时，由脏腑产生新的再生之力来维持内在发展平衡。无论是自生性生化、代谢性生化还是再生性生化，都是按照内在精气生化发展途径进行内在演变的。

当内在生化发展进入肝脏发展时进行的内在精气发展及过程，我把它称为纳阴期，所谓纳阴期是内在精气生化开始，它直接贯穿人生始终。

当内在生化发展这一过程进入肾脏进行内在发展变化及过程，我把它称为归元期。归元发展、演变和纳阴期是一致的，每时每刻都处于发展和互相变化之中。

当内在精气生化发展进入脾脏发展及脏腑相互变化时，我把它称为淘汰期，淘汰的生理变化，直接是内在生化中，从脏腑所纳进的一系列生化之阴，经肾转化由脾，经肺过渡性发展，变化时达到筛选性淘汰，将其精气撮以上行，将其糟迫通过气化中进行迫降（表现为腹泻等），内在这一发展和变化既是脏腑在生化中阴从阳化的发展和变化，又是脏腑获得更新发展时期，脾脏的生化最根本是在肝肾获得新生化后才能重新获得，脾脏、肺脏、心脏都不能自生获得新的生化，它们相互之间的内在生化，是从阴化阳的变化中逐步获得。

三、交心期的生理内在变化

交心期，是脏腑通过一系列再生发展变化后，进入心脏统率发展时期，也是内在变化中阴化津、津归元、元化气、气归形后，终止性发展和变化，是人体内在精气获得再生发展的最后发展时期。人体内在一切新生都要通过交心发展后，才能获得正常发展，否则，都会变为邪，产生内在疾病变化。

脏腑在再生发展中，心脏自身不能获得生化，心脏再生和功能健全是建立在脏腑功能基础上的。各脏腑再生发展进入交心发展时期，既是心脏获得新生的机会，又是心脏与整体相互调合进入新的发展时期。因此，心脏病变后，单纯进行治心补心或养心安神等治疗，是不能使心脏获得新生的。心脏病变后，特别是慢性病变后的根本性治疗，应在重新调剂脏腑获得新生后，从脏腑相互生化中，通过再次交心后，才能解决这一根本性问题。

四、人体自身代谢的发展与变化

人体自母体获得生化或成人两次获得内在新生发育变化，一旦进入交心储存后，一般都处于平衡发展状态，这种平衡状态发展的由来，是通过脏腑不断代谢发展获得的。

所谓代谢，是人体内在消耗之力。人体在青春时期，内在生化之力大于消耗之力时，由内生之力与消耗之力在相互发展变化中，不断产生内在精气储存。这一生理特征代谢变化现象，我把它称为合成代谢。由内在精气增生，逐步被消耗为平衡发展时期的一段内部代谢发展变化现象，我把它称为分解代谢。由平衡逐步被消耗为衰败发展时期所产生的内在消耗之力，我把它称为分离性代谢。

合成代谢是人体在获得自生性生化中，由脏腑清肃下降来约束升清正常发展。分离代谢是人体自身生化结束时或发展中，由它不断被分解后来约束脏腑不断自生向上之力，使之发展平衡。分离代谢是人体由平衡不断被分离为向衰败发展的生理变化现象。

人体内在发展，总是在脏腑相互变化发展中进行的，依据各自代谢特点，我分别把它们分为生理性代谢、脏腑转折性代谢、脏腑周期性代谢。

生理性代谢，是人体在生命活动中，脏腑维持正常生命活动的一种功能性运动，它随时处于无形变化之中并不断产生着一股内在之力向下运动。正因为人体内在有这股下行之力，反而配合了脏腑在生化中产生的上行之力。它们在对立发展之中随时处于统一协调发展才保持了脏腑间发展平衡。

我长期从实践中观察得知，内在这股下行之力（代谢之力）往往又是外邪从上（阳）入侵的突破口；上行之力，脏腑生化之力，又是邪气从下（阴）入侵的突破口。

五、人体内在精气衰败发展与变化

人体进入更新时期内（即更年期），由于内在功能生化力不断降低，或肾脏在进入两次生化期间，由于某些内外因素影响，未得到新的生化，由代谢不断向下发展和深入，使内在精气储存逐步削弱。

人体内在精气被削弱和减少的发展变化，直接就是人体内在精气衰败的发展和变化。我通过近六十年从自身观察和实践中发现，人体精气衰败发展变化是由上从肺，不断向下深入发展的。这套内在精气离心变化如下：

始伤于肺，肺伤于脾，脾伤于肾，肾伤于肝，肝脱于心。脱心者，肺气也，所谓肺气者，人身之卫也。

肺气损于脾，脾损于肾，肾损于肝，肝脱于心，脱心者，中气也。所谓中气者，脾胃之功能，阳中之气也。

中气首败于肺，再败之于脾，脾败于肾，肾者，阳也，阴中之阳也，阳者元阳也。元阳再转之于肝，肝脱于心，脱心者，肾阴也，阴中之阴，所谓阴中之阴，元阴也。

元阴元阳俱损者，向死亡变化之。死亡变化，首始于肺，肺者绝也，肺绝于脾，脾者除中也，脾绝于肾，肾者，阴阳失之，肾绝于肝，肝者，失之升也，肝脱于心，脱心者，死亡即刻也。

（一）伤肺期发展与变化

伤肺期是人体由实向虚发展的开始，肺脏是内在生化中最后获得充实的脏腑，它又是内在精气受损开始变化之首，我把人体内在精气进入肺脏进行变化的一段发展过程及脏腑相互发展变化叫伤肺期。

（二）败脾期发展与变化

败脾期是人体内在变化中，内在精气受损的发展与变化进入脾脏所产生的脏腑相互受损的一段发展与变化的发展时期，我把它称之为败脾期，当人体内在精气受损的发展与变化进入败脾期时，内在与变化是由实向虚发展的第二发展过程。

（三）损肾期发展与变化

损肾期是人体内在精气受损的发展变化进入肾脏发展所产生的脏腑相互发展与变化发展时期，我把它称之为损肾期。当人体内在变化发展进入损肾期，各脏腑功能都受到了一定损伤，实质上损肾期是人体内在功能由虚向损伤发展的第一发展与变化。

（四）攻肝期发展与变化

人体内在精气衰败发展变化进入肝脏所产生的脏腑相互发展与变化进行变化时期，我把它称之为攻肝期，人体内在精气受损的发展变化进入攻肝期，实质上它既是人体内在精气丧失变化的末尾，又是人体重新获得新的生化的起源，也是某些重危患者获得康复的最后发展时期。

（五）脱心期发展与变化

脱心期不单纯存在，因为心不自生，它的生化，是建立在脏腑相互生化发展之中，心也不自败，心脏衰败，是在脏腑衰败发展中而自败。所谓脱心期，是指内在精气衰败发展变化进入肝脏发展后，所产生的内在精气离体变化。脱心者，精气离体也。

脏腑在衰败所产生的离体变化也和其他脏腑变化一致。一次性精气离体，又会由脏腑相互生化和回升，再次交心脏统率。多次性离体，仍会回归心脏统率。只在脏腑功能衰绝时，内在精气才不会再回归心脏向死亡发展。不过内在精气脱离心脏统率一次，内在精气就会丧失一次，几大脏腑间相互脱离，就形成几大脏腑间各自虚损。因此，务必要把各脏腑在其衰败发展中所产生的离体变化，做一个粗浅的探析。

六、慢性病难治病与内在变化关系

从上面论述中已经了解到人体内在精气生化及发展是经过脏腑一系列变化逐步形成的，要治疗慢性病难治病不了解人体内在变化，不从脏腑内在功能去进行调剂，是根本不可能的。

因为一般的慢性病及疑难杂症的病理变化实际上是脏腑失调后，内在精气经过长期运行后与正常精气产生了隔离变化，要治疗这些由内在已经形成"定点保护"的疾病，必须从内在精气运行中进行多层次重新组织运行为前提，促使内在产生一股新的回升之力，才能突破"保护圈"多层次"关卡"回归到正常运行中。我以六十余年临床实践总结出来的这套治病方法，具体采用以脏腑功能之变治其所变，促使内脏协调发展，最终达到治病的目的。

我已进入古稀之年，用毕生的精力和生命经过终身的探索，所发现的和创立的这一新理论及所制定这套治疗方法已有半个世纪，并已经用于七十余万人次临床实践，它已经产生了强大的生命力，取得了良好的效果。

中医传承了五千多年，不能在我们这一代半途而废。那些不了解中医、否定中医不科学、企图取缔中医的人，请到人民群众中听一听群众的声音，了解中医神奇的疗效。

我创造的这套新的医学理论正确与否，实践才是检验的唯一标准，它也是孕育和铸成新理论的知识源泉。

目录

contents

肺部疾病

一、慢性支气管炎　003
二、肺结核　006
三、肺气肿　008
四、肺心病　014
五、肺癌　020
六、哮喘　043

心脑头部疾病

一、癫痫　053
二、癫狂　055
三、抑郁症　056
四、失眠　058
五、嗜睡　063
六、脑梗死　065
七、中风后遗症　070
八、高血压　075
九、脑萎缩　078
十、脑鸣　084
十一、晕动病　089
十二、脑肿瘤　092
十三、帕金森病　095
十四、心脏病　097
十五、鼻血　105
十六、鼻窦炎　106
十七、口腔溃疡　107
十八、咽喉炎　109
十九、慢性牙痛　112

二十、食道癌　115
二十一、中耳炎　138
二十二、扁桃体肥大　141
二十三、舌癌　143
二十四、听力下降　162
二十五、视力下降　163

脾胃部疾病

一、胃病　169
二、胃癌　180
三、胰腺炎　186
四、胰腺癌　189

肾部疾病

一、慢性肾小球肾炎　199
二、尿毒症　203
三、肾病综合征　209
四、肾结石（及膀胱结石、尿路结石）　211
五、肾萎缩　213
六、遗尿　215
七、膀胱癌　216
八、肾衰竭　221
九、前列腺增生　223
十、阳痿　225
十一、遗精　227
十二、痛经　229

十三、病理性白带 232

十四、闭经 234

十五、月经失调 238

十六、盆腔炎 241

十七、卵巢囊肿 243

十八、颈椎病 246

十九、肩周炎 249

二十、腰痛 253

二十一、腰椎间盘突出 256

二十二、强直性脊椎炎 260

二十三、坐骨神经痛 264

二十四、风湿关节炎 266

二十五、痛风 269

二十六、骨质增生 273

肝部疾病

一、重症型黄疸性肝炎 279

二、乙型病毒性肝炎 284

三、肝硬化 286

四、肝癌 294

五、巨块型肝癌 307

六、胆囊炎 314

七、胆囊癌 316

八、胆结石 324

九、白血病 326

皮肤病

一、牛皮癣 347

二、青春痘 351

三、白癜风 357

四、荨麻疹 362

五、疱疹 365

六、鹅掌风 368

七、过敏性紫癜 371

八、湿疹 374

九、皮肤癌 377

十、过敏性痒疹 382

其他疾病

一、癌症术后，放疗、化疗后治疗 389

二、乳腺增生 393

三、糖尿病 395

四、多食快饥症 398

五、亡阳 400

六、亡阴 408

七、肌营养不良症 415

八、痔疮 416

九、脱肛 419

十、口水病 421

十一、精神分裂症 423

十二、肠炎 425

十三、脐痛 426

十四、小儿多动症 427

十五、眩晕 428

十六、阴痒 431

十七、阴吹 434

十八、哮喘 435

十九、顽固性头痛 441

二十、盗汗 445

二十一、淋证 448

肺部疾病

一、慢性支气管炎

二、肺结核

三、肺气肿

四、肺心病

五、肺癌

六、哮喘

一、慢性支气管炎

慢性支气管炎，中医将之归为"咳嗽"或"喘证"，属于内伤咳嗽范围。慢性支气管炎的主要症状就是咳嗽、咳痰以及喘息，部分患者会出现发热的症状，在两千多年前的《黄帝内经》中就出现了咳嗽的病名，有"五脏六腑皆令人咳"的说法，但是主要病位是肺。中医对于慢性支气管炎的调理效果显著。在治疗时宜祛邪止咳，扶正补虚，标本兼顾，分清虚实主次处理。对于痰湿蕴肺者，治宜健脾燥湿、化痰止咳；对于痰热郁肺者，治宜清热化痰肃肺；对于肝火犯肺者，治宜清肺平肝、顺气降火；对于肺阴亏耗者，治宜滋阴润肺、止咳化痰。以下主要介绍肺阴虚或肝肾阴虚证的证治。

证型：肺阴虚或肝肾阴虚证。

主症：干咳无痰，舌质偏红，脉细数，左关尺、右寸脉偏弱。

治法：强化肺气合降，补肝肾之阴。

方一药物组成： 贝母　陈皮　黄芩　前胡　苦杏仁　桔梗　半夏　当归　白芍　麦冬　枸杞子　大黄

方解：贝母强化肺气清肃下行，当归养血（血为阴），白芍入肝升清，麦冬补肺阴，枸杞子入肾阴，大黄迫使浊气下行，陈皮行气，前胡、苦杏仁、桔梗、半夏止咳化痰。诸药合用，强化肺气清肃下行，促使内脏之阴从肝肾回归于上，促进阴阳平衡。

患者服药后以嗳气为顺（称之清气先上行），矢气为逆（称之浊气先下行），患者矢气后，必须另外开药以免阴升不足，和原方分别服，才能促使清气上行。早上服主方，晚上服补救方。

补救方药物组成： 苦杏仁　前胡　桔梗　半夏　麦冬　枸杞子　陈皮

将两方联合共服七日，每日两次。由下方作为第二疗程组方，治疗原则为阴从阳化，促使内脏之阴由肝肾不断生发回归于上。

方二药物组成： 贝母　党参　黄芪　陈皮　前胡　苦杏仁　桔梗　半夏　麦冬　枸杞子

方解：贝母入肺，党参、黄芪益营卫之气，陈皮行气，麦冬、枸杞子养阴，苦杏仁、前胡、桔梗、半夏止咳化痰。诸药合用，强化肺气清肃下行，同时，促使肝肾之阴再次回归于上。

患者服后，仍以上行为顺，下行为逆。如果患者服后，仍然先下行，则用下方作为补救方治疗，必早上服主方，晚上服补救方。

补救方药物组成： 苦杏仁　前胡　桔梗　半夏　麦冬　枸杞子

每日两次，服用七日。

患者通过方二阴从阳化后，下元不足，为促使脏腑阴阳发展平衡，用方三（即贝母回元汤）治疗。

方三药物组成： 贝母　党参　黄芪　陈皮　当归　怀山药　白芍　玉竹　石斛　熟地黄　枸杞子　大黄

方解：贝母入肺，党参、黄芪补营卫之气，陈皮行气，怀山药补脾肾之阳，当归养血，白芍入肝守阴，大黄迫使浊气下行，玉竹、石斛、熟地黄、枸杞子补脾肾之阴。诸药合用，在强化肺气清肃下行的同时，促使内在之阴从肝肾回归于上，调剂内在阴阳发展平衡。

方四药物组成： 贝母　党参　黄芪　陈皮　牡丹皮　黄芩　苦杏仁　前胡　桔梗　半夏　苍术　白术　怀山药　山萸肉　麦冬　枸杞子　熟地黄　大黄　白芍

方解：贝母入肺，党参、黄芪补营卫之气，陈皮行气，牡丹皮入血分，苍术、白术入脾胃，怀山药补脾肾之阳，山萸肉入肾之阴阳，白芍入肝守阴，大黄降邪余之浊，苦杏仁、前胡、桔梗、半夏止咳化痰，麦冬、枸杞子、熟地黄养阴。诸药合用，在强化肺气清肃下行的同时，促使内在之精从肝肾回归于上，促使内在阴阳协调发展，为方五的阴从阳化打下坚实的基础。

每日两次，服用七日。

方五药物组成：茯苓　党参　黄芪　砂仁　白豆蔻　苦杏仁　前胡　桔梗　半夏　麦冬　枸杞子　熟地黄　人参

方解：茯苓宁心，党参、黄芪补营卫之气，砂仁、白豆蔻入脾胃和中，苦杏仁、前胡、桔梗、半夏宣肺止咳化痰，麦冬养肺阴，枸杞子、熟地黄入肾，人参补元阴。诸药合用，在强化肺气清肃下行的同时，促使内在之精从肝肾回归于上。

每日两次，服用七日。

方六药物组成：茯苓　党参　黄芪　苦杏仁　前胡　桔梗　半夏　麦冬　枸杞子　熟地黄　人参　怀山药　当归　陈皮

方解：茯苓入心，党参、黄芪补营卫之气，苦杏仁、前胡、桔梗、半夏宣肺止咳化痰，麦冬养肺阴，枸杞子、熟地黄入肾，人参补元阴，怀山药补脾肾之阳，当归补血，陈皮行气。诸药合用，在强化肺气清肃下行的同时，促使内在之精回归于上，调剂内在阴阳发展平衡。

此方七日为一个疗程，每日早晚各一次，连服七日，为后续疗程打下基础。

方七药物组成：酸枣仁　柏子仁　远志　党参　黄芪　陈皮　砂仁　白豆蔻　玉竹　石斛　天冬　麦冬　熟地黄　生地黄　枸杞子　黄连　苦杏仁　前胡　桔梗　半夏

另用大剂量的人参与上方分开服，早上服主方，晚上服人参，每日各服一次，连服七日。停药，让脏腑自行调理一段时间后，以达到阴阳平衡。

方解：酸枣仁、柏子仁、远志入心，党参、黄芪补营卫之气，砂仁、白豆蔻入脾胃和中，玉竹、石斛养胃阴，麦冬入肺阴，天冬入心阴，生地黄、熟地黄、枸杞子入肝肾之阴，黄连清热进阴，苦杏仁、前胡、桔梗、半夏宣肺止咳化痰，陈皮行气。诸药合用，通过心脾合降，促使内在之阴获得新的生化后回归于上。

后期随症治之。

二、肺结核

肺结核在中医叫做"肺痨"，属于肺病的一种，临床症状包括咳嗽、咳痰、盗汗等。中医治疗肺痨以治痨杀虫、补虚培元为主要原则。肺痨前期以抗痨杀虫、活血祛瘀、滋阴降火、清热祛痰为主，后期注重扶正，以健脾化痰、补益气血为主。

证型：肺痨前期。

主症：干咳无痰，午后潮热，舌质红，脉细数。

治法：止咳敛肺。

方一药物组成：贝母　陈皮　黄芩　前胡　苦杏仁　桔梗　半夏　麦冬　知母　生地黄

方解：贝母配陈皮，以强化肺气清肃下行，黄芩清热进阴，前胡、半夏、苦杏仁、桔梗宣肺止咳化痰，麦冬、知母、生地黄滋阴润燥。诸药合用，在强化肺气清肃下行的同时，促使内在之阴从下生发回归于上。

每日早晚各一次，连服七日，用方二继续治疗。

方二药物组成：贝母　党参　黄芪　陈皮　苦杏仁　桔梗　半夏　麦冬　知母　熟地黄

方解：贝母强化肺气清肃下行，党参、黄芪补营卫之气，陈皮、半夏、苦杏仁、桔梗宣肺止咳化痰，麦冬、知母、熟地黄滋阴润燥。诸药合用，在强化肺气清肃下行的同时，促使内在之阴从下生发回归于上。

每日两次，服用七日。

治疗原则：后续疗程治疗应和中益气，促使内升之阴从阳气化中回归阳，从而达到治疗效果。

方三药物组成： 瓜蒌皮　天花粉　陈皮　黄芩　党参　黄芪　前胡　苦杏仁　桔梗　半夏

方解：瓜蒌皮、天花粉润肺理肺，党参、黄芪补营卫之气，配伍陈皮、黄芩以强化肺阴回升，前胡、半夏、苦杏仁、桔梗宣肺止咳化痰。

每日只服一次，连服七日。再用下方继续治疗。

下方应强化内升之阴经肺胃之气肃降从而回归于阳。

方四药物组成： 茯苓　瓜蒌皮　天花粉　党参　黄芪　前胡　苦杏仁　桔梗　半夏　麦冬　生地黄　枸杞子　陈皮

方解：茯苓宁心，配伍党参、黄芪有增强脏腑清肃下行之功，再配合麦冬、生地黄滋阴润燥，枸杞子补肾，陈皮行气，前胡、半夏、苦杏仁、桔梗宣肺止咳化痰。诸药合用，在强化肺气清肃下行的同时，促使内在之阴回归于上。

每日两次，连服七日。再用下方继续治疗。

方五药物组成： 贝母　党参　黄芪　天麻　陈皮　前胡　苦杏仁　桔梗　半夏　麦冬　生地黄　枸杞子

方解：贝母入肺，党参、黄芪益营卫之气，天麻补气，麦冬、生地黄、枸杞子养阴，前胡、半夏、苦杏仁、桔梗宣肺止咳化痰，陈皮行气。诸药合用，可补益肺气，生发元气。

每日两次，连服七日。再用下方继续治疗。

方六药物组成： 酸枣仁　柏子仁　远志　党参　黄芪　苍术　白术　前胡　苦杏仁　桔梗　半夏　麦冬　天冬　熟地黄　玉竹　石斛　枸杞子　陈皮　黄连

方解：酸枣仁、柏子仁、远志养心安神，党参、黄芪益营卫之气，苍术、白术入脾胃和中，前胡、苦杏仁、桔梗、半夏止咳化痰，麦冬、天冬、熟地黄、玉竹、石斛、枸杞子补五脏之阴，陈皮配伍黄连有强化阴生之功效。诸药合用，可强化五脏之阴重新获得生化后回归于阳。

每日两次，连服七日。停药，让脏腑自行运转，促使阴阳协调发展。

三、肺气肿

肺气肿在中医范畴中称为"肺胀"。肺气肿是咳嗽年久失治，导致肺的脏腑功能失调，肺气宣发受到限制，而产生的咳嗽、喘促等一系列病理变化。肺胀者虚满而喘咳，肺胀满膨，膨而喘咳，即肺气肿时肺胀满、膨胀至胸高，并出现咳喘。《金匮要略》对此病也有描述，即咳而上气视为肺胀，肺气肿有咳的症状，还会出现气往上满的症状，喘时目如脱状，即喘得厉害时眼睛类似于突出状。

证型：肺阴虚损证。

主症：呼吸急促、胸闷、气短。

治法：强化肺气重新获得新的生化。

方一药物组成： 贝母　陈皮　黄芩　前胡　苦杏仁　桔梗　半夏　当归　白芍麦冬　枸杞子　大黄

方解： 贝母强化肺气清肃下行，陈皮行气，黄芩清热进阴，前胡、苦杏仁、桔梗、半夏宣肺止咳，当归养血（血为阴），白芍入肝升清，麦冬补肺阴不足，枸杞子入肾阴，大黄降邪余之浊。诸药合用，在强化肺气清肃下行发展的同时，促使内脏之阴从肝肾回归于上，达到阴阳平衡。

患者服药后以嗳气为顺（称之清气先上行），矢气为逆（称之浊气先下行），因患者矢气后内在之阴未获得新的生发，必须另开药，和原方分别服用，才能促使清气上行，早上服主方，晚上服下列补救方。

补救方药物组成： 苦杏仁　前胡　桔梗　半夏　麦冬　枸杞子

每日将两方共服七日，再服方二。

方二药物组成：贝母　党参　黄芪　陈皮　前胡　苦杏仁　桔梗　半夏　麦冬　枸杞子

方解：贝母入肺，党参、黄芪益营卫之气，陈皮行气，前胡、苦杏仁、桔梗、半夏宣肺止咳，麦冬、枸杞子滋阴。诸药合用，在强化肺气清肃下行的同时，促使内在之阴从肝肾再次回归于上。

患者服后，以上行为顺，下行为逆。如果患者服后，仍先下行，用下方作为补救方治疗。

补救方药物组成：陈皮　苦杏仁　前胡　桔梗　半夏　麦冬　枸杞子

此方以七日为一个疗程。

方三以补下元为主，因为患者通过方二阴从阳化后，下元不足，为了促使脏腑阴阳发展平衡，用下方进行治疗。

方三药物组成：贝母　党参　黄芪　陈皮　当归　怀山药　白芍　玉竹　石斛　熟地黄　枸杞子　大黄

方解：贝母入肺，党参、黄芪补营卫之气，陈皮行气，怀山药补脾肾之阳，当归养血，白芍入肝守阴，玉竹、石斛、熟地黄补脾肾之阴。诸药合用，在强化肺气清肃下行的同时，促使内在之阴从肝肾回归于上，促使内在阴阳发展平衡。

方四药物组成：贝母　党参　黄芪　陈皮　牡丹皮　黄芩　苦杏仁　前胡　桔梗　半夏　苍术　白术　山萸肉　麦冬　枸杞子　熟地黄　怀山药　大黄　白芍

方解：贝母入肺，党参、黄芪补营卫之气，陈皮行气，牡丹皮入血分，黄芩清热进阴，苦杏仁、前胡、桔梗、半夏宣肺止咳，苍术、白术入脾胃，怀山药补脾肾之阳，山萸肉入肾之阴阳，白芍入肝守阴，大黄降邪余之浊。诸药合用，在强化肺气清肃下行的同时，促使内在之精从肝肾回升后归于上，促使内在阴阳发展平衡，为下方的阴从阳化打下坚实的基础。

每日两次，服用七日。

方五药物组成：茯苓　党参　黄芪　砂仁　白豆蔻　苦杏仁　前胡　桔梗　半夏　麦冬　枸杞子　熟地黄　人参

方解：茯苓入心，党参、黄芪补营卫之气，砂仁、白豆蔻入脾胃和中，苦杏仁、前胡、桔梗、半夏宣肺止咳化痰，麦冬养肺阴不足，枸杞子、熟地黄入肾，人参补元阴不足。诸药合用，在强化肺气清肃下行的同时，促使内在之精从肝肾回归于上，促使内在阴阳发展平衡。

每日两次，服用七日。

方六药物组成：茯苓　贝母　党参　黄芪　苦杏仁　前胡　桔梗　半夏　麦冬　枸杞子　熟地黄　人参　怀山药　当归　陈皮

方解：茯苓入心，贝母入肺，党参、黄芪补营卫之气，苦杏仁、前胡、桔梗、半夏宣肺止咳化痰，麦冬养肺阴，枸杞子、熟地黄入肾，人参补元阴，怀山药补脾肾之阳，当归补血，陈皮行气。诸药合用，在强化肺气清肃下行的同时，促使内在一系列之精回归于上，促使内在阴阳发展平衡。

此方七日为一个疗程，每日早晚各一次，连服七日，为下疗程打下基础。

方七药物组成：酸枣仁　柏子仁　远志　党参　黄芪　陈皮　砂仁　白豆蔻　玉竹　石斛　天冬　麦冬　熟地黄　生地黄　枸杞子　黄连　苦杏仁　前胡　桔梗　半夏

方解：酸枣仁、柏子仁、远志入心，党参、黄芪补营卫之气，陈皮行气，砂仁、白豆蔻入脾胃和中，玉竹、石斛养胃，麦冬入肺阴，天冬入心阴，熟地黄、生地黄、枸杞子入肝肾之阴，黄连清热进阴，苦杏仁、前胡、桔梗、半夏宣肺止咳化痰。诸药合用，促使内在之阴在新的生发中直接从下由阴回归于阳。

另用大剂量的人参与上方分开服，早上服主方，晚上服人参，每日各服一次，两方同时服用，有促使内在阴阳合二为一之功效。服用七日，停药八日，让脏腑自行调理一段时间后，再用方八继续治疗。

方八药物组成： 天麻　贝母　党参　黄芪　陈皮　玄参　麦冬　熟地黄　苦杏仁　前胡　桔梗　半夏　麻黄

方解：贝母入肺，天麻、党参、黄芪补营卫之气，陈皮行气，玄参、麦冬、熟地黄入肝肾之阴，苦杏仁、前胡、桔梗、半夏宣肺止咳化痰。诸药合用，强肺气，获得新的生发，从而直达于阳。

每日两次，服用七日。

方九药物组成： 酸枣仁　柏子仁　远志　党参　黄芪　南沙参　苍术　白术　怀山药　山萸肉　牡丹皮　白芍　麦冬　玄参　熟地黄　苦杏仁　前胡　桔梗　半夏　陈皮

方解：酸枣仁、柏子仁、远志入心，党参、黄芪补营卫之气，配伍南沙参在补气的基础上强化肺部浊气下行，苍术、白术入脾胃，怀山药补脾肾之阳，山萸肉入肾之阴阳，白芍入肝守阴，玄参、麦冬、熟地黄入肝肾之阴，苦杏仁、前胡、桔梗、半夏宣肺止咳化痰。诸药合用，强化心气获得新的生化，从下由肝肾回归于上。

每日服两次，连服七日后再用下方治疗。

方十药物组成： 酸枣仁　柏子仁　远志　党参　黄芪　苍术　白术　怀山药　山萸肉　牡丹皮　白芍　麦冬　玄参　熟地黄　苦杏仁　前胡　桔梗　半夏　麻黄　陈皮

方解：酸枣仁、柏子仁、远志入心，党参、黄芪补营卫之气，苍术、白术入脾胃，怀山药补脾肾之阳，山萸肉入肾之阴阳，牡丹皮入血分，白芍入肝守阴，玄参、麦冬、熟地黄入肝肾之阴，苦杏仁、前胡、桔梗、半夏宣肺止咳化痰（方十中去南沙参能够减轻对心脏的压缩之力，从而促使心气获得新的生化）。诸药合用，在强化心气获得新的生化过程中，从下由肝肾回归于上。

每日服两次，连服七日后再用下方治疗。

方十一药物组成：酸枣仁　柏子仁　远志　党参　黄芪　苍术　白术　怀山药　山萸肉　牡丹皮　麦冬　玄参　熟地黄　苦杏仁　前胡　桔梗　半夏　麻黄　陈皮

方解：酸枣仁、柏子仁、远志入心，党参、黄芪补营卫之气，苍术、白术入脾胃，怀山药补脾肾之阳，山萸肉补肾之阴阳，牡丹皮入血分，玄参、麦冬、熟地黄入肝肾之阴，苦杏仁、前胡、桔梗、半夏宣肺止咳化痰（方十一中去白芍能够减轻阴升之力从而促使心气获得再次生化）。诸药合用，强化心气获得再次生化，并从下由肝肾回归于上。（方九、方十虽然在强心，但是两方是从肝肾而发，而方十一同样是在强心，但是该方是自上从心而发使心气获得再生。）

每日两次，服用七日。

方十二药物组成：瓜蒌皮　天花粉　苍术　白术　陈皮　黄芩　苦杏仁　前胡　桔梗　半夏　麻黄

方解：瓜蒌皮、天花粉强化肺气清肃下行，苍术、白术入脾胃和中，配伍陈皮、黄芩强化肺气清肃下行，前胡、半夏、苦杏仁、桔梗宣肺止咳化痰。诸药合用，强化内在之阴在肺脾合降的同时，经过分离变化，由阴向阳直接过渡。

每日两次，服用七日。

方十三药物组成：茯苓　瓜蒌皮　天花粉　苍术　白术　黄连　陈皮　黄芩　苦杏仁　前胡　桔梗　半夏　麻黄

方解：茯苓强心，瓜蒌皮、天花粉强化肺气清肃下行，苍术、白术入脾胃，黄连清热进阴，配伍陈皮、黄芩强化肺气清肃下行，前胡、半夏、苦杏仁、桔梗宣肺止咳化痰。诸药合用，强化内在之阴在心、肺、脾合降的同时，经过分离变化，由阴向阳直接过渡。

每日一次，服用七日。

经过以上十三方的治疗下元已经亏损，后期治疗应再回补下元才能促使内在精气获得新的生化。

方十四药物组成：茯苓　党参　黄芪　砂仁　白豆蔻　苦杏仁　前胡　桔梗半夏　麦冬　枸杞子　熟地黄　人参

方解：茯苓入心，党参、黄芪补营卫之气，砂仁、白豆蔻入脾胃和中，苦杏仁、前胡、桔梗、半夏宣肺止咳化痰，麦冬养肺阴，枸杞子、熟地黄入肾，人参补元阴。诸药合用，在强化肺气清肃下行的同时，促使内在之精从肝肾回升后，归于上，促使内在阴阳发展平衡。

每日两次，服用七日。

方十五药物组成：茯苓　贝母　党参　黄芪　苦杏仁　前胡　桔梗　半夏　麦冬　枸杞子　熟地黄　人参　怀山药　当归　陈皮

方解：茯苓入心，贝母入肺，党参、黄芪补营卫之气，苦杏仁、前胡、桔梗、半夏宣肺止咳化痰，麦冬养肺阴，枸杞子、熟地黄入肾，人参补元阴之不足，怀山药补脾肾之阳，当归补血，陈皮去邪余之气。诸药合用，在强化肺气清肃下行的同时，促使内在一系列之精回归于上，促使内在阴阳发展平衡。

此方七日为一个疗程，每日早晚各一次，连服七日，为下一疗程打下基础。

方十六药物组成：酸枣仁　柏子仁　远志　党参　黄芪　陈皮　砂仁　白豆蔻玉竹　石斛　天冬　麦冬　生地黄　熟地黄　枸杞子　黄连　苦杏仁　前胡　桔梗半夏

方解：酸枣仁、柏子仁、远志入心，党参、黄芪补营卫之气，陈皮行气，砂仁、白豆蔻入脾胃和中，玉竹、石斛、麦冬、天冬、熟地黄、枸杞子补五脏之阴，黄连清热进阴，苦杏仁、前胡、桔梗、半夏宣肺止咳化痰。诸药合用，在强化心脾合降的同时，促使内在精气获得再次生化并从下由肝肾回归于阳。

另用大剂量的人参与上方分开服，早上服主方，晚上服人参，每日各服一次，连服七日。暂停用药，让脏腑自行调剂。

四、肺心病

肺心病的中医病名为"肺胀"。肺胀是多种慢性肺系疾病反复发作迁延不愈，导致肺气胀满，不能敛降的一种病症。临床常见胸部胀满、胸闷如塞、喘咳上气、痰多烦躁、心慌等症，其病程比较长，症状时轻时重，病久多见面色紫绀，口唇青紫，脘腹胀满，肢体浮肿或者喘脱等危重证候。本病的发生多因久病肺虚，痰浊潴留，常常会因感受外邪诱发，使病情加剧。急性发作期当以祛邪宣肺、降气化痰为主，平时应当以补养心肺、益肾健脾为主。

肺心病患者个别有腹水，应加泽泻、车前子、冬瓜皮，甚至可加猪苓。

方一药物组成：贝母　陈皮　黄芩　前胡　苦杏仁　桔梗　半夏　当归　白芍　麦冬　枸杞子　大黄　朱砂

方解：贝母强化肺气清肃下行，陈皮行气，前胡、苦杏仁、桔梗、半夏宣肺止咳，大黄降邪余之浊，当归养血（血为阴），白芍入肝升清，麦冬补肺阴不足，枸杞子入肾阴，朱砂强心镇静。诸药合用，强化肺气清肃下行发展，同时促使内脏之阴从肝肾回归于上，促进阴阳平衡。

患者服药后以嗳气为顺（称之清气先上行），矢气为逆（称之浊气先下行），因患者矢气后内在之阴未获得新的生发，必须另开药，和原方分别服用，才能促使清气上行，早上服主方，晚上服下列补救方。

补救方药物组成：苦杏仁　前胡　桔梗　半夏　麦冬　枸杞子
每日将两方共服七日，再服方二。

方二药物组成：贝母　党参　黄芪　陈皮　前胡　苦杏仁　桔梗　半夏　麦冬

枸杞子　朱砂

　　方解：贝母入肺，党参、黄芪益营卫之气，陈皮行气，前胡、苦杏仁、桔梗、半夏宣肺止咳，麦冬、枸杞子滋阴，朱砂强心镇静。诸药合用，在强化肺气清肃下行的同时，促使内在之阴从肝肾再次回归于上。

　　患者服后，以上行为顺，下行为逆。如果患者服后，仍先下行，用上述补救方加陈皮进行治疗，服用七日。

　　此方以七日为一个疗程。

　　方三以补下元为主，因为患者通过方二阴从阳化后，下元不足，为了促使脏腑阴阳发展平衡，用方三进行治疗。

　　方三药物组成：贝母　党参　黄芪　陈皮　当归　怀山药　白芍　玉竹　石斛　熟地黄　枸杞子　大黄　朱砂

　　方解：贝母入肺，党参、黄芪补营卫之气，陈皮行气，怀山药补脾肾之阳，当归养血，白芍入肝守阴，玉竹、石斛、熟地黄、枸杞子补脾肾之阴，大黄降邪余之浊，朱砂强心镇静。诸药合用，在强化肺气清肃下行的同时，促使内在之阴从肝肾回归于上，促使内在阴阳发展平衡。

　　方四药物组成：贝母　党参　黄芪　陈皮　牡丹皮　黄芩　苦杏仁　前胡　桔梗　半夏　苍术　白术　山萸肉　麦冬　枸杞子　熟地黄　怀山药　大黄　白芍　朱砂

　　方解：贝母入肺，党参、黄芪补营卫之气，陈皮行气，牡丹皮入血分，黄芩清热进阴，苦杏仁、前胡、桔梗、半夏宣肺止咳，苍术、白术入脾胃，怀山药补脾肾之阳，山萸肉入肾之阴阳，麦冬、枸杞子、熟地黄滋阴，白芍入肝守阴，大黄降邪余之浊，朱砂强心镇静。诸药合用，在强化肺气清肃下行的同时，促使内在之精从肝肾回升后归于上，促使内在阴阳发展平衡。为方五的阴从阳化打下坚实的基础。

　　每日两次，服用七日。

方五药物组成：茯苓　党参　黄芪　砂仁　白豆蔻　苦杏仁　前胡　桔梗　半夏　麦冬　枸杞子　熟地黄　人参　朱砂

方解：茯苓入心，党参、黄芪补营卫之气，砂仁、白豆蔻入脾胃和中，苦杏仁、前胡、桔梗、半夏宣肺止咳化痰，麦冬养肺阴，枸杞子、熟地黄入肾，人参补元阴不足，朱砂强心镇静。诸药合用，在强化肺气清肃下行的同时，促使内在之精从肝肾回归于上，促使内在阴阳发展平衡。

每日两次，服用七日。

方六药物组成：茯苓　贝母　党参　黄芪　苦杏仁　前胡　桔梗　半夏　麦冬　枸杞子　熟地黄　人参　怀山药　当归　陈皮　朱砂

方解：茯苓入心，贝母入肺，党参、黄芪补营卫之气，苦杏仁、前胡、桔梗、半夏宣肺止咳化痰，麦冬养肺阴，枸杞子、熟地黄入肾，人参补元阴，怀山药补脾肾之阳，当归补血，陈皮行气，朱砂强心镇静。诸药合用，在强化肺气清肃下行的同时，促使内在一系列之精回归于上，促使内在阴阳发展平衡。

此方七日为一个疗程，每日早晚各一次，连服七日，为下个疗程打下基础。

每日两次，服用七日。

方七药物组成：酸枣仁　柏子仁　远志　党参　黄芪　陈皮　砂仁　白豆蔻　玉竹　石斛　天冬　麦冬　熟地黄　生地黄　枸杞子　黄连　苦杏仁　前胡　桔梗　半夏　朱砂

方解：酸枣仁、柏子仁、远志入心，党参、黄芪补营卫之气，砂仁、白豆蔻入脾胃和中，玉竹、石斛养胃，麦冬入肺，天冬、熟地黄、生地黄、枸杞子入肝肾之阴，黄连清热进阴，苦杏仁、前胡、桔梗、半夏宣肺止咳化痰，朱砂强心镇静。诸药合用，促使内在之阴在新的生发中直接从下由阴回归于阳。

另用大剂量的人参与上方分开服，早上服主方，晚上服人参，每日各服一次，两方同时服用，有促使内在阴阳合二为一之功效。服用七日，停药八日，让脏腑自行调理一段时间后，再用方八继续治疗。

方八药物组成： 天麻　贝母　党参　黄芪　陈皮　玄参　麦冬　熟地黄　苦杏仁　前胡　桔梗　半夏　朱砂

方解：贝母入肺，天麻、党参、黄芪补营卫之气，陈皮行气，玄参、麦冬、熟地黄入肝肾之阴，苦杏仁、前胡、桔梗、半夏宣肺止咳化痰，朱砂强心镇静。诸药合用，强化肺气获得新的生发，从而直达于阳。

每日两次，服用七日。

方九药物组成： 酸枣仁　柏子仁　远志　党参　黄芪　南沙参　苍术　白术　怀山药　山萸肉　牡丹皮　白芍　麦冬　玄参　熟地黄　苦杏仁　前胡　桔梗　半夏　陈皮　朱砂

方解：酸枣仁、柏子仁、远志入心，党参、黄芪补营卫之气，配伍南沙参在补气的基础上强化肺部浊气下行，苍术、白术入脾胃，怀山药补脾肾之阳，山萸肉入肾之阴阳，白芍入肝守阴，玄参、麦冬、熟地黄入肝肾之阴，苦杏仁、前胡、桔梗、半夏宣肺止咳化痰，朱砂强心镇静。诸药合用，强化心气获得新的生化，从下由肝肾回归于上。

每日服两次，连服七日后再用下方治疗。

方十药物组成： 酸枣仁　柏子仁　远志　党参　黄芪　苍术　白术　怀山药　山萸肉　牡丹皮　白芍　麦冬　玄参　熟地黄　苦杏仁　前胡　桔梗　半夏　麻黄　陈皮　朱砂

方解：酸枣仁、柏子仁、远志入心，党参、黄芪补营卫之气，苍术、白术入脾胃，怀山药补脾肾之阳，山萸肉入肾之阴阳，牡丹皮入血分，白芍入肝守阴。玄参、麦冬、熟地黄入肝肾之阴，苦杏仁、前胡、桔梗、半夏、麻黄、陈皮宣肺行气、止咳化痰（方十中去南沙参能够减轻对心脏的压缩之力，从而促使心气获得新的生化），朱砂强心镇静。诸药合用，在强化心气获得新的生化过程中从下由肝肾回归于上。

每日服两次，连服七日后再用下方治疗。

方十一药物组成：酸枣仁　柏子仁　远志　党参　黄芪　苍术　白术　怀山药　山萸肉　牡丹皮　麦冬　玄参　熟地黄　苦杏仁　前胡　桔梗　半夏　麻黄　陈皮　朱砂

方解：酸枣仁、柏子仁、远志入心，党参、黄芪补营卫之气，苍术、白术入脾胃，怀山药补脾肾之阳，山萸肉补肾之阴阳，牡丹皮入血分，玄参、麦冬、熟地黄入肝肾之阴，苦杏仁、前胡、桔梗、半夏、麻黄、陈皮宣肺行气、止咳化痰（方十一中去白芍能够减轻阴升之力从而促使心气获得再次生化），朱砂强心镇静。诸药合用，强化心气获得再次生化，并从下由肝肾回归于上。（方九、方十虽然在强心，但是是从肝肾而发，而方十一同样是在强心，但是该方是自上从心而发使心气获得再生。）

每日两次，服用七日。

方十二药物组成：瓜蒌皮　天花粉　苍术　白术　陈皮　黄芩　苦杏仁　前胡　桔梗　半夏　麻黄

方解：瓜蒌皮、天花粉强化肺气清肃下行，苍术、白术入脾胃和中，配伍陈皮、黄芩强化肺气清肃下行，前胡、半夏、苦杏仁、桔梗、麻黄宣肺止咳化痰。诸药合用，有强化内在之阴在肺脾合降的同时，经过分离变化中由阴向阳直接过渡。

每日两次，服用七日。

方十三药物组成：茯苓　瓜蒌皮　天花粉　苍术　白术　黄连　陈皮　黄芩　苦杏仁　前胡　桔梗　半夏　麻黄

方解：茯苓强心，瓜蒌皮、天花粉强化肺气清肃下行，苍术、白术入脾胃，黄连清热进阴，配伍陈皮、黄芩强化肺气清肃下行，前胡、半夏、苦杏仁、桔梗、麻黄宣肺止咳化痰。诸药合用，在强化内在之阴在心、肺、脾合降的同时，经过分离变化中由阴向阳直接过渡。

每日一次，服用七日。

经过以上十三方的治疗下元已经亏损，后期治疗应再回补下元才能促使内在精气获得新的生化。

方十四药物组成：茯苓　党参　黄芪　砂仁　白豆蔻　苦杏仁　前胡　桔梗　半夏　麦冬　枸杞子　熟地黄　人参　朱砂

方解：茯苓入心，党参、黄芪补营卫之气，砂仁、白豆蔻入脾胃和中，苦杏仁、前胡、桔梗、半夏宣肺止咳化痰，朱砂强心镇静，麦冬养肺阴，枸杞子、熟地黄入肾，人参补元阴不足。诸药合用，在强化肺气清肃下行的同时，促使内在之精从肝肾回升后归于上，促使内在阴阳发展平衡。

每日两次，服用七日。

方十五药物组成：茯苓　贝母　党参　黄芪　苦杏仁　前胡　桔梗　半夏　麦冬　枸杞子　熟地黄　人参　怀山药　当归　陈皮　朱砂

方解：茯苓入心，贝母入肺，党参、黄芪补营卫之气，苦杏仁、前胡、桔梗、半夏宣肺止咳化痰，麦冬养肺阴，枸杞子、熟地黄入肾，人参补元阴不足，怀山药补脾肾之阳，当归补血，陈皮行气，朱砂强心镇静。诸药合用，在强化肺气清肃下行的同时，促使内在一系列之精回归于上，促使内在阴阳发展平衡。

此方七日为一个疗程，每日早晚各一次，连服七日，为下疗程打下基础。

方十六药物组成：酸枣仁　柏子仁　远志　党参　黄芪　陈皮　砂仁　白豆蔻　玉竹　石斛　天冬　麦冬　熟地黄　生地黄　枸杞子　黄连　苦杏仁　前胡　桔梗　半夏　朱砂

方解：酸枣仁、柏子仁、远志入心，党参、黄芪补营卫之气，陈皮行气，砂仁、白豆蔻入脾胃和中，玉竹、石斛、麦冬、天冬、熟地黄、枸杞子补五脏之阴，黄连清热进阴，苦杏仁、前胡、桔梗、半夏宣肺止咳化痰，朱砂强心镇静。诸药合用，在强化心脾合降的同时，促使内在精气获得再次生化并从下由肝肾回归于阳。

另用大剂量的人参与上方分开服，早上服主方，晚上服人参，每日各服一次，连服七日。暂停用药，让脏腑自行调剂。

通过肺气肿的十六方治疗后，再用下面系列方继续进行治疗。

养阴还阳再生汤药物组成： 酸枣仁 柏子仁 远志 党参 黄芪 苍术 白术 怀山药 山萸肉 白芍 泽泻 牡丹皮 木香 当归 玉竹 黄精 熟地黄 枸杞子 金箔 麻黄 苦杏仁 桔梗 石菖蒲 黄芩

方解：酸枣仁、柏子仁、远志强心，党参、黄芪益营卫之气，苍术、白术养脾胃和中，怀山药补脾肾之阳，山萸肉补肾之阴阳，白芍入肝升清，泽泻利水除湿，牡丹皮入血分，木香行气，当归养血，玉竹、熟地黄、枸杞子补阴，黄精生精，黄芩清热进阴。诸药合用，在强化心脾的基础上，内在精气从下由肝肾重新升华。

该方能让患者内在精气重新获得112日的生化，因此患者在服用该方七日后应停药112日。此方适用于60岁以下的患者。获得痊愈者应暂停治疗，仍有症状应继续服用下方。

灭源二号药物组成： 酸枣仁 柏子仁 远志 砂仁 白豆蔻 人参 鹿茸 天麻 紫河车 黄连 木香 牡丹皮 金箔 桔梗 石菖蒲 泽泻

方解：酸枣仁、柏子仁、远志养心安神，砂仁、白豆蔻入脾胃和中，泽泻、牡丹皮、木香、黄连合用在从新陈代谢中排除一切内外之邪，人参、鹿茸、天麻、紫河车合用可气血水火同补。诸药合用，强化内在精气获得强大的内在生发之力。

每日两次，服用七日停药。暂停用药。

五、肺癌

肺癌在中医范畴叫"肺积"，肺积指的是肺部的结节肿块。引起肺积的原因是正气不足，邪气积于肺，阻塞气道，使痰和血相互抟结于局部，然后形成结块。其主要的症状是咳嗽、咳痰、痰中带血、呼吸急促等，严重还会出现形体消瘦、食欲下降、腹部水肿等。肺癌是常见的恶性肿瘤之一，多发生在40岁以上的人群。肺部产生癌变后，不单是肺部病变，是全身性疾病在肺部集中表现。肺部产生癌变是内在功能严重失调后，在内外因素直接参与和破坏下由内在之阴或阳重新生化后，通过一系列突破性发展所导致的逆转变化，通过经络转折在肺部定点发育后，从量变到质变的的结果。

肺主气，司呼吸，是人体呼吸的重要器官。肺部产生癌变后，直接影响着人体健康，对肺癌的治疗和其他癌症治疗都大同小异。肺脏居于人体上部，属阳中之阴，从中医阴阳学说上分，上为阳，下为阴。从阳治则化，从阴治则凝，肺为阳中之阴，常出现阴中不足，因此，又有它的特殊性。

1. 手术或放、化疗后的肺癌治疗

手术或放、化疗后，从局部已经祛除病灶，治法以调阴为主，促使内在阴阳平衡后，癌症相对也得到了一定控制。治疗以补为主，攻补结合。

方一药物组成：贝母　枳实　当归　白芍　麦冬　枸杞子　丹参　赤芍　白花蛇舌草　半枝莲

方解：贝母入肺，当归养血，白芍入足厥阴肝经，麦冬、枸杞子养阴，丹参、赤芍活血化瘀，枳实行气，白花蛇舌草、半枝莲抗癌。诸药合用，有强化内在之阴从下由肝肾回归于上的直达效果。

患者服后以上行为顺，则每日早晚各一次，服用七日。

如患者服后下行为逆，则需另用补救方。

补救方药物组成：枳实　玄参　麦冬　熟地黄　枸杞子　白花蛇舌草　半枝莲

补救方晚上服，方一早上服。每日两次，连服七日。

方二在方一的基础上紧密相接，它化解方一从一系列生化之阴从阳气化回归于阳。

方二药物组成：贝母　党参　黄芪　丹参　赤芍　玄参　麦冬　熟地黄　枸杞子　白花蛇舌草　半枝莲　枳实　苦杏仁　前胡

方解：贝母入肺，党参、黄芪补营卫之气，麦冬、熟地黄、枸杞子养阴，丹参、赤芍活血化瘀，枳实行气破积，白花蛇舌草、半枝莲抗癌。诸药合用，在强化肺气清肃下行的同时，促使内在精气回归于上。

患者服后以上行为顺，则每日早晚各一次，服用七日。

如患者服后下行为逆，则需另用补救方。

补救方药物组成：枳实　玄参　麦冬　熟地黄　枸杞子　白花蛇舌草　半枝莲

晚上服，方二早上服。

方三在方二从阳气化后，下元亏损，故用方三回补下元，才能促使内在精气获得新的生化。

方三药物组成：贝母　党参　黄芪　怀山药　当归　白芍　大黄　玄参　麦冬　熟地黄　枸杞子　白花蛇舌草　半枝莲　枳实　苦杏仁　前胡

方解：贝母入肺，党参、黄芪补营卫之气，怀山药助阳，当归、白芍补血，麦冬、熟地黄、枸杞子养阴，丹参、赤芍活血化瘀，枳实行气，白花蛇舌草、半枝莲抗癌。诸药合用，在强化肺气清肃下行的同时，促使下元重新获得向上回升的直达效果。

每日两次，服用七日。

方四在回补下元的基础上能从阴向阳过渡，为后续治疗打下基础。

方四药物组成：贝母　党参　黄芪　苍术　白术　怀山药　山萸肉　牡丹皮　白芍　大黄　枳实　玄参　麦冬　熟地黄　枸杞子　白花蛇舌草　半枝莲　苦杏仁　前胡

方解：贝母入肺，党参、黄芪补营卫之气，怀山药助阳，白芍入肝敛阴，苍术、白术补脾胃和中，山萸肉补肾，牡丹皮入血，大黄降邪余之浊，麦冬、熟地黄、枸杞子养阴，丹参、赤芍活血化瘀，枳实行气，白花蛇舌草、半枝莲抗癌。诸药合用，强化内在精气在运行中从阴直达于阳。

每日两次，服用七日。

肺癌患者通过上四方调阴治疗后，内在精气都集聚于下，后续治疗应将内聚之阴从阳气化从而回归于阳。

方五药物组成： 茯苓　党参　黄芪　砂仁　白豆蔻　枳实　玄参　麦冬　熟地黄　枸杞子　白花蛇舌草　半枝莲　苦杏仁　前胡　人参

方解： 茯苓入心，党参、黄芪益营卫之气，砂仁、白豆蔻入脾胃和中，枳实行气，人参补元阴，玄参、麦冬、熟地黄、枸杞子补五脏之阴，白花蛇舌草、半枝莲抗癌。诸药合用，强化内在一系列生化之阴从阳气化中直达于上。

每日两次，服用七日。

方五服用后，下元已虚，因而方六是在阴、阳、气、血兼补的基础上再次获得新的生发。

方六药物组成： 茯苓　贝母　党参　黄芪　怀山药　当归　枳实　人参　玄参　麦冬　熟地黄　枸杞子　白花蛇舌草　半枝莲

方解： 人参补元阴，茯苓宁心，贝母入肺，党参、黄芪益营卫之气，怀山药助阳，当归补血，枳实破积，玄参、麦冬、熟地黄、枸杞子补阴，白花蛇舌草、半枝莲抗癌。诸药合用，在强化肺气清肃下行的同时，促使内在精气从元阴元阳直接生发。

每日两次，服用七日。

方七紧接方六，强化心脾合降，将方六生发之精通过方七在分离发展变化中将其化阴为阳。

方七药物组成： 酸枣仁　柏子仁　远志　党参　黄芪　砂仁　白豆蔻　黄连

枳实　玄参　麦冬　天冬　熟地黄　枸杞子　白花蛇舌草　半枝莲

另用大剂量人参晚上服用。

方解：酸枣仁、柏子仁、远志养心安神，党参、黄芪益营卫之气，砂仁、白豆蔻入脾胃和中，黄连清热进阴，玄参、麦冬、天冬补肺阴，枳实破邪余之气，白花蛇舌草、半枝莲抗癌。诸药合用，强化心脾迫降的分离变化，促使内在精气从下直接回升。

早服方药，晚服人参，其目的是早上方药调阳，晚上服人参调阴，从而促使阴阳在对立发展中达到统一协调。服七日停八天。

方八药物组成： 天麻　贝母　党参　黄芪　枳实　麦冬　熟地黄　白花蛇舌草半枝莲

方解：天麻、党参、黄芪益营卫之气，贝母入肺，枳实破邪余之气，麦冬、熟地黄养阴，白花蛇舌草、半枝莲抗癌。诸药合用，强化内在精气从阴回归于阳。

每日两次，服用七日。

下次治疗应强化肺脾合降中将内升之阴化之为阳，从而将癌症化逆为顺。

方九药物组成： 瓜蒌皮　天花粉　苍术　白术　枳实　白花蛇舌草　半枝莲苦杏仁　黄芩

方解：瓜蒌皮、天花粉强化肺气清肃下行，苍术、白术入脾胃，枳实行气，白花蛇舌草、半枝莲防癌，苦杏仁宣肺，黄芩清热进阴。诸药合用，强化肺气清肃下行的同时，通过之前八方调阴后反而促使了阳的生发，但这种生发之阳是通过脏腑转化而产生的内在之精，往往比直接补阳巩固得多。

每日两次，连服七日。

方九化逆为顺后内在之阴生化不足，方十应在方九的基础上益气强肺养阴，才能促使内在精气获得新的生化。

方十药物组成：贝母　党参　黄芪　枳壳　玄参　麦冬　白花蛇舌草　半枝莲　苦杏仁　前胡　熟地黄　丹参　赤芍

方解：贝母入肺，党参、黄芪益营卫之气，玄参、麦冬、熟地黄养阴，苦杏仁、前胡止咳化痰，丹参、赤芍活血化瘀，枳壳行气，白花蛇舌草、半枝莲抗癌。理气药在之前九方退一层能促使内在生发之津通过脏腑变化后变之为阳，为后面治疗打下基础。

每日两次，连服七日。

方十一药物组成：酸枣仁　柏子仁　远志　贝母　党参　黄芪　枳壳　玄参　麦冬　白花蛇舌草　半枝莲　苦杏仁　前胡　熟地黄　丹参　赤芍

方解：酸枣仁、柏子仁、远志养心安神，贝母入肺，党参、黄芪益营卫之气，玄参、麦冬、熟地黄养阴，丹参、赤芍活血化瘀，枳壳行气，白花蛇舌草、半枝莲抗癌。该方在上方通过脏腑变化后再通过心肺迫降，将内在生发之津变之为阳。

每日两次，连服七日。

方十二的治疗原则应在方十一益气养阴的基础上，强化补气（气为阳）健脾（脾为阳），从而强化内在之精回归于阳。

方十二药物组成：大枣　枳壳　白术　黄芩　白花蛇舌草　半枝莲

方解：大枣益气，白术健脾，白术配伍枳壳在益气健脾的基础上再次回归于上。

每日两次，连服七日。停八日，待内在精气上行再服用下方。

方十三在方十二的基础上理气药再退一层，能再次促使内在生发之津通过脏腑变化后变之为阳，为内在精气获得新的生发。

方十三药物组成：贝母　党参　黄芪　陈皮　玄参　熟地黄　白花蛇舌草　半枝莲　黄芩

方解：贝母入肺，党参、黄芪益营卫之气，陈皮行气，玄参、熟地黄养阴，白花蛇舌草、半枝莲抗癌，黄芩清热进阴。诸药合用，在益气强肺的基础上，促使内在之阴重新获得新的生发。

每日两次，连服七日。

方十四能促使内在生发之津再次获得新的生发。

方十四药物组成：酸枣仁　柏子仁　远志　贝母　党参　黄芪　陈皮　玄参　麦冬　白花蛇舌草　半枝莲　苦杏仁　前胡　熟地黄　丹参　赤芍

方解：酸枣仁、柏子仁、远志养心安神，贝母入肺，党参、黄芪益营卫之气，玄参、麦冬、熟地黄养阴，丹参、赤芍活血化瘀，陈皮行气，白花蛇舌草、半枝莲抗癌。该方在上方通过脏腑变化后，再通过心肺迫降，将内在生发之津变之为阳。

每日两次，连服七日。

方十五又在方十四益气养阴的基础上，强化肺脾合降，将内升之阴化为无形之气，才能使治疗获得巩固。

方十五药物组成：大枣　白术　陈皮　黄芩　白花蛇舌草　半枝莲　丹参　苦杏仁　半夏

方解：大枣益气，白术健脾，陈皮行气，黄芩清热进阴，白花蛇舌草、半枝莲抗癌，丹参活血化瘀，苦杏仁、半夏宣降肺气。诸药合用，通过益气健脾行气，从而强化内在生发之精化为无形之气，达到回归于真的效果。

每日两次，服用七日。

该方是肺癌的终止性治疗方剂。

2. 未通过手术或放、化疗的肺癌治疗

未经手术或放、化疗的患者，内部病灶存在，治疗以攻为主，攻补结合，促使内在阴阳发展平衡。通过一定治疗后，癌症可得到一定控制。

肺阴虚损型或患者肺阴虚年久失调导致脏腑由一个极端走向另一个极端而导致肺部癌变；肺癌后因误治误下而伤其元阴所导致的一系列阴虚病理变化。

临床可见咳嗽，胸闷，气短，干咳，无痰或痰中带血，脉细数，右寸左关尺脉偏弱。应强化肺气清肃下行，滋阴。

方一药物组成：贝母　枳实　黄芩　麦冬　生地黄　苦杏仁　白花蛇舌草　半枝莲

方解：贝母入肺，配伍枳实破邪余之积，黄芩清热进阴，麦冬、生地黄养肺阴，白花蛇舌草、半枝莲抗癌。诸药合用，在强肺破积的基础上，强化内在闭塞之阴获得新的生化后回归于阳。

每日两次，连服七日。

方二治疗应在上方回阴的基础上，以强肺益气，促进内在生化之阴再经过肺气合降，经过分离性变化再回归于上，才能将闭塞之阴获得正常生发中的运行。

方二药物组成：贝母　党参　黄芪　枳实　麦冬　生地黄　苦杏仁　白花蛇舌草　半枝莲

方解：党参、黄芪益营卫之气，贝母入肺，配伍枳实破邪余之积，黄芩清热进阴，麦冬、生地黄养肺阴，白花蛇舌草、半枝莲抗癌。诸药合用，强化肺气清肃下行的同时，促使内在生化之阴获得再次生发。

每日两次，连服七日。

服用该方后患者会出现两种表现。一是脉缓、呼吸气急、胸闷，偏阳虚；二是脉细数、胸慌气短、呼吸喘促、下肢无力、口干欲饮，偏阴虚。

以上两种病症的治疗方法大相径庭。偏阴虚的治疗方法可参考"手术或放、化疗后的肺癌治疗"中的方三，破积益气，补心脾之阳；偏阳虚的患者服用方三。

方三药物组成：党参　黄芪　瓜蒌皮　天花粉　枳实　黄芩　白花蛇舌草　半

枝莲

方解：党参、黄芪益营卫之气，瓜蒌皮、天花粉强化肺气清肃下行，枳实行气破积，黄芩清热进阴，白花蛇舌草、半枝莲抗癌。诸药合用，强化肺气清肃下行的同时，促使内在生化之阴获得生发，从下直达于阳。

每日两次，服用七日。

方四药物组成： 茯苓　党参　黄芪　瓜蒌皮　天花粉　枳实　麦冬　生地黄白花蛇舌草　半枝莲。

方解：茯苓宁心，党参、黄芪益营卫之气，瓜蒌皮、天花粉强化肺气清肃下行，枳实行气破积，麦冬补肺阴，生地黄补肾阴，白花蛇舌草、半枝莲抗癌。诸药合用，在强化心脾的基础上，促使内在之阴获得新的生发。

每日两次，连服七日。

服用方四后证型又分为阴虚型和阳虚型。偏阴虚的治疗方法参考"手术或放、化疗后的肺癌治疗"中的方五，偏阳虚的患者服用方五。

方五药物组成： 天麻　贝母　党参　黄芪　枳实　麦冬　生地黄　白花蛇舌草半枝莲

方解：天麻、党参、黄芪益营卫之气，贝母入肺，枳实行气，麦冬养肺阴，生地黄补肾阴，白花蛇舌草、半枝莲抗癌。诸药合用，在强化内在精气从阴回归于阳。

每日两次，服用七日。

方六药物组成： 酸枣仁　柏子仁　远志　苍术　白术　麦冬　枳实　黄芩　白花蛇舌草　半枝莲

方解：酸枣仁、柏子仁、远志养心安神，苍术、白术入脾胃和中，麦冬养肺阴，枳实行气，黄芩清热进阴，白花蛇舌草、半枝莲抗癌。诸药合用，通过心、脾、肺迫降后将内在生发之津变为阳。

每日两次，服用七日。

服用方六后随诊治疗。也可参考放、化疗后的患者治疗中用了方九后的不同变化处方用药。

病案1

胡某，男，66岁。2010年因呼吸气短，经川北医学院附属医院诊断为肺癌，后经治疗无效，曾三次被下病危通知书。经人介绍，于2010年6月用滑杆抬到我处治疗。刻下：脉细数，呼吸困难，喘促，咳嗽痰中带血。

方一：贝母10g，当归20g，白芍20g，大黄10g，陈皮10g，玄参20g，麦冬20g，熟地黄30g，枸杞子20g，白花蛇舌草15g，半枝莲15g。

方解：贝母入肺，当归养血，白芍入足厥阴肝经，大黄降邪余之浊，陈皮行气，麦冬、枸杞子、熟地黄、玄参养阴，白花蛇舌草、半枝莲抗癌。诸药合用，有强化内在之阴从下由肝肾回归于上的直达效果。

患者服药后有明显好转，脉有力，能独自行走，七日后处方二。

方二：贝母10g，党参30g，黄芪20g，陈皮10g，玄参20g，麦冬20g，熟地黄30g，枸杞子20g，白花蛇舌草15g，半枝莲15g。

方解：贝母入肺，党参、黄芪益营卫之气，陈皮行气，玄参、麦冬、熟地黄、枸杞子养阴，白花蛇舌草、半枝莲抗癌。诸药合用，在强化肺气清肃下行的同时，促使内在生发之阴获得再次生发。

患者服药后继续好转，七日后换用方三。

方三：贝母10g，党参30g，黄芪20g，怀山药30g，当归20g，白芍20g，大黄10g，玄参20g，麦冬20g，熟地黄30g，枸杞子20g，白花蛇舌草15g，半枝莲15g。

方解：贝母入肺，党参、黄芪补气，怀山药助阳，当归养血，白芍入足厥阴肝经，玄参、麦冬、熟地黄、枸杞子养阴，白花蛇舌草、半枝莲抗癌。诸药合用，在强化肺气清肃下行的同时，促使下元重新获得向上回升的直达效果。

患者服用后，七日后再诊时疗效巩固，换用方四。

方四：贝母10g，党参30g，黄芪20g，苍术15g，白术15g，怀山药30g，山萸肉20g，牡丹皮10g，白芍20g，大黄10g，玄参20g，麦冬20g，熟地黄30g，枸杞子20g，白花蛇舌草15g，半枝莲15g。

方解：贝母入肺，党参、黄芪补营卫之气，怀山药助阳，白芍补血，苍术、白术补脾胃和中，山萸肉补肾，牡丹皮入血分，大黄降邪余之浊，玄参、麦冬、熟地黄、枸杞子养阴，白花蛇舌草、半枝莲抗癌。诸药合用，在升清降浊的基础上，为肾气回升起着转换作用。

患者服用后，疗效巩固，七日后再用下方。

方五：茯苓15g，党参30g，黄芪15g，砂仁15g，白豆蔻15g，人参30g，陈皮10g，玄参20g，麦冬20g，熟地黄30g，枸杞子30g，白花蛇舌草15g，半枝莲15g。

方解：茯苓宁心，党参、黄芪益营卫之气，砂仁、白豆蔻入脾胃和中，陈皮行气，玄参、麦冬、熟地黄、枸杞子补阴，白花蛇舌草、半枝莲防癌，人参补元阴。诸药合用，在强化肺气清肃下行的同时，获得精气从下直达于上的效果。

患者服用后，疗效进一步巩固，七日后再用下方。

方六：茯苓10g，贝母15g，党参30g，黄芪20g，怀山药30g，当归20g，人参30g，陈皮10g，玄参20g，麦冬20g，熟地黄30g，枸杞子20g，白花蛇舌草15g，半枝莲15g。

方解：茯苓宁心，贝母入肺，党参、黄芪益营卫之气，怀山药助阳，当归养血，玄参、麦冬、熟地黄、枸杞子补阴，人参补元阴，陈皮行气，白花蛇舌草、半枝莲防癌。诸药合用，在强化肺气清肃下行的同时，促使内在精气从元阴直接生发。

患者服用后，疗效有进一步巩固，七日后再用下方。

方七：酸枣仁15g，柏子仁15g，远志15g，党参30g，黄芪20g，砂仁15g，白豆蔻15g，黄连10g，陈皮10g，玄参20g，麦冬20g，玉竹15g，石斛15g，天冬20g，熟地黄30g，枸杞子20g，白花蛇舌草15g，半枝莲15g。

另加，人参50g晚上服。

方解：酸枣仁、柏子仁、远志强心安神，党参、黄芪益营卫之气，砂仁、白豆蔻入脾胃和中，黄连清热进阴，陈皮行气，玄参、麦冬、玉竹、石斛、熟地黄、枸杞子、天冬补五脏之阴，白花蛇舌草、半枝莲抗癌。诸药合用，强化心脾合降，迫使内在精气从下回归于上。

早上服方药补阳，晚上只服人参补元阴，使人体内在精气在五脏同补的基础上达到阴阳协调发展从而促使阴阳相对平衡。

3. 转移性肺癌

其是病后长期未治或治疗失误，或手术或放、化疗后，由于人体阴阳相差过于悬殊，从一个极端走向另一个极端，形成癌症复杂变化而导致转移。肺癌误清伤阳而导致向淋巴、食管、头部转移，误下伤阴而导致向肝、胆、肾、膀胱、宫颈、前阴转移。治疗原则为强化肺气合降，滋阴降浊。

方一药物组成： 贝母　党参　黄芪　枳实　麦冬　生地黄　黄芩　白花蛇舌草　半枝莲

方解：麦冬养肺阴，生地黄补肾阴，黄芩清热进阴，白花蛇舌草、半枝莲防癌，贝母配伍党参、黄芪、枳实破积益气，促使内在之阴从下获得新的生发后回归于上达到第一方剂的治疗效果。

气上行为顺，则每日服用两次，服用七日。

气下行为逆，则需另服补救方。

补救方药物组成： 枳实　麦冬　生地黄　白花蛇舌草　半枝莲

每晚服用，则方一早上服，晚上服补救方，合服七日后改服方二继续治疗。

方二药物组成： 党参　黄芪　肉桂　当归　白芍　乳香　没药　麦冬　生地黄　白花蛇舌草　半枝莲　大黄

方解：党参、黄芪益营卫之气，肉桂补下元，当归养血，白芍入足厥阴肝经，乳香、没药破积行气，麦冬养肺阴，生地黄补肾阴，白花蛇舌草、半枝莲防癌，大黄降邪余之浊。诸药合用，在补气回阳的基础上，获得新的生化直达于上。

每日两次，服用七日。

方三药物组成： 当归　白芍　乳香　没药　大黄　白花蛇舌草　半枝莲　黄芩

方解：当归养血，白芍入足厥阴肝经，乳香、没药破积行气，大黄降邪余之浊，黄芩清热进阴，白花蛇舌草、半枝莲防癌。诸药合用，因上两剂回阳的治疗中导致阴不足而设立，此方促使内在之阴从下获得新的生化后回归于上。

每日两次，服用七日。

方四药物组成： 贝母　乳香　没药　麦冬　生地黄　白花蛇舌草　半枝莲

方解：贝母入肺，乳香、没药破邪余之积，麦冬、生地黄养阴，白花蛇舌草、半枝莲防癌。诸药合用，强化内在之阴获得新的生化后回归于上。

每日两次，服用七日。

方五药物组成： 贝母　党参　黄芪　怀山药　当归　白芍　大黄　乳香　没药麦冬　生地黄　白花蛇舌草　半枝莲

方解：贝母入肺，党参、黄芪益营卫之气，怀山药助阳，乳香、没药破邪余之积，当归养血，白芍入厥阴肝经，大黄降邪余之浊，麦冬、生地黄养阴，白花蛇舌草、半枝莲防癌。诸药合用，强化内陷之阴获得新的生化回归于上。

每日两次，服用七日。

方六药物组成： 贝母　白芍　大黄　乳香　没药　白花蛇舌草　半枝莲　牡丹皮

方解：贝母入肺，白芍养血，乳香、没药破邪余之积，大黄降邪余之浊，麦冬、生地黄养阴，白花蛇舌草、半枝莲防癌。该方为化解方，诸药合用，强化内陷之阴获得新的分化后回归于阳。

每日一次，服用七日。

方七药物组成：茯苓　党参　黄芪　砂仁　白豆蔻　乳香　没药　人参　麦冬生地黄　白花蛇舌草　半枝莲

方解：茯苓强心，党参、黄芪益营卫之气，砂仁、白豆蔻入脾胃和中，人参补元阴不足，乳香、没药破邪余之积，白花蛇舌草、半枝莲防癌，麦冬、生地黄养阴。诸药合用，强化心脾合降的基础上，促使内在之阴从肝肾回归于上。

每日一次，服用七日。

方八药物组成：茯苓　党参　黄芪　贝母　怀山药　当归　乳香　没药　人参麦冬　生地黄　白花蛇舌草　半枝莲

方解：茯苓强心，党参、黄芪益营卫之气，人参补元阴不足，乳香、没药破邪余之积，白花蛇舌草、半枝莲防癌，麦冬、生地黄养阴，怀山药助阳，当归养血。诸药合用，在强化心脾的基础上，促使内在之阴从下自上获得新的生化。

每日一次，服用七日。

方九药物组成：酸枣仁　柏子仁　远志　党参　黄芪　砂仁　白豆蔻　黄连麦冬　天冬　生地黄　乳香　没药　白花蛇舌草　半枝莲

另加大剂量人参，晚另服。

方解：酸枣仁、柏子仁、远志养心安神，党参、黄芪益营卫之气，乳香、没药破邪余之积，白花蛇舌草、半枝莲防癌，麦冬、生地黄养阴，砂仁、白豆蔻入脾胃和中，黄连清热进阴，天冬养心阴。早上服方药，有强化内在精气从心脾合降后从下回升直达于上；晚服人参补元阴，早阳晚阴，从而达到阴阳合一。

每日一次，服用七日，停八日，再服下方。

方十药物组成：天麻　贝母　党参　黄芪　乳香　没药　黄芩　麦冬　生地黄苦杏仁　白花蛇舌草　半枝莲

方解：天麻配伍党参、黄芪、乳香、没药强化肺气清肃下降，黄芩清热进阴，麦冬、生地黄养阴。诸药合用，在强制破积的基础上强化内在之阴获得新的生发。

每日两次，服用七日。

方十一药物组成：瓜蒌皮　天花粉　乳香　没药　苍术　白术　白花蛇舌草半枝莲　丹参　赤芍　苦杏仁

方解：瓜蒌皮、天花粉强化肺气清肃下行，苍术、白术入脾胃，乳香、没药破邪余之积，白花蛇舌草、半枝莲抗癌，丹参、赤芍活血化瘀，苦杏仁宣肺。诸药合用，强化肺气清肃下降，同时促使内在之阴获得新的生发。

每日两次，服用七日。

方十二药物组成：贝母　党参　黄芪　枳实　白花蛇舌草　半枝莲　黄芩　麦冬　生地黄　丹参

方解：党参、黄芪益营卫之气，贝母配伍枳实有破邪余之积，黄芩清热进阴，麦冬、生地黄养肺阴，白花蛇舌草、半枝莲抗癌，丹参活血化瘀，诸药合用，强化肺气清肃下行的同时，促使内在生发之阴获得再次生发。

每日两次，服用七日。

方十三药物组成：酸枣仁　柏子仁　远志　党参　黄芪　贝母　枳实　麦冬生地黄　丹参　赤芍　黄芩　白花蛇舌草　半枝莲　苦杏仁

方解：酸枣仁、柏子仁、远志养心安神，贝母入肺，党参、黄芪益营卫之气，麦冬、生地黄、枸杞子养阴，丹参、赤芍活血化瘀，枳实破邪余之积，白花蛇舌草、半枝莲抗癌，苦杏仁宣肺。该方通过脏腑变化后，再通过心肺迫降将内在升发之津变之为阳，从而达到治疗目的。

每日两次，服用七日。

方十四药物组成：大枣　苍术　白术　枳实　黄芩　白花蛇舌草　半枝莲　丹参　苦杏仁　半夏

方解：大枣益气，白术健脾，枳实破邪余之积，黄芩清热进阴，丹参活血化瘀，苦杏仁、半夏宣肺。诸药合用，益气健脾行气以强化内在升发之津获得新的升化。

每日两次，服用七日。

方十五药物组成：贝母　党参　黄芪　枳壳　白花蛇舌草　半枝莲　黄芩　麦冬　生地黄　丹参

方解：党参、黄芪益营卫之气，贝母入肺，枳壳行气，黄芩清热进阴，麦冬、生地黄养肺阴，白花蛇舌草、半枝莲抗癌。诸药合用，强化肺气清肃下行的同时，促使内在生化之阴获得再次生发。

每日两次，服用七日。

方十六药物组成：酸枣仁　柏子仁　远志　党参　黄芪　贝母　枳壳　麦冬　生地黄　丹参　黄芩　白花蛇舌草　半枝莲　苦杏仁

方解：酸枣仁、柏子仁、远志养心安神，贝母入肺，党参、黄芪益营卫之气，麦冬、生地黄养阴，丹参活血化瘀，黄芩清热进阴，枳壳行气，白花蛇舌草、半枝莲抗癌，苦杏仁宣肺。该方通过脏腑相互变化后，再通过心肺迫降，将内在升发之津变之为阳，从而达到治疗目的。

每日两次，服用七日。

方十七药物组成：大枣　苍术　白术　枳壳　黄芩　白花蛇舌草　半枝莲　丹参　苦杏仁

方解：大枣益气，苍术、白术健脾和胃，枳壳行气，黄芩清热进阴，丹参活血化瘀，苦杏仁宣肺。诸药合用，强化内在升发之津获得新的生发。

每日两次，服用七日。

方十八药物组成： 贝母　党参　黄芪　陈皮　白花蛇舌草　半枝莲　黄芩　麦冬　生地黄　丹参

方解：此方在上方的基础上，理气药再退一层，才能促使内在精气获得回升。党参、黄芪益营卫之气，贝母入肺，陈皮行气，黄芩清热进阴，麦冬、生地黄养阴，白花蛇舌草、半枝莲抗癌，丹参活血化瘀。诸药合用，强化肺气清肃下行的同时，促使内在生发之阴获得再次生发。

每日两次，服用七日。

方十九药物组成： 酸枣仁　柏子仁　远志　党参　黄芪　贝母　陈皮　麦冬　生地黄　丹参　黄芩　白花蛇舌草　半枝莲　苦杏仁　赤芍

方解：酸枣仁、柏子仁、远志养心安神，贝母入肺，党参、黄芪益营卫之气，麦冬、生地黄养阴，丹参、赤芍活血化瘀，陈皮行气，白花蛇舌草、半枝莲抗癌。该方通过脏腑变化，再通过心肺迫降，将内在升发之津变之为阳。

每日两次，服用七日。

方二十药物组成： 大枣　苍术　白术　陈皮　黄芩　白花蛇舌草　半枝莲　丹参　苦杏仁

方解：大枣益气，苍术、白术健脾和胃，陈皮行气，黄芩清热进阴，丹参活血化瘀，苦杏仁宣肺。诸药合用，通过益气健脾行气强化内在生发之津，达到回归于真的效果。

每日两次，服用七日。后期治疗千变万化，后学者也难以掌握，不再附加方剂。

病案2

李某，男，60岁。2004年4月因咳嗽、气促、痰中带血，南部县人民医院诊断为肺癌，经治疗无效。同年10月出现进食困难，华西医科大学附属医院诊断为肺癌食管转移，住院治疗无效。回家找中医治疗，经人介绍来我处求治。

2004 年 12 月 3 日首诊时，患者行动困难，面色赤黑，目现凶象。问诊时，声音嘶哑，不能言语，由家属转述，近几天进食困难，每日只能喝牛奶，头晕、心悸、咳嗽胸闷、四肢无力、口淡。舌质润，脉细沉，体温 36.7℃，脉率 84 次/分，右寸左三部脉偏弱。治疗以降逆回阴，让患者在近期能进食，施用苓贝调阴合胃汤。

方一：茯苓 15g，贝母 10g，枳实 10g，黄芩 15g，麻黄 5g，苦杏仁 20g，桔梗 15g，砂仁 15g，白豆蔻 15g，当归 20g，白芍 20，麦冬 20，枸杞子 20g。

上方以茯苓、贝母、砂仁、白豆蔻配伍枳实强化心肺合降，黄芩清热进阴，苦杏仁、桔梗、麻黄宣肺平喘，当归、白芍、麦冬、枸杞子滋阴益血守阴营。诸药合用，可在强化心肺脾清肃下行之中，促使内在之阴从下由肝获得回升，达到降逆回阴的双重效果。

日服两次，患者服药后气先上行。二诊时，进食略有好转，脉率、体温接近正常。再诊，用药在上方的基础上加黄连清热进阴，促进内在阴生上济，患者服后进食又有一定好转。三诊时，施用"苓贝四君地黄汤"，在强化降逆的基础上，回补下元，促进脏腑协调性发展。

方二：茯苓 15g，贝母 10g，牡丹皮 10g，枳实 10g，黄芩 15g，苦杏仁 20g，桔梗 15g，党参 30g，黄芪 20g，山药 30g，麦冬 20g，生地黄 20g，枸杞子 20g，白芍 20g，山萸肉 20g。

上方以茯苓、贝母配伍枳实，强化脏腑清肃下行，党参、黄芪益气，黄芩清热进阴，山药补脾肾之阳，麦冬、生地黄、枸杞子滋阴，山萸肉补肾，白芍主升，苦杏仁、桔梗宣肺。诸药合用，可在强化脏腑清肃下行之同时，促进内在元阴元阳获得回升，完成升降协调性发展。日服两次，患者服后气先上行。四诊时，已获得明显好转，能吃稀饭，面有色泽，行走不需搀扶，再治施用"补中生精汤"将内在升发之阴经过心脾分离性发展变化，引以上济。

方三：茯苓 15g，党参 30g，黄芪 20g，枳实 15g，黄芩 15g，砂仁 15g，白豆蔻 15g，麦冬 20g，生地黄 20g，人参 25g。

上方一日两服，服后疗效稳定，再诊时施用"十全大补回精汤"补充下元。

方四：茯苓15g，党参30g，黄芪20g，枳实10g，黄芩15g，山药30g，当归20g，砂仁15g，白豆蔻15g，麦冬20g，生地黄20g，枸杞子20g，人参30g，苦杏仁20g，桔梗10g。

患者日服两次，疗效较好，服后行动自如，气不喘，头不晕，能独自前来求治。再诊时，施用"补心生津汤"将内在升发之阴经过心脾分解性发展变化回归下元。

方五（补心生津汤）：酸枣仁10g，柏子仁10g，远志10g，枳实10g，黄连8g，砂仁15g，白豆蔻15g，苦杏仁20g，桔梗15g，天冬20g，麦冬20g，玉竹15g，石斛15g，生地黄20g，党参30g，黄芪20g。

另用人参50g晚上单独服用。

患者将上方药与人参早、晚各服一次。连服七日，停八日，让脏腑自行回升。再诊时，面色有神，进食已顺利，声音嘶哑未变。笔者分析：患者进食好转，后面治疗应以调治原发性肺癌为主，促进内在协调性发展。施用贝母益气化液汤强化内在生发之阴经过肺气分离，引以上济。

方六（贝母益气化液汤）：天麻30g，贝母10g，枳实10g，黄芩15g，党参30g，黄芪20g，苦杏仁20g，桔梗15g，麦冬20g，枸杞子30g。

上方贝母入肺经，天麻、党参、黄芪益气，配伍枳实破积行瘀，可强化肺气清肃下行，黄芩清热进阴，麦冬、枸杞子滋阴。诸药合用，可在强化肺气清肃下行的同时，促进内在之阴从下获得回升上行于肺。

患者一日两服，服后效果显著。又暂停药让脏腑自行调剂，增强抗病能力，半月后患者再诊时，出现气喘，下肢软弱，施用贝母回源汤在强化肺气清肃下行的前提下促进内在精气回升上济。

方七（贝母回源汤）：贝母10g，枳实10g，黄芩15g，苦杏仁20g，桔梗15g，半夏6g，党参30g，黄芪20g，山药30g，当归20g，白芍20g，麦冬20g，生地黄20g，枸杞子20g，大黄8g。

患者服药后疗效一般，气喘有所好转，脉率增快（100次/分），体温正常，再用贝母四君地黄汤补充下元。

方八（贝母四君地黄汤）：贝母10g，牡丹皮10g，枳实10g，黄芩15g，苦杏仁15g，桔梗15g，党参30g，黄芪20g，白芍20g，山药30g，麦冬20g，生地黄20g，枸杞子20g，大黄10g，山萸肉20g。

患者服后疗效稳定，为配合脏腑发展变化，用生阴汤再治。

方九（生阴汤）：白芍20g，枳实10g，黄芩15g，苦杏仁15g，桔梗15g，半夏5g，大黄10g。

患者服后症状明显减轻，又暂停用药，让脏腑自调，十日后出现咳嗽，用贝母增液汤调阴上济。

方十（贝母增液汤）：贝母10g，枳实10g，黄芩15g，麦冬20g，生地黄20g，知母15g，当归20g，苦杏仁20g，前胡10g，半夏8g。

患者服药后疗效稳定，2005年3月2日（即十二诊）再用贝母益气化液汤将内生之阴上济。

方十一（贝母益气化液汤）：贝母10g，枳实10g，党参30g，黄芪20g，黄芩15g，麦冬20g，枸杞子20g，苦杏仁15g，桔梗15g。

患者服药后疗效一般，3月18日以出现腰、背疼痛，用贝母桂术回源汤强化内生之阴上济。

方十二（贝母桂术回源汤）：贝母10g，肉桂15g，枳壳15g，黄芩15g，当归20g，白芍20g，麦冬20g，人参30g。

上方以贝母入肺，肉桂入肾阳，人参补元阴。诸药合用，可在强化肾阳回升的基础上，把内在之阴从肾阳分离性变化中引以上济，患者服药三日后痛止，即刻停药，让脏腑自调。

3月29日，患者出现腹胀，为配合脏腑相互发展，用下方在强化肺脾下行的基础上调阴上济。

方十三：贝母10g，枳壳15g，黄芩15g，党参30g，黄芪20g，砂仁15g，白豆蔻15g，人参30g。

上方以一日两服，患者服后腹胀消失，再次出现咳嗽、气喘，再诊时施用贝母增液汤，在强化肺气下行的基础上，将内陷之阴引以上济。

方十四（贝母增液汤）：贝母10g，枳壳15g，黄芩15g，麦冬20g，玄参20g，生地黄20g，枸杞子20g，苦杏仁15g，桔梗15g，半夏10g。

患者服后咳嗽、喘促好转，随之停药，再诊时患者面色红润，能进干性食物，处于无病状态，为巩固治疗，施用合解化液汤，将内在生化之阴化为无形之气，回归元阴元阳。

方十五（合解化液汤）：瓜蒌皮15g，天花粉15g，枳壳15g，黄芩15g，白术20g，牡蛎10g，海螵蛸10g。

上方以瓜蒌皮、天花粉入肺经，白术入脾经，配伍枳壳行气，强化肺脾合降，黄芩清热进阴，牡蛎、海螵蛸涩阴固精。诸药合用，从强化肺脾合降中，把内在生化之阴经过肺脾合降后，化为无形之气，回归元阴元阳。患者服后近半年时间进食顺利，除说话声音嘶哑外，处于无病状态。在这半年多时间里，患者每半月都来找笔者开一剂中药，以维持脏腑发展平衡为原则，进行多变化用方用药。

2005年11月5日，患者声音恢复正常后，立刻出现进食困难。当初在治疗食管转移癌时，患者进食改善的同时，肺部病却开始严重。笔者在治疗食管和肺部病变时，都是以调剂脏腑整体功能发展平衡为目的，进行一系列用方用药，为什么肺部获得明显改善后，食管部位的疾病又严重？治疗根本没有错误，问题出在什么地方？通过分析：这是内在元气开始复升，元阴回升变化中由经络转折直通肺腑，使患者声音恢复正常，同时又是导致食管产生内闭的新起源。内在复杂变化，往往会超过想象。如果患者是原发性癌，当内在元阴复升，疾病开始向愈和过渡，转移性癌症本为内在阴阳两伤后所导致的一系列病理变化。通过治疗，当内在元阴复升后，今后的治疗才有一定基础，还要经过重新调剂，由内在元阳再次经过这样的发展变化后，达到合二为一时，一般的转移性癌症患者才开始向愈发展和过渡。元阴的复升已为内在变化奠定了一定基础。单纯回升，不经过强制性把内在升发之阴回归元阳，往往会产生新的内闭，形成多处再转移，这是导致脏腑进行复杂变化的起源。虽然从内变中找到了答案，现在对患者治疗又该从何处入手？如果采用初诊时的强化降逆，反而破坏了内在元阴复升。

结合多年的临床实践，现在的治疗应采用合解为主，强化内在复升之阴，在继续回升中不产生内闭的情况下进行再治。根据患者偏阴虚的特征，治疗还是从调阴开始，再施用贝母增液汤在强化肺气清肃下行中引阴上行。

方十六（贝母增液汤）：贝母10g，枳实10g，黄芩15g，玄参20g，麦冬20g，生地黄20g，枸杞子20g。

患者将上方一日两服，服后进食有明显好转，按以往的经验再诊时，用贝母益气化液汤再治。

方十七（贝母益气化液汤）：贝母15g，枳实10g，党参30g，黄芪20g，丹参15g，藿香10g，玄参20g，麦冬20g，生地黄20g，黄芩15g。

患者服两天后来说："这剂药吃了不但没有好转，反而比以前严重了。"原来用了效果很好，为什么现在用了起反效？原来是病变初期，患者阴阳相差悬殊，用了调阴汤后，及时化阴为阳，限制阴升积聚，目前患者阴阳相差不大，处于过渡转折发展时期，再施该方引阴上济反而会产生新的积聚，再治时应及时用合解化液汤将内升之阴化为无形之气，回归元阴元阳。

方十八（合解化液汤）：瓜蒌皮15g，天花粉15g，枳实10g，黄芩15g，丹参15g，赤芍15g，白术15g。

患者将上方一日两服，服药后进食获得明显好转，为配合脏腑发展，施用天麻益气化液汤补充由上方化解后的内在之阴。

方十九（天麻益气化液汤）：天麻30g，贝母10g，枳实10g，黄芩15g，党参30g，黄芪20g，玄参20g，麦冬20g，生地黄30g。

患者将上方一日两服，取得一定效果，但目前只能吃稀饭，再施用合解化液汤来强化上济引阴上行后的内生之阴从阳气化，患者服后也取得一定效果，但始终不如以前。患者经人介绍前去西藏求治，疗效不佳，几日后立即乘飞机赶回家求治。再诊时，体温38.6℃，脉浮，面色潮红，属虚阳上浮之象。再施用贝母增液汤回阴上济。

方二十（贝母增液汤）：贝母10g，枳实10g，黄芩15g，玄参20g，麦冬20g，知母15g，生地黄30。

患者将上方一日两服，服后三日，进食有所好转，体温降至37.5℃，面色潮红已退，脉率增快（98次/分）属下元虚损，施用贝母回源汤在强化肺气下行的基础上补充下元，回济于上。

方二十一（贝母回源汤）：贝母15g，枳实10g，黄芩15g，党参30g，黄芪20g，山药30g，当归20g，白芍20g，玄参20g，麦冬20g，生地黄30g，枸杞子20g，大黄10g。

患者一日两服，服后进食有明显好转，体温、脉率均正常，为配合内在精气运行，施用苓贝益气增液汤将上方从下回升之津引以上济。

方二十二（苓贝益气增液汤）：茯苓15g，贝母10g，枳实10g，黄芩15g，党参30g，黄芪20g，玄参20g，麦冬20g，生地黄20g，枸杞子20g。

上方以茯苓入心经，贝母入肺经，党参、黄芪益气，配伍枳实有强化脏腑下降之功，黄芩清热进阴，玄参、麦冬、生地黄、枸杞子养阴。诸药合用，可在强化心肺清肃下行之同时，将内在生发之阴引以上济。

患者将上方一日一服，服药后疗效稳定。再诊时，用贝母益气化液汤回阴上济。

方二十三（贝母益气化液汤）：贝母10g，枳实10g，黄芩15g，党参30g，黄芪20g，玄参20g，麦冬20g，生地黄30g。

患者服后进食基本正常，脉率80次/分，体温38.1℃。仍虚阳上浮，通过一系列强化肺气下行，调阴上济后，形成下元空虚，再施用十全大补生精汤回补下元，促使脏腑发展平衡。

方二十四（十全大补生精汤）：茯苓15g，贝母15g，枳实10g，黄芩15g，栀子10g，党参30g，黄芪20g，山药30g，当归20g，玄参20g，麦冬20g，生地黄20g，枸杞子20g，人参25g。

患者服后又取得明显好转，再诊时，面色由潮红转正常。出现咳嗽、气促，脉率略有增快（94次/分），再施用贝母增液汤回阴上济。

方二十五（贝母增液汤）：贝母10g，枳实10g，黄芩15g，苦杏仁20g，桔梗

15g，石菖蒲 15g，麦冬 20g，知母 15g。

患者服后，取得明显好转。像此例癌症晚期转移患者临近病危后，经笔者治疗一年多，已取得明显的效果，目前正处于后期治疗中。因此笔者把治疗中的全部用方、用药及个人见解记录下来，为今后研究转移性癌症提供一些参考资料，不妥之处，敬请批评指正。该患者在后续治疗过程时，所用方剂没有出错，本来行气药应用枳壳，但笔者使用了枳实。在原有行气药基础上增加了一层，反而把内精气限制了向上生发，导致泄气逆进，从而局限了患者的精气生发发展，使其效果不佳。由笔者十多年的探索才认识到这个关键问题，又经过逐步改进治疗方剂，才完善了后期不断用方用药的层次，才有了成套的成功经验，才有了类似的转移癌症获得痊愈的机会。

六、哮喘

支气管哮喘属中医"哮病"范畴，是一种发作性的痰鸣气喘疾患。发时喉中有哮鸣声，呼吸气促困难，甚则喘息不能平卧。在中医古籍中，哮与喘是两种不同的病证。如《医学正传》说："哮以声响名，喘以气息言。"即指出喉间痰鸣，声如拽锯者谓哮；呼吸急促，不能以息者谓之喘。其实在临床上二者很难严格区分，因为喘甚则哮，哮必兼喘，故后世常哮喘并称。大抵哮证与西医支气管哮喘、喘息性气管炎相似，喘证则常见于肺气肿、心衰等疾病病程中。哮喘时发时止，缠绵不已，宿根难除。

中医学认为哮病的发生，为宿痰内伏于肺，每因外感、饮食、情志、劳倦等诱因而引触，以致痰阻气道，肺失肃降，气道挛急所致发作性的痰鸣、气喘。

哮喘患者多喘咳气促，胸部胀闷，痰多色白而清稀，初起恶风寒发热，面白，舌苔薄白，脉浮紧。中后期咳逆喘息气粗，喉中痰鸣如吼，胸高胁胀，呛咳阵作，痰黄黏稠，溲黄便干，口渴欲饮，舌暗红、苔黄，脉滑数。气喘咳嗽持续性哮鸣，痰多、黏腻色白，咯吐不利，胸满闷窒，兼有呕恶，纳呆，苔白厚腻，脉滑。

治疗原则：强化肺气合降，滋阴降浊。

方一药物组成：贝母　陈皮　黄芩　前胡　苦杏仁　桔梗　半夏　当归　白芍　麦冬　枸杞子　大黄

方解：贝母强化肺气清肃下行，陈皮行气，黄芩清热进阴，当归养血（血为阴），白芍入肝升清，麦冬补肺阴不足，枸杞子入肾阴，苦杏仁、前胡祛痰平喘，桔梗、半夏宣肺止咳化痰。诸药合用，在强化肺气清肃下行发展，同时促使内脏之阴从肝肾回归于上，达到阴阳平衡的同时，哮喘也就有所好转。

患者服药后以嗳气为顺（称之清气先上行），矢气为逆（称之浊气先下行），若患者矢气后，因为浊气先下行，必须另外开药，和原方分别服，才能促使清气上行，必早上服主方，晚上服下列补救方。

补救方药物组成：苦杏仁　前胡　桔梗　半夏　麦冬　枸杞子

每日将两方联合共服七日，由下方作为第二疗程主方，阴从阳化，才能促使脏腑从下由肝肾不断向上升发之阴从阳气化后，回归于上。

方二药物组成：贝母　党参　黄芪　陈皮　前胡　苦杏仁　桔梗　半夏　麦冬　枸杞子

方解：贝母入肺、党参、黄芪补营卫之气，陈皮行气，杏仁、前胡祛痰平喘，桔梗、半夏宣肺化痰止咳，枸杞子入肾阴，麦冬补肺阴不足。诸药合用，强化肺气清肃下行，同时促使内阴从肝肾回归于上。

患者服后，仍以上行为顺，下行为逆。如果患者服后，仍然先下行，仍用下方作为补救方治疗。

补救方药物组成：苦杏仁　前胡　桔梗　半夏　麦冬　枸杞子

此方以七日为一个疗程。

方三以补下元为主，因为患者通过方二阴从阳化后，下元不足，为了促使脏腑阴阳发展平衡，用方三（即贝母回元汤）为第三疗程主要用方。

方三药物组成： 贝母　党参　黄芪　怀山药　当归　白芍　大黄　陈皮　前胡　苦杏仁　桔梗　半夏　麦冬　枸杞子

方解：贝母入肺，党参、黄芪补营卫之气，陈皮行气，怀山药补脾肾之阳，当归养血，白芍入肝守阴，玉竹、石斛、熟地黄补脾肾之阴，苦杏仁、前胡祛痰平喘，桔梗、半夏宣肺化痰止咳，枸杞子入肾阴，麦冬补肺阴不足。诸药合用，在强化肺气清肃下行的同时，促使内在之阴从肝肾回归于上，促使内在阴阳发展平衡。

上方以七日为一个疗程。患者服后，仍以上行为顺，下行为逆。如果某些患者服用后，仍然先下行，仍用上面补救方作为补救方。

补救方药物组成： 苦杏仁　前胡　桔梗　半夏　麦冬　枸杞子
即早上服方三，晚上服补救方。

方四药物组成： 贝母　党参　黄芪　苍术　白术　怀山药　山萸肉　牡丹皮　白芍　大黄　陈皮　玄参　麦冬　熟地黄　枸杞子　苦杏仁　前胡

方解：贝母入肺，党参、黄芪补营卫之气，苍术、白术入脾胃和中，怀山药补脾肾之阳，山萸肉入肾之阴阳，牡丹皮入血分，白芍入肝守阴，大黄降邪余之浊，陈皮行气，玄参、麦冬、熟地黄、枸杞子滋阴，苦杏仁、前胡祛痰平喘。诸药合用，在强化肺气清肃下行的同时，促使内在之精从肝肾回升后，归于上，促使内在阴阳发展平衡。为下方阴从阳化打下坚实的基础。

每日两次，服用七日。

方五药物组成： 茯苓　党参　黄芪　砂仁　白豆蔻　苦杏仁　前胡　桔梗　半夏　麦冬　枸杞子　熟地黄　人参

方解：茯苓入心，党参、黄芪补营卫之气，砂仁、白豆蔻入脾胃和中，苦杏仁前胡、桔梗、半夏宣肺止咳化痰，麦冬养肺阴不足，枸杞子、熟地黄入肾，人参补元阴不足。诸药合用，在强化肺气清肃下行的同时，促使内在之精从肝肾回升后，归于上，促使内在阴阳发展平衡。

每日两次，服用七日。

方六药物组成：茯苓　党参　黄芪　苦杏仁　前胡　桔梗　半夏　麦冬　枸杞子　熟地黄　人参　怀山药　当归　陈皮

方解：茯苓入心，党参、黄芪补营卫之气，苦杏仁、前胡、桔梗、半夏宣肺止咳化痰，麦冬养肺阴不足，枸杞子、熟地黄入肾，人参补元阴不足，怀山药补脾肾之阳，当归补血，陈皮去邪余之气。诸药合用，在强化肺气清肃下行的同时，促使内在一系列之精回归于上，促使内在阴阳发展平衡。

此方七日为一个疗程，每日早晚各一次，连服七日，为下疗程打下基础。

方七药物组成：酸枣仁　柏子仁　远志　党参　黄芪　陈皮　砂仁　白豆蔻　玉竹　石斛　天冬　麦冬　熟地黄　生地黄　枸杞子　黄连　苦杏仁　前胡　桔梗　半夏

方解：酸枣仁、柏子仁、远志入心，党参、黄芪补营卫之气，砂仁、白豆蔻入脾胃和中，玉竹、石斛养胃，麦冬入肺阴，天冬入心阴，熟地黄、生地黄、枸杞子入肝肾之阴，黄连清热进阴，苦杏仁、前胡、桔梗、半夏宣肺止咳化痰。诸药合用，以强化心气从新获得新的生化。

方八药物组成：天麻　贝母　党参　黄芪　陈皮　玄参　麦冬　熟地黄　苦杏仁　前胡　桔梗　半夏　麻黄

方解：贝母入肺，天麻、党参、黄芪补营卫之气，陈皮行气，玄参、麦冬、熟地黄入肝肾之阴，苦杏仁、前胡、桔梗、半夏宣肺止咳化痰。诸药合用，强化肺气获得新的生发，从而达到调阳之效果。

每日两次，服用七日。

方九药物组成：酸枣仁　柏子仁　远志　党参　黄芪　南沙参　苍术　白术　怀山药　山萸肉　牡丹皮　白芍　麦冬　玄参　熟地黄　苦杏仁　前胡　桔梗　半夏　麻黄　陈皮

方解：酸枣仁、柏子仁、远志入心，党参、黄芪补营卫之气，配伍南沙参在补气的基础上强化肺部浊气下行之效，苍术、白术入脾胃，怀山药补脾肾之阳，山萸肉入肾之阴阳，白芍入肝守阴，玄参、麦冬、熟地黄入肝肾之阴，苦杏仁、前胡、桔梗、半夏宣肺止咳化痰。诸药合用，在强化心气获得新的生化过程中，从下由肝肾回归于上。

每日服两次，服用七日，再用下方。

方十药物组成：酸枣仁　柏子仁　远志　党参　黄芪　苍术　白术　怀山药　山萸肉　牡丹皮　白芍　麦冬　玄参　熟地黄　苦杏仁　前胡　桔梗　半夏　麻黄　陈皮

方解：酸枣仁、柏子仁、远志入心，党参、黄芪补营卫之气，苍术、白术入脾胃，怀山药补脾肾之阳，山萸肉入肾之阴阳，白芍入肝守阴，玄参、麦冬、熟地黄入肝肾之阴，苦杏仁、前胡、桔梗、半夏宣肺止咳化痰。诸药合用，在强化心气获得新的生化过程中，从下由肝肾回归于上。

每日服两次，服用七日，再用下方。

方十一药物组成：酸枣仁　柏子仁　远志　党参　黄芪　苍术　白术　怀山药　山萸肉　牡丹皮　麦冬　玄参　熟地黄　苦杏仁　前胡　桔梗　半夏　麻黄　陈皮

方解：酸枣仁、柏子仁、远志入心，党参、黄芪补营卫之气，苍术、白术入脾胃，怀山药补脾肾之阳，山萸肉补肾之阴阳，白芍入肝守阴。玄参、麦冬、熟地黄入肝肾之阴，苦杏仁、前胡、桔梗、半夏宣肺止咳化痰。诸药合用，在强化心气获得再次生化并从下由肝肾回归于上。（方九、方十虽然在强心，但是两方是从肝肾而发，而方十一同样是在强心，但是该方是自上从心而发使心气获得再生。）

每日两次，服用七日。

方十二药物组成： 瓜蒌皮　天花粉　苍术　白术　陈皮　黄芩　苦杏仁　前胡　桔梗　半夏　麻黄

方解：瓜蒌皮、天花粉强化肺气清肃下行，苍术、白术入脾胃，配伍陈皮、黄芩强化肺气清肃下行，前胡、半夏、苦杏仁、桔梗宣肺止咳化痰。诸药合用，虽然是强化肺气下行，但通过脏腑一系列生化之精已积聚于下，通过肺脾合降中迫使积聚之阴从下直达于阳。

每日两次，服用七日。

方十三药物组成： 茯苓　瓜蒌皮　天花粉　苍术　白术　黄连　陈皮　黄芩　苦杏仁　前胡　桔梗　半夏　麻黄

方解：茯苓强心，瓜蒌皮、天花粉强化肺气清肃下行，苍术、白术入脾胃，黄连清热进阴，配伍陈皮、黄芩强化肺气清肃下行，前胡、半夏、苦杏仁、桔梗宣肺止咳化痰。诸药合用，强心和强化内聚之阴重新获得新的回升，从而达到新的发展平衡。

每日一次，服用七日。

经过以上十三方的治疗下元已经亏损，后期治疗应再回补下元才能促使内在精气获得生化。

方十四药物组成： 茯苓　党参　黄芪　砂仁　白豆蔻　苦杏仁　前胡　桔梗　半夏　麦冬　枸杞子　熟地黄　人参

方解：茯苓入心，党参、黄芪补营卫之气，砂仁、白豆蔻入脾胃和中，苦杏仁、前胡、桔梗、半夏宣肺止咳化痰，麦冬养肺阴，枸杞子、熟地黄入肾，人参补元阴。诸药合用，在强化肺气清肃下行的同时，促使内在之精从肝肾回升后，归于上，促使内在阴阳发展平衡。

每日两次，服用七日。

方十五药物组成：茯苓　党参　黄芪　苦杏仁　前胡　桔梗　半夏　麦冬　枸杞子　熟地黄　人参　怀山药　当归　陈皮

方解：茯苓入心，党参、黄芪补营卫之气，苦杏仁、前胡、桔梗、半夏宣肺止咳化痰，麦冬养肺阴，枸杞子、熟地黄入肾，人参补元阴，怀山药补脾肾之阳，当归补血，陈皮去邪余之气。诸药合用，在强化肺气清肃下行的同时，促使内在一系列之精回归于上，促使内在阴阳发展平衡。

此方七日为一个疗程，每日早晚各一次，连服七日，为下疗程打下基础。

方十六药物组成：酸枣仁　柏子仁　远志　党参　黄芪　陈皮　砂仁　白豆蔻　玉竹　石斛　天冬　麦冬　生地黄　熟地黄　枸杞子　黄连　苦杏仁　前胡　桔梗　半夏

方解：酸枣仁、柏子仁、远志入心，党参、黄芪补营卫之气，陈皮行气；砂仁、白豆蔻入脾胃和中，玉竹、石斛、麦冬、天冬、熟地黄、枸杞子补五脏之阴，黄连清热进阴，苦杏仁、前胡、桔梗、半夏宣肺止咳化痰。诸药合用，在强化心脾合降的同时，促使内在精气获得再次生化并从下由肝肾回归于上。

另用大剂量的人参与上方分开服，早上服主方，晚上服人参，每日各服一次，连服七日。

心脑头部疾病

一、癫痫

二、癫狂

三、抑郁症

四、失眠

五、嗜睡

六、脑梗死

七、中风后遗症

八、高血压

九、脑萎缩

十、脑鸣

十一、晕动病

十二、脑肿瘤

十三、帕金森病—颤病

十四、心脏病

十五、鼻血

十六、鼻窦炎

十七、口腔溃疡

十八、咽喉炎

十九、慢性牙痛

二十、食道癌

二十一、中耳炎

二十二、扁桃体肥大

二十三、舌癌

二十四、听力下降

二十五、视力下降

由于心脑联系密切，所以心部疾病主要涉及脑部和心部的疾病，例如癫痫、癫狂、多寐不寐、脑梗死、中风后遗症、高血压、脑肿瘤、脑萎缩、脑鸣、晕动病、冠状动脉粥样硬化性心脏病、风湿性心脏病、房颤。

一、癫痫

癫痫通俗的叫法为"羊羔疯""羊癫疯"等等，虽然叫法不同，但是它们有一个共同的特点，就是根据癫痫发作时的症状来定义。

中医认为，内在精气由心进入肝和肾，由于某些内外因素的影响，当进入肝肾转折的关键时刻，产生停滞的病理现象导致本病。癫痫都有哪些症状表现呢？癫痫这种疾病每次发作的时候都会非常难受，不仅口吐白沫、四肢无力，有时候还会突然倒地，有时候也会咬到自己的舌头。癫和狂主要表现为精神错乱，以动作失常、情感障碍、幻觉幻想、意识紊乱为基本特征。医籍中多以阴阳不同来划分癫和狂，精神抑郁，静默痴呆，语无伦次者属阴，为癫病；精神亢奋，狂躁刚烈，打骂破坏者属阳，为狂病。而癫痫则表现为不同程度的精神失常，严重者一发作就会突然昏倒在地，不醒人事，口吐涎沫，四肢抽搐，发作症状消失以后看起来和常人并没有多大的区别。

总之，中医对于癫痫的认识早在几千年前就开始了，所以对于癫痫的治疗，中医有充足的经验，比西医治疗癫痫病副作用要小得多，但是患者也需要根据自身情况，选择合适的癫痫治疗方法。

治疗原则：养心安神，补肝肾之元。

方一药物组成：酸枣仁　柏子仁　远志　白术　白芍　人参　钩藤　菊花　朱砂

方解：酸枣仁、柏子仁、远志养心安神镇静，白术在白芍的带领下，在分离中升阴，人参补元阴，钩藤、菊花、朱砂疏风镇静。

每日两次，连服七日。服后以气上行为顺，如气下行，则早服原方，晚服人参。患者服后有多种变化，有转阳虚，有转阴虚。

转阳虚者通过养心安神滋阴服药后，脏腑由阴向阳直接过渡而转为阳虚，在益气温阳的基础上再补肝肾之阴阳，侧重治阳，故用下方治疗。

方二①药物组成： 天麻　党参　黄芪　牡丹皮　肉桂　熟地黄　枸杞子　山萸肉　钩藤　菊花　金箔

方解：天麻、党参、黄芪益营卫之气，牡丹皮入血分，肉桂补肾阳，熟地黄、枸杞子滋阴，山萸肉补肾之阴阳，钩藤、菊花、金箔疏风镇静。

每日两服，可连服七日。

某些患者服药后，脏腑由阴向阳直接过渡而转为阴虚，故转阴虚者用下方治疗。

方二②药物组成： 贝母　牡丹皮　钩藤　菊花　朱砂　麦冬　生地黄　枸杞子

方解：贝母入肺，牡丹皮入血分，钩藤、菊花、金箔疏风镇静，麦冬、生地黄、枸杞子滋阴。

每日两服，可连服七日。

转阴阳两虚者用下方治疗。

方二③药物组成： 党参　黄芪　怀山药　当归　玉竹　石斛　枸杞子

方解：党参、黄芪益气，怀山药补脾肾之阳阳，当归补血，玉竹、石斛、枸杞子滋阴。

每日两服，可连服七日。

用下方升阴汤做终止性治疗。

升阴汤药物组成： 牡丹皮　白芍　钩藤　菊花　金箔

方解：牡丹皮入血，白芍入足厥阴肝经，钩藤、菊花、金箔疏风镇静。

阴虚型以下方为主，以补肾滋阴阳为原则。

方三药物组成： 牡丹皮　山萸肉　怀山药　玉竹　石斛　熟地黄　枸杞子

方解：牡丹皮入血，山萸肉补肾阴阳，怀山药补脾肾之阳，石斛、熟地黄、枸杞子滋阴。

如果患者开始治疗时就阴阳两虚，发作不定时，反复发作，多年治疗无效，用灭源汤治疗。

灭源汤药物组成： 茯苓　泽泻　牡丹皮　木香　黄芩　党参　当归　生地黄　山药　山萸肉

阳虚者加肉桂，阴虚者加人参。

连服七日。

方解：茯苓、泽泻利水渗湿，牡丹皮入血分，木香行气，黄芩清热进阴，党参补气，当归补血（血为阴），生地黄滋阴，山药、山萸肉补肾之阴阳。诸药合用，在去邪调合阴阳的基础上强化脏腑获得一定的再生功能。阳虚者加肉桂，肉桂补肾阳。阴虚者加人参，人参补元阴。

二、癫狂

癫狂是指精神错乱、神志失常的疾病。精神病在中医一般叫"癫狂病"，是一种以精神失常为特征的疾病。患者可能会出现很多不良反应，而且需要及时治疗，以免影响身体健康。

长期情绪抑郁容易导致肝的疏泄功能失常，没有及时治疗可能会引发逆乱，或者偏喜油腻、刺激性的食物，容易使身体运化水谷精微的功能失调，从而出现癫狂的症状，如喜怒无常、少言寡语、妄语高歌以及骂人毁物等。

癫狂的病机是由于患者受到长期刺激，导致阴阳相差过于悬殊，在某些内外因素的影响下，精神上受到严重创伤。"癫"以抑郁症状为主，如醉如痴，如愚而无知、喜静恶动、面壁呆坐等，俗称文痴；"狂"表现为兴奋为主，登高而歌，弃衣而走，狂叫乱喊，打人骂人，俗称武痴。病机是在某些内外因素的影响下，引起阴阳严重失调而致阳亢阴虚的病理变化。

治疗原则：强化性养阴，通过脏腑相互生化后达到阴阳平衡。

方一（贝母四物汤）药物组成： 贝母　当归　白芍　陈皮　钩藤　菊花　金箔　玉竹　石斛　枸杞子　大黄

方解：贝母入肺，当归补血，白芍入足厥阴肝经，钩藤、菊花引药上行，玉竹、石斛、枸杞子滋阴，大黄降邪余之浊，贝母伍陈皮可强化肺气清肃下行之力，当归、白芍、玉竹、石斛、枸杞子合用，在强化肺气清肃下行的同时，获得内在之阴从下直接升发。

如果上方吃后病情复发，则停药。如仍有复发情况，随症治之。

如果服后少语、痴呆，振发性的狂闹，偏阳虚，则用贝母益气化液汤。

方二（贝母益气化液汤）药物组成： 贝母　党参　黄芪　陈皮　黄芩　玉竹　石斛　麦冬　天冬　熟地黄　枸杞子　朱神砂

方解：贝母配党参、黄芪、陈皮强化肺气清肃下行，再配伍麦冬、天冬、熟地黄、枸杞子有强化内脏之阴从新获得新的生发中回归于上。

如癫狂仍有间断性复发，用方三再次治疗。

方三（贝母回元汤）药物组成： 贝母　党参　黄芪　陈皮　黄芩　玉竹　石斛　麦冬、天冬　熟地黄　枸杞子　怀山药　当归　白芍　大黄

方解：贝母入肺，党参、黄芪补营卫之气，陈皮行气，黄芩清热进阴，玉竹、石斛、麦冬、天冬、熟地黄、枸杞子滋阴，怀山药补脾肾之阳，当归养血，白芍入肝。诸药合用，强化肺气清肃下行回归于下元。

每日两次，服用七日。

三、抑郁症

中医学将抑郁症归入郁病。抑郁症是一种心理精神方面的疾患，主要是由

于人体内神经递质分泌异常导致。中医学认为出现抑郁症状常常是由于肝出现问题，属于郁病范畴。肝是人体中重要的器官，具有疏泄的功能，气的循行都需要依靠肝的疏泄作用达到，还可以调畅情志，如果出现肝疏泄功能，容易出现抑郁症的症状。

其病机是阴阳两虚，阴阳相差不太悬殊，主要是由心肾肝引起，心阳亢胜，肝肾不足。

治疗原则：强化滋阴，促使脏腑功能调和。

方一（贝母四物汤）药物组成： 贝母　当归　白芍　钩藤　菊花　玉竹　石斛　枸杞子　大黄

方解：贝母入肺，当归补血，白芍入足厥阴肝经，钩藤、菊花引药上行，玉竹、石斛、枸杞子滋阴，大黄降邪余之浊。

每日两次，服用七日。

方二（贝母益气化液汤）药物组成： 贝母　党参　黄芪　钩藤　菊花　玉竹　石斛　枸杞子　金箔

方解：贝母入肺，党参、黄芪益营卫之气，钩藤、菊花引药上行，玉竹、石斛、枸杞子滋阴，金箔安神镇定。

每日两次，服用七日。

方三（贝母回元汤）药物组成： 贝母　怀山药　当归　白芍　钩藤　菊花　玉竹　石斛　枸杞子　党参　黄芪　大黄　金箔

方解：贝母入肺，怀山药补脾肾之阳，党参、黄芪益营卫之气，当归补血，白芍入足厥阴肝经，钩藤、菊花引药上行，玉竹、石斛、枸杞子滋阴，金箔安神镇定，大黄降邪余之浊。诸药合用，强化肺气清肃下行的同时，促使内在之阴阳重新获得生发。

每日两次，服用七日。

方四（贝母补中地黄汤）药物组成：贝母 党参 黄芪 苍术 白术 怀山药 山萸肉 牡丹皮 白芍 钩藤 菊花 玉竹 石斛 枸杞子 大黄 金箔

方解：贝母入肺，党参、黄芪益营卫之气，白芍入足厥阴肝经，钩藤、菊花引药上行，玉竹、石斛、枸杞子滋阴，金箔安神镇定，大黄降邪余之浊，山萸肉补肾之阴阳，牡丹皮入血，苍术、白术入脾胃。诸药合用，强化肺气清肃下行的同时，有促使内在之阴重新获得生化回归于肾的直达效果。

每日两次，服用七日。

方五药物组成：天麻 贝母 党参 黄芪 玄参 麦冬 枸杞子 金箔

方解：党参、黄芪益气，贝母入肺，玄参、麦冬、枸杞子滋阴，金箔安神镇定，通过天麻益气上行，将脏腑所化生之精再次生发回归于上，促使脏腑功能调和，恢复正常的生理运转。

每日两次，服用七日。

四、失眠

失眠在中医上被称为"不寐"。不寐是一种常见的睡眠障碍，主要表现为入睡困难、睡眠时间不足以及睡眠质量不佳等，可能是由于情志失调、饮食不节、劳逸失调等因素引起。不寐在中医临床上一般被称为"不寐"或"失眠"，患者可能会出现难以入睡、维持睡眠困难、间歇性醒等症状，还可能伴随头晕、耳鸣、心悸、健忘、乏力等不适症状。其病机是阴阳两虚，不能相守，导致阴阳不和，入睡困难。治疗原则是将阴阳调和。

方一药物组成：贝母 当归 白芍 大黄 麦冬 生地黄 陈皮 黄芩

方解：贝母入肺，当归养血，白芍入足厥阴肝经，陈皮行气，大黄降邪余之浊，麦冬、生地黄滋阴，黄芩清热进阴。诸药合用，强化肺气清肃下行的同时，有促使内在之阴直达的效果。

每日两次，服用七日。

方二药物组成：贝母　党参　黄芪　麦冬　生地黄　陈皮

方解：贝母入肺，党参、黄芪益营卫之气，麦冬、生地黄滋阴，陈皮行气。诸药合用，强化肺气清肃下行同时，促使内在之阴回归于上。

每日两次，服用七日。

方三药物组成：贝母　党参　黄芪　怀山药　当归　白芍　大黄　麦冬　生地黄　陈皮

方解：贝母入肺，党参、黄芪益营卫之气，当归养血，白芍入足厥阴肝经，怀山药补脾肾之阳，麦冬、生地黄滋阴，大黄降邪余之浊，陈皮行气。诸药合用，强化肺气清肃下行同时，促使内在之阴阳直接回归于上。

每日两次，服用七日。

方四药物组成：贝母　党参　黄芪　怀山药　苍术　白术　山萸肉　牡丹皮　白芍　大黄　麦冬　生地黄　陈皮

方解：贝母入肺，党参、黄芪益营卫之气，白芍养血入肝，怀山药补脾肾之阳，山萸肉补肾之阴阳，麦冬、生地黄滋阴，大黄降邪余之浊，陈皮行气，苍术、白术健脾和中，以克制阴升积聚，牡丹皮入血分，为精气的升发排除内障。诸药合用，强化肺气清肃下行的同时，有加强内在之精升华的直达效果。

每日两次，服用七日。

方五药物组成：茯苓　党参　黄芪　砂仁　白豆蔻　陈皮　麦冬　生地黄　人参

方解：茯苓宁心，党参、黄芪益营卫之气，砂仁、白豆蔻入脾胃和中，陈皮行气，生地黄、麦冬滋阴，人参补元阴。茯苓配伍党参、黄芪、砂仁、白豆蔻强化心脾合降，生地黄、麦冬补阴分不足，诸药合用，强化肺气清肃下行的同时，促进内在之阴升华效果。

每日两次，服用七日。

方六药物组成：茯苓　贝母　党参　黄芪　怀山药　当归　陈皮　麦冬　生地黄　人参

方解：茯苓宁心镇静，贝母入肺，党参、黄芪益营卫之气，怀山药补脾肾之阳，当归养血，人参补元阴，麦冬、生地黄滋阴，陈皮行气。诸药合用，强化内在之精回归于阳。

每日两次，服用七日。

方七药物组成：酸枣仁　柏子仁　远志　党参　黄芪　砂仁　白豆蔻　黄连　陈皮　麦冬　天冬　玉竹　石斛　枸杞子　熟地黄

大剂量人参晚上另服。

方解：酸枣仁、柏子仁、远志强心镇静，党参、黄芪益营卫之气，砂仁、白豆蔻入脾胃和中，黄连清热进阴，麦冬补肺阴，天冬补心阴，熟地黄、枸杞子补肝肾之阴，陈皮行气，玉竹、石斛养胃阴。诸药合用，强化肺气清肃下行的同时，强化五脏之阴回归于阳。

早上服方七，晚上服人参补元阴，两方相互配合，促使阴阳合一。用七日，停药八天。

如已经没有失眠症状则可以停药，如好转未愈，则用下面的方剂继续治疗。

方八药物组成：天麻　贝母　党参　黄芪　陈皮　麦冬　生地黄　黄芩

方解：党参、黄芪益营卫之气，天麻补气之不足，黄芩清热进阴，陈皮行气，麦冬、生地黄滋阴。诸药合用，在强化肺气清肃下行的同时，促使内在之阴直达于上。

每日两次，服用七日。

方九药物组成：酸枣仁　柏子仁　远志　党参　黄芪　南沙参　苍术　白术怀山药　山萸肉　牡丹皮　白芍　麦冬　生地黄　陈皮

方解：酸枣仁、柏子仁、远志强心镇静，党参、黄芪益营卫之气，南沙参化湿浊，苍术、白术健脾，山萸肉入肾，麦冬、生地黄滋阴，怀山药补脾肾之阳，牡丹皮入血分，白芍入足厥阴肝经守阴，陈皮行气。诸药合用，在养心安神化湿浊的基础上，促使内在之阴阳从下直达于上。

每日两次，服用七日。

方十药物组成：酸枣仁　柏子仁　远志　党参　黄芪　苍术　白术　怀山药山萸肉　牡丹皮　白芍　麦冬　生地黄　陈皮

方解：酸枣仁、柏子仁、远志强心镇静，党参、黄芪益营卫之气，苍术、白术健脾，山萸肉、麦冬、生地黄滋阴，牡丹皮入血分，白芍养血，怀山药补脾肾之阳，陈皮行气。此方与上方相比去南沙参，减轻脏腑清肃下行之力，促使脏腑上升之功，为精气再生获得再次升发。

每日两次，服用七日。

方十一药物组成：酸枣仁　柏子仁　远志　党参　黄芪　苍术　白术　怀山药山萸肉　牡丹皮　麦冬　生地黄　陈皮

方解：酸枣仁、柏子仁、远志强心镇静，党参、黄芪益营卫之气，苍术、白术健脾，山萸肉、麦冬、生地黄滋阴，牡丹皮入血分，怀山药补脾肾之阳，陈皮行气。此方与上方相比去白芍，减轻脏腑升清之力，侧重于调阳。

每日两次，服用七日。

方十二药物组成：瓜蒌皮　天花粉　苍术　白术　陈皮

方解：瓜蒌皮、天花粉入肺，配伍苍术、白术、陈皮，强化肺气清肃下行。诸药合用，强化所生之阴化阳，促使内在之阴直接向阳过渡。

每日两次，服用七日。

方十三药物组成：茯苓　瓜蒌皮　天花粉　苍术　白术　黄连　陈皮

方解：茯苓宁心，瓜蒌皮、天花粉入肺，苍术、白术健脾和中，黄连清热进阴，陈皮行气。诸药合用，在强化心脾下降的同时，促进内在生化之阴向阳直达。

每日一次，服用七日。

方十四药物组成：茯苓　党参　黄芪　砂仁　白豆蔻　陈皮　麦冬　生地黄　人参

方解：茯苓宁心，党参、黄芪益营卫之气，砂仁、白豆蔻入脾胃和中，陈皮行气，生地黄、麦冬滋阴，人参补元阴，诸药合用，强化肺气清肃下行的同时，促进内在之阴回归于上。

每日两次，服用七日。

方十五药物组成：茯苓　贝母　党参　黄芪　怀山药　当归　陈皮　麦冬　生地黄

方解：茯苓宁心镇静，贝母入肺，党参、黄芪益营卫之气，怀山药补脾肾之阳，当归养血，人参补元阴，麦冬、生地黄滋阴，陈皮行气。诸药合用，强化内在之阴阳重新获得生发。

每日两次，服用七日。

方十六药物组成：酸枣仁　柏子仁　远志　党参　黄芪　黄连　砂仁　白豆蔻　麦冬　天冬　枸杞子　生地黄　陈皮

人参晚上另服。

方解：酸枣仁、柏子仁、远志强心镇静，党参、黄芪益营卫之气，黄连清热进阴，砂仁、白豆蔻入脾胃和中，麦冬、天冬、枸杞子、生地黄补五脏之阴，陈皮行气。诸药合用，在强化心脾合降的同时，促使脏腑之精重新获得生发。

早上服原方补心阳，晚上服人参补肾元，达到阴阳合一之效果。

每日两次，服用七日。

五、嗜睡

嗜睡中医通常叫多寐，属于中医内科病，多考虑是脾虚、气血不足、痰湿内盛、湿热内蕴、脾虚阳虚等引起的，建议患者及时就医，根据不同的病因进行对症治疗。

此病病机是因阴盛阳虚，脏腑清肃下降功能减弱所导致的一系列病理变化。治病原则以调阳为主，促成阴阳调和。

方一药物组成：酸枣仁　柏子仁　远志　南沙参　苍术　白术　怀山药　山萸肉　陈皮　牡丹皮　白芍　麦冬　生地黄　丹参　党参　黄芪

方解：酸枣仁、柏子仁、远志入心，强心镇静，南沙参化湿浊，苍术、白术入脾胃，怀山药补脾肾之阳阳，陈皮行气，白芍入血分补阴，麦冬、生地黄滋阴，丹参入心行血，党参补气（气为阳），黄芪益营卫之气。诸药合用，强化内在之阳从阴生化后回归于上。

每日两次，服用七日。

方二药物组成：酸枣仁　柏子仁　远志　苍术　白术　怀山药　山萸肉　陈皮　牡丹皮　白芍　麦冬　生地黄　丹参　党参　黄芪

方解：酸枣仁、柏子仁、远志入心、强心镇静，苍术、白术入脾胃，怀山药补脾肾之阳，山萸肉补肝肾，陈皮行气，牡丹皮入肝，白芍入血分补阴，麦冬、生地黄滋阴，丹参入心行血，党参补气（气为阳），黄芪益营卫之气。诸药合用，强化内在之阴生化后回归于上。

每日两次，服用七日。

方三药物组成：酸枣仁　柏子仁　远志　苍术　白术　怀山药　山萸肉　陈皮　牡丹皮　麦冬　生地黄　丹参　党参　黄芪

方解：酸枣仁、柏子仁、远志入心、强心镇静，苍术、白术入脾胃，怀山药补脾肾之阳阳，山茱肉入肝肾补阴阳，陈皮行气，牡丹皮入厥阴肝经，麦冬、生地黄滋阴，丹参入心行血，党参、黄芪益营卫之气。诸药合用，调剂阴阳，强化内在之阴生化后回归于上。

每日两次，服用七日。

方四药物组成：瓜蒌皮　天花粉　苍术　白术　陈皮

方解：瓜蒌皮补肺润肺，天花粉入肺生津，苍术、白术入脾胃，陈皮行气。诸药合用，强化内在之阴在生化中经过分离性发展变化回归于上。

每日两次，服用七日。

方五药物组成：茯苓　瓜蒌皮　天花粉　苍术　白术　黄连　陈皮

方解：茯苓宁心，有增强肺的肃降之功，瓜蒌皮、天花粉入肺，苍术、白术入脾胃，黄连清热进阴，陈皮行气。诸药合用，促使内在之阴在迫降中回归于上。

每日一次，服用七日。

方六药物组成：茯苓　党参　黄芪　砂仁　白豆蔻　陈皮　玉竹　石斛　生地黄　黄芩　人参

方解：茯苓宁心，党参补气（气为阳），黄芪益营卫之气，砂仁、白豆蔻健脾和中，陈皮行气，玉竹、石斛、生地黄滋阴，黄芩清热进阴，人参补元阴。诸药合用，在健脾和中的基础上，促使内在之阴回归于阳。

每日两次，服用七日。

方七药物组成：茯苓　贝母　党参　黄芪　怀山药　当归　陈皮　麦冬　生地黄　枸杞子　黄芩　人参

方解：茯苓宁心，贝母入肺，党参、黄芪益营卫之气，怀山药补脾肾之阳，当归补血，陈皮行气，麦冬、生地黄滋阴，枸杞子补肾，人参补元阴，黄芩清热进阴。诸药合用，在强化内在之阴阳的同时，在升发中回归于上。

方八药物组成：酸枣仁　柏子仁　远志　党参　黄芪　砂仁　白豆蔻　黄连陈皮　天冬　麦冬　生地黄　枸杞子　玉竹　石斛

人参晚上另服。

方解：酸枣仁、柏子仁、远志入心、强心镇静，党参、黄芪益营卫之气，砂仁、白豆蔻入脾胃和中，黄连清热进阴，陈皮行气，天冬、麦冬、生地黄、玉竹、石斛、枸杞子补五脏之阴。诸药合用，在心脾的合降中，完成阴阳协调。

早上服原方，晚上服人参补元阴。

六、脑梗死

脑梗死中医又称为中风，也称为缺血性中风，是神经内科一种常见病、多发病，主要发生于中老年人，发病率和致残率均较高，影响患者的生活质量，临床表现多种多样，取决于病变累及的血管。如果患者为椎基底动脉系统脑梗死，可以出现头晕、恶心、呕吐，也可以出现平衡障碍、共济障碍、吞咽困难、饮水呛咳。如果患者为颈内动脉系统脑梗死，主要表现为偏瘫、偏盲、偏身感觉障碍。左侧病变也可以出现言语功能障碍，严重脑梗死的患者一般有脑水肿、颅内压增高。有些患者可以出现意识障碍，比如嗜睡、昏睡或昏迷，甚至可引起脑疝而导致患者死亡。

其病机是人体阴阳严重虚损，甚至只剩下一半，机体新陈代谢功能转弱，血栓形成或栓塞甚至偏瘫。治疗原则是恢复人体真元，促使人体阴阳增强并恢复正常的新陈代谢，使疾病逐渐痊愈。

方一药物组成：贝母　肉桂　当归　白芍　人参　陈皮　黄芩　玉竹　生地黄枸杞子　白芷　丹参　桃仁　红花　三七

方解：贝母入肺，肉桂补元阳，当归、白芍入足厥阴肝经补血，陈皮行气，玉竹、生地黄滋阴，枸杞子补肾，白芷引药上行，丹参入心行血，人参补元阴，桃仁、红花、三七活血化瘀生血。诸药合用，在促使心阳获得回升发展之中，逐步促使内在之阴回归于上。

每日两次，服用七日。

方二药物组成：贝母　党参　黄芪　肉桂　当归　白芍　人参　陈皮　玉竹　生地黄　枸杞子　白芷　丹参　桃仁　红花　三七

方解：贝母入肺，党参补气（气为阳），黄芪益营卫之气，肉桂补元阳，当归、白芍入足厥阴肝经补血，陈皮行气，人参补元阴，玉竹、生地黄滋阴，枸杞子补肾，白芷引药上行，丹参入心行血，桃仁、红花、三七活血化瘀生血。诸药合用，在调剂心阳的基础上气血阴阳同补，促使内在之阴再次回归于上，为后期治疗打下基础。

每日两次，服用七日。

方三药物组成：茯苓　贝母　党参　黄芪　怀山药　山萸肉　牡丹皮　白芍　玉竹　麦冬　生地黄　白芷　丹参　桃仁　红花　三七

方解：茯苓宁心，贝母入肺，党参补气（气为阳），黄芪益营卫之气，怀山药补脾肾之阳，山萸肉补肾，牡丹皮、白芍入足厥阴肝经，玉竹、麦冬、生地黄滋阴，枸杞子补肾，白芷引药上行，丹参、桃仁、红花、三七活血化瘀生血。诸药合用，在强化肺气清肃下行的同时，促使内在之精在升发中回归于上。

每日两次，服用七日。

方四药物组成：茯苓　党参　黄芪　砂仁　白豆蔻　陈皮　丹参　麦冬　生地黄　白芷　桃仁　红花　三七　人参

方解：茯苓宁心，党参、黄芪益营卫之气，砂仁、白豆蔻入脾胃和中，陈皮行气，丹参活血，麦冬、生地黄滋阴，白芷引药上行，桃仁、红花、三七活血化瘀生血。人参补元阴。诸药合用，在益气健胃的基础上，促使内在之阴回归于上。

每日两次，服用七日。

方五药物组成：茯苓　贝母　党参　黄芪　怀山药　当归　陈皮　丹参　赤芍　桃仁　红花　三七　人参　玉竹　生地黄

方解：茯苓宁心，贝母入肺，党参、黄芪益营卫之气，怀山药补脾肾之阳阳，当归补血，陈皮行气，丹参、赤芍、桃仁、红花、三七活血化瘀生血，人参补元阴，玉竹、生地黄滋阴。诸药合用，在气血阴阳同补的基础上，促使内在之精从下回升后回归于上。

每日两次，服用七日。

方六药物组成：酸枣仁　柏子仁　远志　党参　黄芪　砂仁　白豆蔻　黄连　陈皮　天冬　麦冬　生地黄　枸杞子　三七　桃仁　红花

方解：酸枣仁、柏子仁、远志强心镇静，党参、黄芪益营卫之气，砂仁、白豆蔻入脾胃和中，黄连清热进阴，陈皮行气，天冬、麦冬、生地黄滋阴，枸杞子补肾，三七、桃仁、红花活血化瘀生新，人参补元阴。诸药合用，强化内在之精从下回升后回归于上。

注：该方早服方药，以调阳为主。晚服人参，以补元阴为主。一日中两方同服，促使阴阳在对立变化发展中合一。

喝七日，停药八日。

方七药物组成：天麻　贝母　党参　黄芪　麦冬　生地黄　陈皮　白芷　桃仁　红花　三七

方解：天麻益气，贝母入肺，党参、黄芪益营卫之气，麦冬、生地黄滋阴，陈皮行气，白芷引药上行，桃仁、红花、三七活血化瘀生血。诸药合用，强化内在之阴，在益气清肃下降中促使内在之阴从下回升，促使阴阳协调发展。

每日两次，服用七日。

方八药物组成： 酸枣仁　柏子仁　远志　党参　黄芪　南沙参　苍术　白术　怀山药　山萸肉　陈皮　牡丹皮　白芍　麦冬　生地黄　丹参　三七　桃仁　红花

方解：酸枣仁、柏子仁、远志强心镇静，南沙参化湿浊，苍术、白术入脾胃，怀山药补脾肾之阳，山萸肉补肝肾，陈皮行气，牡丹、白芍入足厥阴肝经，麦冬、生地黄滋阴，丹参活血，三七、桃仁、红花活血化瘀生血。诸药合用，在强心镇静的基础上，促使内在之阴在脏腑清肃下降的同时获得生化平衡。

每日两次，服用七日。

方九药物组成： 酸枣仁　柏子仁　远志　党参　黄芪　苍术　白术　怀山药　山萸肉　陈皮　牡丹皮　白芍　麦冬　生地黄　丹参　三七　桃仁　红花

方解：酸枣仁、柏子仁、远志养心安神，党参、黄芪益营卫之气，苍术、白术入脾胃和中，怀山药补脾肾之阳，山萸肉补肝肾，陈皮行气，牡丹皮、白芍入足厥阴肝经，麦冬、生地黄滋阴，丹参活血，三七、桃仁、红花活血化瘀生血。诸药合用，在养心安神的基础上，促使内在之阴回归于上，促使阴阳协调发展。

每日两次，服用七日。

方十药物组成： 酸枣仁　柏子仁　远志　党参　黄芪　苍术　白术　怀山药　山萸肉　陈皮　牡丹皮　麦冬　生地黄　丹参　三七　桃仁　红花

方解：酸枣仁、柏子仁、远志强心镇静。苍术、白术入脾胃，怀山药入肾补阳，山萸肉入肝肾，陈皮行气，牡丹皮入足厥阴肝经行血，麦冬、生地黄滋阴，丹参入心活血，三七、桃仁、红花活血化瘀生血。诸药合用，在养心安神的基础上，使内在之阴回归于上，促使阴阳协调发展。

每日两次，服用七日。

方十一药物组成： 瓜蒌皮　天花粉　苍术　白术　陈皮　丹参　赤芍　三七

桃仁　红花　黄芩

方解：瓜蒌皮补肺润肺，天花粉入肺生津，苍术、白术入脾胃，陈皮行气，丹参活血，三七、桃仁、红花活血化瘀生血，黄芩清热进阴。诸药合用，在调剂脾肺清肃下行的同时，促使内在生化之阴直达于上。

每日两次，服用七日。

方十二药物组成：茯苓　瓜蒌皮　天花粉　苍术　白术　黄连　陈皮　白芷　丹参　三七　桃仁　红花

方解：茯苓宁心，瓜蒌皮、天花粉补肺生津，苍术、白术和中，黄连清热进阴，陈皮行气，白芷引药上行，丹参活血，三七、桃仁、红花活血化瘀生血。诸药合用，在心脾清肃下行的同时，促使内在生化之阴直达于上。

每日一次，服用七日。

方十三药物组成：茯苓　党参　黄芪　砂仁　白豆蔻　人参　陈皮　玉竹　石斛　生地黄　黄芩

方解：茯苓宁心，党参、黄芪益营卫之气，当归补血，砂仁、白豆蔻入脾胃和中，陈皮行气，玉竹、石斛、生地黄滋阴，黄芩清热进阴，人参补元阴。诸药合用，在心脾清肃下行的同时，促使内在生化之阴直达于上。

每日两次，服用七日。

方十四药物组成：茯苓　贝母　党参　黄芪　怀山药　当归　人参　陈皮　麦冬　生地黄　枸杞子　黄芩　三七　桃仁　红花

方解：茯苓宁心，贝母入肺，党参、黄芪益营卫之气，怀山药补脾肾之阳，当归补血，陈皮行气，麦冬、生地黄滋阴，枸杞子补肾阴，黄芩清热进阴，人参补元阴，三七、桃仁、红花活血化瘀生血。诸药合用，在心肺清肃下行的同时，促使内在生化之阴直达于上。

每日两次，服用七日。

方十五药物组成：酸枣仁　柏子仁　远志　党参　黄芪　砂仁　白豆蔻　黄连　陈皮　天冬　麦冬　生地黄　枸杞子　三七　桃仁　红花　丹参

人参晚上另服。

方解：酸枣仁、柏子仁、远志强心镇静，党参、黄芪益营卫之气，砂仁、白豆蔻入脾胃和中，黄连清热进阴，陈皮行气，天冬、麦冬、生地黄、枸杞子滋阴，三七、桃仁、红花活血化瘀生血，丹参活血，人参补元阴。诸药合用，在补心脾的基础上，使内在生化之阴在清肃下行的同时，直达于上。

早上服原方调阳，晚上服人参滋阴，在一日内阴阳双补，促使阴阳合一。

七、中风后遗症

中风是中医病名，西医临床上称为脑卒中，是一组器质性脑损伤导致的脑血管疾病，脑卒中具有发病率高、致残率高及易复发等特点，常见的后遗症包括肢体功能障碍、言语功能障碍、感觉障碍、认知障碍，另外，脑卒中患者还可出现偏盲、视物重影等视力障碍、吞咽障碍等其他方面的后遗症。

其病机是人体阴阳产生隔离变化后出现的一系列病理变化。治疗原则是恢复人体真元，促使人体阴阳在错综复杂变化中逐步恢复正常运行。

阳闭阴虚型，由内在阴气直转时堵塞了内在阳气的生发，所导致的阴盛格阳后出现的一系列病理变化。

主症：右半身或左半身偏瘫或手重于脚或脚重于手，脉沉细，左寸、右关尺脉偏弱。

方一药物组成：肉桂　陈皮　当归　白芍　钩藤　菊花　羌活　鳖甲　龟板　人参　苍术　白术

方解：肉桂补肾阳，陈皮行气，当归补血，白芍入肝主升阴，钩藤、菊花疏风镇静，羌活疏通经络，鳖甲滋阴潜阳，龟板、人参补元阴，苍术、白术调脾胃和中。诸药合用，在调阳的基础上经脾胃分离后在肝肾分离变化中回归于阳。

每日两次，连服七日。

如患者服药后先嗳气（气上行），继续服用，服七日停八日，让脏腑自行恢复后再服。

如患者服药后先矢气（浊气下行，属阳盛阴虚），则用下方进行和解。

白芍生阴汤药物组成： 陈皮　白芍　钩藤　菊花　羌活

将上方与主方合服，早上服方一，晚上服此方。

方解：由于服方一阴气下行超过脏腑自身的回升力，因此用白芍升阴汤调剂肝脏升清之力，促使内在之精回阴上济。两方合服，促进阴阳协调发展。

阴气生化后，应在益气健脾的基础上，促使内在生发之阴再次回归于上，以促进内在升降协调。

方二药物组成： 党参　黄芪　苍术　白术　肉桂　当归　白芍　玉竹　石斛　熟地黄　枸杞子　鳖甲　龟板　人参

方解：党参、黄芪益营卫之气，苍术、白术调脾胃和中，肉桂补肾阳，当归、白芍养血入足厥阴肝经，鳖甲滋阴潜阳，龟板、人参补元阴。诸药合用，在调阳的基础上，精气经脾胃分离后经肝肾摄纳回归于阳。

每日服两次，连服七日。

如患者服药后先嗳气（气上行），继续服用，服七日停八日，让脏腑自行恢复。

如患者服药后先矢气（气下行），则用白芍升阴汤进行和解。将白芍升阴汤与主方合服，早上服方一，晚上服此方。

通过方二治疗后，虽有好转，但内在生发之阴还停留在中焦，必须用方三以益气健脾温阳才能将停留之阴从分离变化中回归于营卫，才能使内在精气回归到正常运行的径途。

方三药物组成： 天麻　党参　黄芪　苍术　白术　肉桂　陈皮　山萸肉　玉竹

石斛　熟地黄　枸杞子　鳖甲　龟板　牡丹皮　白芍　钩藤　菊花　羌活

方解：天麻、党参、黄芪补气，苍术、白术调脾胃和中，肉桂补肾阳，陈皮行气，山萸肉补肾，玉竹、石斛、熟地黄滋阴，枸杞子补肾阴，鳖甲滋阴潜阳，龟板人参补元阴，牡丹皮入血分，在升清中起分离作用，白芍入足厥阴肝经。诸药合用，促使内在之阴从下由肝肾回归于上。

每日两次，连服七日。如患者服药后先嗳气（气上行），继续服用，服七日停八日，让脏腑自行恢复后再服。

如患者服药后先矢气（气下行），则用白芍升阴汤进行和解。将白芍升阴汤与主方合服，早上服方一，晚上服此方。

方三将内在之阴化阴回阳后，下元已虚，下方方应在补气的基础上重在回补下元。

方四药物组成：茯苓　党参　黄芪　牡丹皮　陈皮　苍术　白术　肉桂　当归白芍　玉竹　石斛　熟地黄　枸杞子　鳖甲　人参　山萸肉

方解：茯苓配伍党参、黄芪、牡丹皮、苍术、白术、肉桂、陈皮，可强化内在闭塞之阴从脾胃分离后下行，再配当归、白芍、玉竹、石斛、熟地黄、枸杞子、鳖甲、人参、山萸肉将下行之力进入足厥阴肝经的同时，由当归补血，白芍补阴，玉竹、石斛、熟地黄、枸杞子、鳖甲、人参滋阴，山萸肉补肾。促使内生之阴在下行的途中在对立变化时，促成阴阳协调发展，直接变之为阳再回归于上。

每日两次，连服七日。如患者服药后先嗳气（气上行），继续服用，服七日停八日，让脏腑自行恢复后再服。

如患者服药后先矢气（气下行），则用白芍升阴汤进行和解。将白芍升阴汤与主方合服，早上服方一，晚上服此方。

在服用方四以益气健脾、温阳补气的治疗中，虽然取得了一定疗效，但元阴在脏腑逆转的长期影响下较为闭塞，在下方治疗应重点回补元阴元阳，才能使内在闭塞之阴转逆为顺，达到治病目的。

方五药物组成：茯苓　党参　黄芪　牡丹皮　陈皮　苍术　白术　肉桂　当归　白芍　玉竹　石斛　熟地黄　枸杞子　鳖甲　人参　山萸肉　鹿茸

方解：茯苓配伍党参、黄芪、牡丹皮、苍术、白术、肉桂、陈皮，有强化内在闭塞之阴从脾胃分离后强制浊气下行，再配当归、白芍、玉竹、石斛、熟地黄、枸杞子、鳖甲、人参、山萸肉、鹿茸，将下行之力进入厥阴肝经的同时，由当归补血，白芍入足厥阴肝经，玉竹、石斛、熟地黄、枸杞子、鳖甲、人参滋阴，山萸肉补肾，鹿茸补元阳。促进内在元气从下元直接回升，强化脏腑升降能力。

每日服两次，连服七日。

如患者服药后先嗳气（气上行），继续服用，服七日停八日，让脏腑自行恢复后再服。

如患者服药后先矢气（浊气下行但也伤了阴），则用白芍升阴汤进行和解。将白芍升阴汤与主方合服，早上服方一，晚上服此方。

方五虽大补了元气，但通过脏腑一系列阴从阳生发后，仍存在下元不足，再次治疗应在益气滋阴补肾的基础上，才能促进脏腑协调发展。

方六药物组成：天麻　党参　黄芪　牡丹皮　陈皮　苍术　白术　肉桂　白芍　玉竹　石斛　熟地黄　枸杞子　鳖甲　人参　山萸肉

方解：天麻配伍党参、黄芪、牡丹皮、苍术、白术、肉桂、陈皮，有强化内在闭塞之阴从脾胃分离后下行，方中白芍将下行之力进入足厥阴肝经的同时，玉竹、石斛、熟地黄、枸杞子、鳖甲、人参、山萸肉补肾生津，促使内生之阴从下直接回归于上，再次达到阴阳同时回升的效果。

每日两次，连服七日。

如患者服药后先嗳气（气上行），继续服用，服七日停八日，让脏腑自行恢复后再服。如患者服药后先矢气（浊气下行但也伤了阴），则用白芍升阴汤进行和解。将白芍升阴汤与主方合服，早上服方一，晚上服此方。

由于方六在益气温阳补肾的基础上侧重于治阴，使肾阴阳获得了双补，下方治疗应侧重于治阳，将内升之阴化为阳，才能促使内脏协调发展。

方七药物组成： 天麻　党参　黄芪　牡丹皮　陈皮　苍术　白术　肉桂　白芍　玉竹　石斛　熟地黄　枸杞子　鳖甲　山萸肉

方解： 天麻配伍党参、黄芪、牡丹皮、苍术、白术、肉桂、陈皮，有强化内在闭塞之阴从脾胃分离后下行，同一方中再配白芍、玉竹、石斛、熟地黄、枸杞子、鳖甲、人参、山萸肉补肾生津。将下行之力进入足厥阴肝经的同时，由白芍补阴，玉竹、石斛、熟地黄、枸杞子、鳖甲、山萸肉补肾生津，促使内生之阴从下直接回归于阳，再次达到阴阳同时回升的效果。

每日两次，连服七日。

如患者服药后先嗳气（气上行），继续服用，服七日停八日，让脏腑自行恢复后再服。

如患者服药后先矢气（浊气下行但也伤了阴），则用白芍升阴汤进行和解。将白芍升阴汤与主方合服，早上服方一，晚上服此方。

服方七后通过一系列化阴为阳或引阴入阳治疗的同时，内在之阴上济后，肾阴不足，后续治疗应在益气温阳的基础上以养血生津来回补下元，才能促使阴阳协调发展。

方八药物组成： 天麻　党参　黄芪　陈皮　苍术　白术　肉桂　白芍　当归

方解： 天麻配伍党参、黄芪、苍术、白术、肉桂、陈皮，再配白芍、当归补血守肝。促使内在化阳能力增强，强化内在闭塞之阴从脾胃分离，在下行的同时强化阳气上行。

每日两次，连服七日。

如患者服药后先嗳气（气上行），继续服用，服七日停八日，让脏腑自行恢复后再服。

如患者服药后先矢气（浊气下行但也伤了阴），则用白芍升阴汤进行和解。将白芍升阴汤与主方合服，早上服方一，晚上服此方。

通过前面一系列方剂治疗后，由下焦生发之津停留在中焦，下方治疗原则应侧重于养心安神、益气温阳、健脾补肾，才能强制内闭之津再回归于元阴元阳。

方九药物组成： 酸枣仁　柏子仁　远志　党参　黄芪　牡丹皮　陈皮　苍术白术　肉桂　白芍　山萸肉

方解：酸枣仁、柏子仁、远志强心，配伍党参、黄芪、牡丹皮、苍术、白术、肉桂、陈皮，强化内在闭塞之阴从脾胃分离后下行，加山萸肉、白芍补肾生津。全方促使内生之阴从下直接回归于心，从而达到根本性治疗目的。

八、高血压

高血压在中医一般叫做"眩晕"，主要是情志不畅、肝火上炎、气血亏虚等原因引起的，患者会出现头晕、头痛、心悸等不适症状，同时可能伴随耳鸣、面色发红等情况。

在日常生活中，建议高血压患者保持规律的作息，不要熬夜，也不要过度疲劳；可以适当多吃一些新鲜的水果蔬菜，例如猕猴桃、西红柿等，避免吃高脂肪、高热量的食物，例如肥肉、奶油蛋糕等；可以适当参加户外运动，例如打太极拳、散步等，有助于增强身体抵抗力。

高血压是人体受到内外因素的影响，升清和降浊功能失调所产生的异常变化。

由脏腑阴虚后所导致的阴阳失调，在脏腑精气一系列运行中升清功能次于降浊功能所导致升降严重失调，形成血压上升。

治疗原则：强化肺气在下行的同时促进内升之阴从肝肾重新获得生发，回归于阳，完成阴阳协调发展，高血压在内在功能进行一系列协调后不治而愈。

处方原理：强化肺气清肃下行的同时补血养肝肾之阴。

方一药物组成：贝母　当归　白芍　大黄　陈皮　黄芩　生地黄　枸杞子　钩藤　菊花

方解：贝母入肺，当归养血，白芍入足厥阴肝经，大黄降邪余之浊，生地黄、枸杞子滋阴，陈皮行气，黄芩清热进阴，钩藤、菊花疏风解表。诸药合用，强化肺气清肃下行的同时，促使内生之阴从肝肾回升后回归于上，待阴阳平衡时血压高自然获得缓解。

每日两次，服用七日。

方二治疗应益气养阴强肺，将内升之阴化阴为阳，才能取得一定治疗效果。

方二药物组成：贝母　党参　黄芪　陈皮　黄芩　生地黄　枸杞子　钩藤　菊花

方解：贝母入肺，党参、黄芪益营卫之气，陈皮有强化肺气清肃下行之力，生地黄、枸杞子滋阴，黄芩清热进阴，钩藤、菊花疏风解表。诸药合用，强化肺气清肃下行的同时，促使内生之阴从下经过分离变化中回归于阳。

每日两次，服用七日。

方三经过方二益气强肺的基础上应重补下元，才能调剂内在精气继续获得新的生发。

方三药物组成：贝母　党参　黄芪　怀山药　当归　白芍　大黄　陈皮　黄芩　生地黄　枸杞子　钩藤　菊花

方解：贝母入肺，党参、黄芪益营卫之气，陈皮行气，生地黄、枸杞子滋阴，黄芩清热进阴，怀山药升阳，当归养血，白芍入足厥阴肝经，大黄降邪余之浊，钩藤、菊花疏风解表。诸药合用，强化肺气清肃下行的同时，促使内在之阴阳获得同时回升。

每日两次，服用七日。

方三回补下元后，为了调剂内存之阴继续向上生发，方四应在强肺益气的基础上回补下元，才能调剂内升之阴通过分离性发展变化后向阳过渡。

方四药物组成： 贝母 党参 黄芪 苍术 白术 怀山药 山萸肉 牡丹皮 白芍 大黄 陈皮 黄芩 生地黄 枸杞子 钩藤 菊花

方解：贝母入肺，党参、黄芪益营卫之气，陈皮行气，山萸肉、生地黄、枸杞子滋阴补肾，黄芩清热进阴，怀山药升阳，白芍入足厥阴肝经，牡丹皮入血，大黄降邪余之浊，钩藤、菊花疏风解表。诸药合用，强化肺气清肃下行的同时，促使内在之阴阳从肝肾重新获得生发，来调剂脏腑发展平衡。

每日两次，服用七日。

方四从阳将内在之阴调剂于营卫后，下方治疗应在养心安神、益气健脾、养阴的治疗中将内生升之阴交心脾统率后才能取得进一步治疗效果。

方五药物组成： 茯苓 党参 黄芪 砂仁 白豆蔻 陈皮 黄芩 人参 生地黄 枸杞子 钩藤 菊花

方解：茯苓宁心，党参、黄芪益营卫之气，陈皮行气增强补气之力度，砂仁、白豆蔻入脾胃和中，生地黄、枸杞子滋阴，人参补元阴，黄芩清热进阴，钩藤、菊花疏风解表。诸药合用，在宁心益气和中的基础上，强化内在之阴从下获得回升后回归于上。

每日两次，服用七日。

方五将内升之精通过心脾合降后下元不足，方六应在回补下元的基础上促使内在之阴获得新的生发。

方六药物组成： 茯苓 贝母 党参 黄芪 怀山药 当归 陈皮 黄芪 生地黄 枸杞子 人参 钩藤 菊花

方解：茯苓宁心，党参、黄芪益营卫之气，陈皮行气，人参补元阴，黄芩清热进阴，怀山药补脾肾之阳，当归养血，钩藤、菊花疏风解表。诸药合用，在气血阴阳同补的基础上，促使内在之津从阴阳回归于上，达到治疗目的。

每日两次，服用七日。

方六在气血阴阳同治后，内在之津经过治疗后一般停留在下焦，下方治疗应将内闭之津通过分离性变化发展后回归于阳，才能取得最终的治疗效果。

方七药物组成： 酸枣仁　柏子仁　远志　党参　黄芪　砂仁　白豆蔻　黄连陈皮　麦冬　天冬　生地黄　枸杞子　钩藤　菊花　玉竹　石斛　人参另服

方解：酸枣仁、柏子仁、远志强心镇静，党参、黄芪益营卫之气，陈皮行气，砂仁、白豆蔻入脾胃和中，麦冬、天冬、生地黄、枸杞子、玉竹、石斛补五脏之阴，黄连清热进阴，钩藤、菊花疏风解表。诸药合用，在强化心脾合降的同时，促使内在之阴从下获得新的回升。

每日早上服药，晚上服人参，喝七日停八天，血压正常则停药。早服药晚服人参起着阴阳双补达到阴阳合二为一。

九、脑萎缩

脑萎缩属中医"痴呆""健忘""眩晕""痿证""震颤"等范畴，中医认为本病虽病位在脑，但与各脏腑功能密切相关，病理机制属本虚标实。脑萎缩包括小儿脑萎缩、成人脑萎缩，以老年人多见，萎缩在临床最主要的症状是痴呆，尤其是老年人，易引起老年痴呆症。

脑萎缩是由于受到内外因素的影响，脏腑阴阳发展不平衡，导致脑血管变化异常而产生的营养输送不良而致脑萎缩。治疗法则是调剂脏腑阴阳获得新的生化后达到阴阳平衡，脑萎缩的病理现象将不治而愈。

脑萎缩的治疗应在强肺温阳滋阴的基础上，将内闭之阴回归于心脾统率，脑萎缩的病理变化才能起到根本性改变。

根据笔者对脑萎缩的多年治疗与实践，通过一系列方剂调理能对患者起到一定的治疗效果，现列于下。

方一药物组成：贝母 肉桂 当归 白芍 人参 生地黄 枸杞子 陈皮 黄芩 丹参 赤芍

方解：贝母入肺，肉桂补元阳，当归、白芍补血入厥阴肝经，陈皮行气，生地黄、枸杞子滋阴补肾，丹参、赤芍活血化瘀，人参补元阴。诸药合用，在心阳获得回升发展之中，内在之阴通过分离性发展变化回归于阳。

每日两次，连服七日。

通过方一治疗后，患者下元已损，故方二养肺补气滋阴温阳才能取得治疗效果。

方二药物组成：贝母 党参 黄芪 肉桂 当归 白芍 人参 陈皮 生地黄 枸杞子 丹参 赤芍

方解：贝母入肺，党参、黄芪益营卫之气，肉桂补元阳，当归、白芍入足厥阴肝经补血，陈皮行气，人参补元阴，生地黄、枸杞子滋阴补肾，丹参、赤芍活血化瘀。诸药合用，在阴阳双补的基础上，促使内在之阴再次回归于上，为后期治疗打下基础。

每日两次，服用七日。

方二通过气血阴阳同补回补了下元，下方治疗应在调营卫之气的同时回补下元，才能将内存之精再次回归于上，为后期治疗打下基础。

方三药物组成：茯苓 贝母 党参 黄芪 怀山药 山萸肉 牡丹皮 白芍 枸杞子 生地黄 丹参 赤芍

方解：茯苓宁心，贝母入肺，党参、黄芪益营卫之气，怀山药补脾肾阳，牡丹皮、白芍入足厥阴肝经，山萸肉、生地黄、枸杞子滋阴补肾。诸药合用，在强化肺气清肃下行的同时，促使内在之精在升发中回归于上。

每日两次，服用七日。

此时下元又存在虚损，因而方四应在宁心健脾、益气补中的基础上回补下元，为后期治疗打下基础。

方四药物组成：茯苓　砂仁　白豆蔻　人参　党参　黄芪　陈皮　黄芩　丹参　赤芍

方解：茯苓宁心，砂仁、白豆蔻入脾胃和中，党参、黄芪益营卫之气，陈皮行气，黄芩清热进阴，丹参、赤芍活血化瘀，人参补元阴。诸药合用，在益气健胃的基础上，促使内在之阴回归于上。

每日两次，服用七日。

方四通过调中后下元仍会存在不足，下方应在补中的基础上进行阴阳双补，促使内在精气获得全面回升，为后期治疗打下基础。

方五药物组成：茯苓　贝母　党参　黄芪　怀山药　当归　陈皮　丹参　赤芍　人参　黄芪　生地黄

方解：茯苓宁心，贝母入肺，党参、黄芪益营卫之气，怀山药补脾肾之阳，当归养血，陈皮行气，丹参、赤芍活血化瘀，生地黄滋阴，黄芩清热进阴。诸药合用，在气血阴阳同补的基础上，促使内在之精从下回升后回归于上。

每日两次，服用七日。

方五通过阴阳气血同补后，内在生发的精气又积聚在下元，再治时应强化心脾合降，为后期治疗打下基础。

方六药物组成：酸枣仁　柏子仁　远志　党参　黄芪　砂仁　白豆蔻　黄连　丹参　赤芍　陈皮　天冬　麦冬　生地黄　枸杞子　玉竹　石斛　钩藤　菊花　人参另服。

方解：酸枣仁、柏子仁、远志强心镇静。党参、黄芪益营卫之气，砂仁、白豆蔻入脾胃和中，黄连清热进阴，陈皮行气，钩藤、菊花疏风解表，天冬、麦冬、生地黄、枸杞子、玉竹、石斛补五脏之阴，丹参、赤芍活血化瘀。诸药合用，强化内在之精从下回归于上。

注：该方早服药，以调阳为主。晚另服人参，以补元阴为主。早晚同服，促使阴阳在对立变化发展中统一。喝七日，停药八日。再服用下面方剂。

方六通过心脾合降后又存在下元生发不足，为继续调剂内在精气的生发，应在益气强肺的基础上再次调阴上济，才能为后期治疗打下基础。

方七药物组成：天麻　贝母　党参　黄芪　陈皮　黄芩　丹参　赤芍　生地黄　枸杞子　钩藤　菊花

方解：天麻益气，贝母入肺，党参、黄芪益营卫之气，生地黄、枸杞子滋阴，陈皮行气，黄芩清热进阴，钩藤、菊花疏风解表。诸药合用，强化内在之阴，益气清肃下降，促使内在之阴从下回升，促使阴阳协调发展。

每日两次，服用七日。

通过方七益气养阴后，内在生发之精停留在营卫，后期治疗应再次以养心安神健脾和中益气补肾降浊为治疗原则，才能为后期治疗打下基础。

方八药物组成：酸枣仁　柏子仁　远志　陈皮　苍术　白术　南沙参　怀山药　山萸肉　牡丹皮　白芍　党参　黄芪　生地黄　枸杞子　丹参　赤芍　钩藤　菊花

方解：酸枣仁、柏子仁、远志强心镇静，陈皮行气，苍术、白术入脾胃和中，南沙参益气化湿浊，怀山药补脾肾之阳，山萸肉补肾，牡丹皮入血分，白芍入足厥阴肝经，党参、黄芪益营卫之气，丹参、赤芍活血化瘀，钩藤、菊花疏风解表，生地黄、枸杞子滋阴。诸药合用，在强心镇静的基础上，促使内在之阴在脏腑清肃下行的同时获得生化平衡。

每日两次，服用七日。

通过方八养心安神、健脾和中、益气补肾降浊的治疗后，为了配合脏腑继续向上生发，减去南沙参降浊组成方九，才能促使内在生发之精通过肾脏再次回升后才能为后期治疗打下基础。

方九药物组成：酸枣仁　柏子仁　远志　陈皮　苍术　白术　怀山药　山萸肉　牡丹皮　白芍　党参　黄芪　生地黄　枸杞子　丹参　赤芍　钩藤　菊花

方解：酸枣仁、柏子仁、远志强心镇静，陈皮行气，苍术、白术入脾胃和中，怀山药补脾肾之阳，山萸肉补肾，牡丹皮入血分，白芍入足厥阴肝经，党参、黄芪益营卫之气，丹参、赤芍活血化瘀，钩藤、菊花疏风解表，生地黄、枸杞子滋阴。诸药合用，在强心镇静的基础上，促使内在生发之精在脏腑运化中获得生化平衡。

每日两次，服用七日。

方十在上方减去白芍升清，促使心气获得新的回升后，为后期治疗打下基础。

方十药物组成：酸枣仁　柏子仁　远志　陈皮　苍术　白术　怀山药　山萸肉　牡丹皮　党参　黄芪　生地黄　枸杞子　丹参　赤芍　钩藤　菊花

方解：酸枣仁、柏子仁、远志强心镇静，陈皮行气，苍术、白术入脾胃和中，怀山药补脾肾之阳，山萸肉补肾，牡丹皮入血分，党参、黄芪益营卫之气，丹参、赤芍活血化瘀，钩藤、菊花疏风解表，生地黄、枸杞子滋阴。诸药合用，在养心安神的基础上，促使内在之阴回归于上再次促使阴阳协调发展。

每日两次，服用七日。

通过方十治疗后，内在阴阳已接近平衡，为了促使阴向阳过渡，以强肺健脾促使脏腑清肃下行通过分离性变化中回归于阳。

方十一药物组成：瓜蒌皮　天花粉　苍术　白术　陈皮　丹参　赤芍　钩藤　菊花

方解：瓜蒌皮、天花粉入肺，配伍苍术、白术陈皮，强化肺气清肃下行，丹参、赤芍活血化瘀，钩藤、菊花疏风解表。诸药合用，将强化前系列方调解后所生化之阴化阴为阳，促使内在之阴直接向阳过渡。

每日两次，服用七日。

为了配合阴向阳过渡，下方应宁心强肺健脾，强化内升之阴，通过分离性变化使内升之阴变为阳。

方十二药物组成：茯苓　瓜蒌皮　天花粉　苍术　白术　黄连　陈皮　丹参　赤芍　钩藤　菊花

方解：茯苓宁心，瓜蒌皮、天花粉入肺，苍术、白术健脾和中，黄连清热进阴，陈皮行气，丹参、赤芍活血化瘀，钩藤、菊花疏风解表。诸药合用，在强化心脾下降，同时促使内在生化之阴向阳直达。

每日一次，服用七日。

通过方十二治疗内在精气回阳后存在下元不足，因此再治时应在益气健脾的基础上回补下元。

方十三药物组成：茯苓　党参　黄芪　砂仁　白豆蔻　陈皮　麦冬　生地黄　人参　丹参　赤芍　钩藤　菊花

方解：茯苓宁心，党参、黄芪益营卫之气，砂仁、白豆蔻入脾胃和中，陈皮行气，生地黄、麦冬滋阴，丹参、赤芍活血化瘀，钩藤、菊花疏风解表，人参补元阴，诸药合用，强化肺气清肃下行，强化内在之阴回归于上。

每日两次，服用七日。

通过上方调阳后，存在着阳盛阴虚，再治时应阴阳气血同补再能促使脏腑进一步获得新的回升。

方十四药物组成：茯苓　贝母　党参　黄芪　怀山药　当归　陈皮　麦冬　生地黄　丹参　赤芍　钩藤　菊花　人参

方解：茯苓宁心镇静，贝母入肺，党参、黄芪益营卫之气，怀山药补脾肾之阳，当归养血，人参补元阴，麦冬、生地黄滋阴，陈皮行气，丹参、赤芍活血化瘀，钩藤、菊花疏风解表。诸药合用，促使阴阳重新获得生发。

每日两次，服用七日。

通过上方阴阳气血同补后，内升之阴再次停留在下焦，再治时应在养心安神益气健脾的基础上，通过分离性变化发展，将内升之阴由阴向阳直接过渡。

方十五药物组成：酸枣仁　柏子仁　远志　党参　黄芪　黄连　砂仁　白豆蔻　麦冬　天冬　枸杞子　生地黄　陈皮　丹参　赤芍　钩藤　菊花

人参另服。

方解：酸枣仁、柏子仁、远志强心镇静，党参、黄芪益营卫之气，黄连清热进阴，砂仁、白豆蔻入脾胃和中，麦冬、天冬、枸杞子、生地黄补五脏之阴，陈皮行气，丹参、赤芍活血化瘀，钩藤、菊花疏风解表。诸药合用，在强化心脾合降的同时，促使脏腑之精获得新的升发。早上服药补心阳，晚上服人参补元阴，达到阴阳合二为一之效果。

每日两次，服用七日暂停，让脏腑自身转化。

十、脑鸣

脑鸣是以自觉脑内如虫蛀鸣响为主要表现的脑神疾病，多为脑髓空虚，或火郁、痰湿阻滞所致。其病机是人体受内外因素影响而导致的阴阳不平衡。一是阳虚导致精气的运行和输布出现障碍而产生脑鸣。二是阴虚导致精微物资难以送达脑部而出现火郁、痰湿阻滞产生的脑鸣。治疗法则：阳虚者温补脾肾之阳，让内在阳气生发后改善精气的运行和输布；阴虚者养阴润肺，促使内生之阴从下由肝肾回归于上，再通过心肺统率回归于上，以改善因火郁、痰湿阻滞所产生的脑鸣。

阳虚型

方一药物组成：贝母　肉桂　当归　白芍　陈皮　黄芩　玉竹　石斛　丹参　赤芍　人参

方解：贝母入肺，肉桂补脾肾之阳，当归补血，白芍入足厥阴肝经，陈皮行气，黄芩清热进阴，玉竹、石斛滋阴，丹参、赤芍活血化瘀，人参补元阴。诸药合用，在强化肺气清肃下行的同时，促使内在之阴通过肝肾回归于上。

每日两次，连服七日。

通过方一治疗，患者下元易损，故方二养肺补气滋阴温阳才能取得治疗效果。

方二药物组成：贝母　肉桂　当归　党参　黄芪　白芍　陈皮　黄芩　玉竹　石斛　丹参　赤芍　人参

方解：贝母入肺，肉桂补脾肾之阳，当归补血，党参、黄芪益营卫之气，白芍入足厥阴肝经，陈皮行气，黄芩清热进阴，玉竹、石斛滋阴，丹参、赤芍活血化瘀，人参补元阴。诸药合用，强化肺气清肃下行，促使内在之精回归于上。

每日两次，连服七日。

方二通过气血阴阳同补回补了下元，下方治疗应在调营卫之气的同时回补下元，为后期治疗打下基础。

方三药物组成：茯苓　贝母　党参　黄芪　怀山药　山萸肉　牡丹皮　白芍　陈皮　黄芩　玉竹　石斛　丹参　赤芍

方解：茯苓宁心，贝母入肺，党参、黄芪益营卫之气，怀山药补脾肾之阳，牡丹皮入血，为清气升发周转，白芍入足厥阴肝经，陈皮行气，黄芩清热进阴，玉竹、石斛滋阴，丹参、赤芍活血化瘀。诸药合用，在强化心肺之气清肃下行的同时，促使内在之精回归于上。

每日两次，连服七日。

每日方三调剂营卫后下元又存在虚损，因而方四应在宁心健脾、益气补中的基础上回补下元，才能为后期治疗打下基础。

方四药物组成：茯苓　党参　黄芪　砂仁　白豆蔻　人参　陈皮　黄芩　玉竹

石斛　丹参　赤芍

方解：茯苓宁心，党参、黄芪益营卫之气，砂仁、白豆蔻入脾胃和中，人参补元阴，陈皮行气，黄芩清热进阴，玉竹、石斛滋阴，丹参、赤芍活血化瘀。诸药合用，促使内在精气通过心肺脾合降后回归于上。

每日两次，连服七日。

方四通过调中后下元又存在不足，下方治疗应在补中的基础上进行阴阳双补，才能促使内在精气获得全面回升，为后期治疗打下基础。

方五药物组成：茯苓　贝母　党参　黄芪　怀山药　当归　人参　陈皮　黄芩　玉竹　石斛　丹参　赤芍

方解：茯苓宁心，党参、黄芪益营卫之气，贝母入肺，怀山药补脾肾之阳，人参补元阴，玉竹、石斛滋阴，丹参、赤芍活血化瘀，陈皮行气，黄芩清热进阴。诸药合用，促使内在精气通过心肺脾合降后再次回归于上。

每日两次，连服七日。

方五通过阴阳气血同补后，内在生发的精气又积聚在下元，再治时应强化心脾合降，为后期治疗打下基础。

方六药物组成：酸枣仁　柏子仁　远志　党参　黄芪　砂仁　白豆蔻　黄连　陈皮　丹参　赤芍　玄参　天冬　麦冬　玉竹　石斛　生地黄　枸杞子

人参另服。

方解：酸枣仁、柏子仁、远志强心镇静，党参、黄芪益营卫之气，砂仁、白豆蔻入脾胃和中，玄参、麦冬、天冬、玉竹、石斛、生地黄、枸杞子补五脏之阴，陈皮行气，黄连清热进阴。诸药合同，强化五脏之阴从下向上回归于心。该方早服，晚服人参，人参补元阴，两方同服，有促使阴阳在对立变化发展中促使阴阳合一。

早服药，晚服人参。喝七日停八日。

方六通过心脾合降后又存在下元生发不足，为继续调剂内在精气的生发，应在益气强肺的基础上再次调阴上济，才能为后期治疗打下基础。

方七药物组成：陈皮　黄芩　天麻　贝母　党参　黄芪　丹参　赤芍　玉竹　石斛

方解：天麻益气，党参、黄芪补营卫之气，贝母入肺，丹参、赤芍活血化瘀，玉竹、石斛养胃阴，黄芩清热进阴，陈皮行气。诸药合用，强化内在之阴从下向上回升，从而达到阴阳协调发展的效果。

每日两次，服用七日。

阴虚型

方一药物组成：贝母　当归　白芍　大黄　陈皮　丹参　赤芍　生地黄　枸杞子　黄芩

方解：贝母入肺，当归补血，白芍入足厥阴肝经，大黄降邪余之浊，陈皮行气，丹参、赤芍活血化瘀，生地黄、枸杞子滋阴，黄芩清热进阴。诸药合用，在强化肺气清肃下行的同时，促使内在之阴从肝肾回归于上。

每日两次，服用七日。

急性脑鸣服此方后若病症消失，则停药。慢性脑鸣则用下方继续治疗。

方二药物组成：贝母　党参　黄芪　陈皮　黄芩　丹参　赤芍　麦冬　玉竹　石斛　熟地黄　枸杞子

方解：贝母入肺，党参、黄芪益营卫之气，陈皮行气，丹参、赤芍活血化瘀，麦冬、玉竹、石斛、熟地黄、枸杞子滋阴，黄芩清热进阴。诸药合用，在强化肺气清肃下行的同时，促使内在之阴回归于上。

每日两次，服用七日。

患者通过方二阴从阳化后，下元不足，为促使脏腑阴阳发展平衡，用方三（即贝母回元汤）治疗。

方三药物组成：贝母　党参　黄芪　怀山药　当归　白芍　大黄　丹参　赤芍　玉竹　石斛　生地黄　陈皮　黄芩

方解：贝母入肺，党参、黄芪益营卫之气，怀山药补脾肾之阳，当归补血白芍入足厥阴肝经，丹参、赤芍活血化瘀，大黄降邪余之浊，玉竹、石斛、生地黄滋阴，黄芩清热进阴，陈皮行气。诸药合用，在强化肺气清肃下行的同时，促使内在之阴阳回归于上，促使内在阴阳调和，达到一定的治疗效果。

每日两次，连服七日。

方四在回补下元的基础上能从阴向阳过渡，为后续治疗打下基础。

方四药物组成：贝母　党参　黄芪　苍术　白术　怀山药　山萸肉　牡丹皮　白芍　大黄　陈皮　黄芩　玉竹　石斛　生地黄　丹参　赤芍

方解：贝母入肺，党参、黄芪益营卫之气，苍术、白术健脾和中，怀山药补脾肾之阳，山萸肉补肾，牡丹皮入血分，白芍入足厥阴肝经，大黄降邪余之浊，陈皮行气，玉竹、石斛、生地黄滋阴，黄芩清热进阴，丹参、赤芍活血化瘀。

每日两次，连服七日。

方五药物组成：茯苓　党参　黄芪　砂仁　白豆蔻　陈皮　人参　黄芩　丹参　赤芍　玉竹　石斛　生地黄

方解：茯苓宁心，党参、黄芪益营卫之气，砂仁、白芍入脾胃和中，陈皮行气，玉竹、石斛、生地黄滋阴，黄芩清热进阴，丹参、赤芍活血化瘀，人参补元阴。诸药合用，强化肺气清肃下行，使内生之阴直达于上。

每日两次，连服七日。

服用方五后，下元仍虚。方六应在阴阳气血兼补的基础上，使精气再次获得生发。

方六药物组成：茯苓　贝母　党参　黄芪　怀山药　当归　人参　陈皮　黄芩

丹参　赤芍　玉竹　石斛　生地黄

　　方解：茯苓宁心，贝母入肺，党参、黄芪益营卫之气，怀山药补脾肾之阳，当归养血，玉竹、石斛、生地黄滋阴，人参补元阴，黄芩清热进阴，丹参、赤芍活血化瘀，陈皮行气。诸药合用，通过阴阳双补促使内在精气回归于上。

　　每日两次，连服七日。

　　方七紧接方六，强化心脾合降，将方六所生发之精在分离发展变化中将内在生发之精化阴为阳。

　　方七药物组成：酸枣仁　柏子仁　远志　党参　黄芪　砂仁　白豆蔻　黄连丹参　赤芍　陈皮　玉竹　石斛　熟地黄　枸杞子　麦冬　天冬

　　人参另服。

　　方解：酸枣仁、柏子仁、远志强心，党参、黄芪益营卫之气，砂仁、白豆蔻入脾胃和中，丹参、赤芍活血化瘀，玉竹、石斛、熟地黄、枸杞子、麦冬、天冬补五脏之阴，陈皮行气。诸药合用，通过心脾合降，促使清肃下降之精回归于阳。

十一、晕动病

　　晕动病，即晕车病、晕船病、晕机病和由于各种原因引起的摇摆、颠簸、旋转、加速运动等所致疾病的统称。晕动病的中医治疗主要包括内治和外治，内治也就是内服药物治疗，需要辨证分析是气虚血瘀、气血亏虚、痰浊中阻、血瘀，或者是肝阳上亢所致。

　　以下为笔者临床常见证型。

爆发型

　　爆发型是属足厥阴肝经经气未得到正常发散而致。

　　处方药物组成：白芍　陈皮　大黄　钩藤　菊花

加减：寒加细辛，热加黄芩。

方解：白芍入足厥阴肝经，陈皮行气，大黄降邪余之浊，钩藤、菊花疏风镇静，细辛散寒，黄芩清热进阴。诸药合用，促使脏腑内在阴阳调和平衡，恢复厥阴肝经的正常疏泄。

每日两次，连服七日。

如是慢性晕动病，用下列方剂进行治疗。

阴虚型

方一药物组成：贝母　陈皮　当归　白芍　玉竹　大黄　石斛　熟地黄　枸杞子　羌活　钩藤　菊花

方解：贝母入肺，陈皮行气，当归补血，白芍入足厥阴肝经，玉竹、石斛、熟地黄滋阴，大黄降邪余之浊，枸杞子补肾，羌活疏风解表，钩藤、菊花疏风镇静。诸药合用，促使内在之阴清肃下行后回归于上。

每日两次，连服七日。

方二药物组成：贝母　党参　黄芪　陈皮　玉竹　石斛　熟地黄　枸杞子　羌活　钩藤　菊花

方解：贝母入肺，党参、黄芪益营卫之气，陈皮行气，玉竹、石斛、熟地黄滋阴，枸杞子补肾，羌活疏风解表，钩藤、菊花疏风镇静。诸药合用，促使内在之精清肃下行后回归于上。

每日两次，连服七日。

方三药物组成：贝母　党参　黄芪　陈皮　玉竹　石斛　熟地黄　枸杞子　羌活　钩藤　菊花　怀山药　当归　白芍　大黄

方解：贝母入肺，党参、黄芪益营卫之气，陈皮行气，玉竹、石斛、熟地黄滋阴，枸杞子补肾，羌活疏风解表，钩藤、菊花疏风镇静，怀山药补脾肾之阳，当归补血，白芍入足厥阴肝经，大黄降邪余之浊。诸药合用，在强化肺气清肃下行的同时，促使内在之精回归于上。

每日两次，连服七日。

方四药物组成：贝母　苍术　白术　陈皮　玉竹　石斛　熟地黄　枸杞子　怀山药　党参　黄芪　山萸肉　牡丹皮　白芍　大黄

方解：贝母入肺，苍术、白术入脾胃和中，陈皮行气，玉竹、石斛、熟地黄滋阴，枸杞子补肾，怀山药补脾肾之阳，党参、黄芪益营卫之气，山萸肉补肾，牡丹皮入血分，白芍入足厥阴肝经，大黄降邪余之浊。诸药合用，在强化肺气清肃下行的同时，促使内在之阴阳回归于上。

每日两次，连服七日。

方五药物组成：茯苓　党参　黄芪　砂仁　白豆蔻　人参　陈皮　黄芩　丹参玉竹　石斛　生地黄

方解：茯苓宁心，党参、黄芪益营卫之气，砂仁、白豆蔻入脾胃和中，人参补元阴，陈皮行气，黄芩清热进阴，丹参活血，玉竹、石斛、生地黄滋阴。诸药合用，在和中的基础上，强化肺气清肃下行，促使内在之精回归于上。

每日两次，连服七日。

方六药物组成：茯苓　贝母　党参　黄芪　怀山药　当归　人参　陈皮　丹参玉竹　石斛　生地黄　黄芩

方解：茯苓宁心，贝母入肺，党参、黄芪益营卫之气，怀山药补脾肾之阳，当归补血，人参补元阴，陈皮行气，丹参活血，玉竹、石斛、生地黄滋阴，黄芩清热进阴。诸药合用，在心肺合降的基础上，强化肺气清肃下行，促使内在之精回归于上。

每日两次，连服七日。

方七药物组成：酸枣仁　柏子仁　远志　党参　黄芪　砂仁　白豆蔻　黄连　陈皮　麦冬　生地黄　玉竹　石斛　天冬　枸杞子

人参另服。

方解：酸枣仁、柏子仁、远志强心镇静，党参、黄芪益营卫之气，砂仁、白豆蔻入脾胃和中，黄连清热进阴，陈皮行气，麦冬、天冬、玉竹、石斛、枸杞子补五脏之阴。诸药合同，强化五脏之精从下向上回归于心。

早上服方七，晚服人参以补元阴，两方同服，促使阴阳在对立变化发展中达到和谐。

阳虚型

方一药物组成：天麻　党参　黄芪　苍术　白术　怀山药　山萸肉　牡丹皮　白芍　大黄　陈皮　黄芩　丹参　玉竹　麦冬　生地黄　枸杞子　钩藤

方解：天麻补气，党参、黄芪补营卫之气，苍术、白术入脾胃和中，怀山药补脾肾之阳，山萸肉补肾，牡丹皮入血分，白芍养血，大黄降邪余之浊，陈皮行气，玉竹、麦冬、生地黄、枸杞子滋阴，黄芩清热进阴，丹参活血化瘀，钩藤疏风解表。诸药合用，在益气的基础上，将内在之阴从肝肾回归于上。

每日两次，连服七日。

十二、脑肿瘤

脑肿瘤是一种原发性的颅内肿瘤，大多是由于遗传、电磁辐射、病毒感染等原因引起，在中医上称为"脑瘤"。患者通常会出现头痛、视力减退、呕吐等症状，随着病情的发展，患者还会出现记忆力减退、癫痫等症状。

脑肿瘤是人体受内外因素影响，内在阴阳严重失调后产生阴阳逆转，导致的脑部异常。

治疗法则：将内在精气从逆转中调剂为发展平衡，待内在精气运行正常后，脑肿瘤的病理变化也将得到一定的改善。

阳闭阴虚型

病理：由邪气内堵导致内在精气生发失职，内在阴气生发受到一定控制，从而产生一系列病理变化。

治疗法则：通阳回阴。

方一药物组成：贝母　肉桂　当归　白芍　陈皮　人参　麦冬　生地黄　白花蛇舌草　半枝莲　黄芩

方解：贝母入肺，肉桂补肾阳，当归养血，白芍入足厥阴肝经，人参补元阴，麦冬、生地黄滋阴，黄芩清热进阴，白花蛇舌草、半枝莲抗癌。诸药合用，在强化肺气清肃下行的同时，促使内在之阴回归于上。

每日两次，连服七日。

通过方一阴从阳分解后，下元生发不足，下方应在强肺益气滋阴基础上补营卫之气，以促使脏腑获得新的生发。

方二药物组成：党参　黄芪　贝母　肉桂　当归　白芍　陈皮　人参　麦冬　生地黄　白花蛇舌草　半枝莲　黄芩

方解：贝母入肺，党参、黄芪益营卫之气，肉桂补肾阳，当归养血，白芍入足厥阴肝经，人参补元阴，麦冬、生地黄滋阴，黄芩清热进阴，白花蛇舌草、半枝莲抗癌。诸药合用，在强化肺气清肃下行的同时，促使内在之阴通过肝肾回归于上。

每日两次，连服七日。

通过方二阴阳两补后内在精气积聚在下焦，下方治疗应在益气降逆的基础上将内升之阴回归于肾的统率中。

方三药物组成：茯苓　贝母　党参　黄芪　怀山药　山萸肉　牡丹皮　白芍　陈皮　黄芩　麦冬　生地黄　白花蛇舌草　半枝莲　丹参

方解：茯苓宁心，贝母入肺，党参、黄芪益营卫之气，怀山药补脾肾之阳，牡丹皮入血，为清气升发周转，白芍入足厥阴肝经，陈皮行气，黄芩清热进阴，麦冬、生地黄滋阴，丹参活血化瘀，白花蛇舌草、半枝莲抗癌。诸药合用，在强化心肺之气清肃下行的同时，促使内在之精回归于上。

每日两次，连服七日。

通过上方治疗后内升之阴积聚于肾，下方治疗应将内存之阴通过益气降逆的发展变化中从阴向阳直达。

方四药物组成： 茯苓　党参　黄芪　砂仁　白豆蔻　人参　陈皮　黄芩　玉竹　石斛　丹参　赤芍　白花蛇舌草　半枝莲

方解：茯苓宁心，党参、黄芪益营卫之气，砂仁、白豆蔻入脾胃和中，人参补元阴，陈皮行气，黄芩清热进阴，玉竹、石斛滋阴，丹参、赤芍活血化瘀，白花蛇舌草、半枝莲抗癌。诸药合用，促使内在精气在通过心肺脾合降后回归于上。

每日两次，连服七日。

通过上方治疗后内在阴气不足阳气有余，下方治疗应在阴阳气血同时进行治疗才能促使内在之精重新获得生发。

方五药物组成： 茯苓　贝母　党参　黄芪　怀山药　当归　人参　陈皮　黄芩　玉竹　石斛　丹参　赤芍　白花蛇舌草　半枝莲

方解：茯苓宁心，党参、黄芪益营卫之气，贝母入肺，怀山药补脾肾之阳，人参补元阴，玉竹、石斛滋阴，丹参、赤芍活血化瘀，陈皮行气，黄芩清热进阴，白花蛇舌草、半枝莲抗癌。诸药合用，促使内在精气通过心肺脾合降后，再次回归于上。

每日两次，连服七日。

通过上方治疗后虽然获得了明显的效果，但未达到治疗目的，下方治疗必须通过脾升胃降使内存之阴化为无形之气，才能使内在精气获得根本性治疗。

方六药物组成：酸枣仁　柏子仁　远志　党参　黄芪　砂仁　白豆蔻　黄连　陈皮　丹参　赤芍　玄参　天冬　麦冬　玉竹　石斛　生地黄　枸杞子　白花蛇舌草　半枝莲

人参另服。

方解：酸枣仁、柏子仁、远志强心镇静，党参、黄芪益营卫之气，砂仁、白豆蔻入脾胃和中，玄参、麦冬、天冬、玉竹、石斛、生地黄、枸杞子补五脏之阴，陈皮行气，黄连清热进阴，白花蛇舌草、半枝莲抗癌。诸药合同，强化五脏之阴从下向上回归于心。早服本方，晚服人参以补元阴，两方同服，促使阴阳在对立变化发展中和谐统一。

早服药，晚服人参。喝七日停八日。

上方养心安神益气虽然内在精气回归了营卫，下元又存在不足，为了继续调剂脏腑发展平衡，下方应在益气强肺的基础上引阴上济，才能使阴阳在对立发展变化中统一协调。

方七药物组成：陈皮　黄芩　天麻　贝母　党参　黄芪　丹参　赤芍　玉竹　石斛　白花蛇舌草　半枝莲

方解：天麻益气，党参、黄芪补营卫之气，贝母入肺，丹参、赤芍活血化瘀，玉竹、石斛养胃阴，黄芩清热进阴，陈皮行气，白花蛇舌草、半枝莲抗癌。诸药合用，强化内在之阴在益气清肃下行中从下向上回升，从而达到阴阳协调发展。

每日两次，服用七日。

十三、帕金森病—颤病

帕金森病是西医病名，中医对应病名叫"颤证"，也有叫颤病的，又叫震颤病或者震颤症。证型主要包括肝肾阴虚，虚风内动，肝阳上亢，肝风内动。以肝肾阴虚为主，然后虚风内动、外向。它会导致手指头（肢体）震颤，走路小碎步、（行动迟缓）缓慢这种情况。

治疗法则是调剂人体阴阳发展平衡而达到治疗目的。

经过笔者临床实践，帕金森治疗的首方应在益气强肺、补肾养血、滋阴潜阳、调补下元的基础上，促使内在精气重新获得新的生发，方可取得一定的治疗效果。

方一药物组成： 天麻　贝母　牡丹皮　陈皮　黄芩　肉桂　白芍　玉竹　石斛　熟地黄　枸杞子　山萸肉　人参　鳖甲　龟板　钩藤　菊花　丹参　赤芍

方解：天麻补气，贝母入肺，陈皮行气，当归补血，白芍入足厥阴肝经，肉桂补肾阳，玉竹、石斛、熟地黄、枸杞子滋阴，山萸肉补肾，人参补元阴，鳖甲滋阴潜阳，龟板补肾，黄芩清热进阴，钩藤、菊花疏风解表。诸药合用，在强化肺气清肃下行的同时，促使内在元气从下回升后归顺于上，而使颤病得到缓解。

该方每日两次，服七日，停八日。

方二应在方一回补下元的基础上重在补肾，待肾气获得新的生发后才能取得一定缓解。

方二药物组成： 天麻　党参　黄芪　肉桂　当归　白芍　玉竹　熟地黄　枸杞子　山萸肉　人参　鳖甲　龟板

方解：天麻补气，党参、黄芪益营卫之气，人参补元阴，玉竹、熟地黄、枸杞子滋阴，肉桂补脾肾之阳，当归补血，白芍入足厥阴肝经，龟板、山萸肉补肾，鳖甲滋阴潜阳。诸药合用，强化肺气清肃下行的同时，在补肾的基础上，促使内在之阴从下向上生发。

该方每日两次，服七日，停八日。

方三为和解方，在方一、方二的基础上去陈皮、当归，缓解脏腑生发之力，从而促进脏腑协调发展。

方三药物组成： 天麻　党参　黄芪　牡丹皮　肉桂　山萸肉　白芍　熟地黄

枸杞子　人参　鳖甲　龟板

　　方解：天麻补气，党参、黄芪益营卫之气，人参补元阴，玉竹、熟地黄、枸杞子滋阴，肉桂补脾肾之阳，牡丹皮入血，白芍入足厥阴肝经，龟板、山萸肉补肾，鳖甲滋阴潜阳。诸药合用，在益气回阳的基础上，促使内在之阴从肝肾回升后回归于上促成阴阳合一，从而达到治疗目的。

　　该方每日两次，服七日，停八日。

十四、心脏病

　　心脏病是心脏疾病的总称，心系病证与其他脏腑病变也有密切联系，心病日久可以累及他脏，从而合并他脏疾病，如心悸、胸痹日久，心之阳气进一步损伤，阳虚水泛，可出现咳嗽、喘证、痰饮、鼓胀、水肿等病，甚至阴盛格阳，可出现心阳虚衰之喘脱。他脏疾病日久，也可导致心系病证的产生。

　　其病机是人体受到内外各种因素的影响，导致阴阳失调而导致的病理变化。心脏虽然属阳，但其病理变化却是因肝肾阴虚后所导致的一系列病理变化，治疗应该从阴而治。

阴虚型

　　首方以贝母四物汤为第一方剂，能促进内升之阴从肝肾生发后经过脏腑相互迫降后回归于肺，才能取得一定的治疗效果。

　　方一药物组成：贝母四物汤：贝母　当归　白芍　金箔　陈皮　大黄　麦冬　生地黄

　　方解：贝母入肺，当归补血，白芍入足厥阴肝经，陈皮行气，麦冬、生地黄滋阴，大黄降邪余之浊，金箔镇心。诸药合用，在强化肺气清肃下行的同时，使内在之阴从肝肾回归于上。

若服用后先嗳气为顺，则每日两次，服用七日。若服用后先矢气则为逆，该方服早上；另需加陈皮、麦冬、生地黄、金箔每晚服用，早晚套服，服用七日。

通过上方调剂后内在生发之阴积聚在下焦，方二治疗原则是将内在生发之阴通过强肺益气的分离性发展变化中将生发之阴化之为阳，才能为后期治疗打下基础。

方二（贝母益气化液汤）药物组成：贝母　党参　黄芪　金箔　陈皮　麦冬　玉竹　生地黄　枸杞子

方解：贝母入肺，党参、黄芪益营卫之气，金箔镇心，陈皮行气，麦冬、玉竹、生地黄、枸杞子滋阴。诸药合用，在肺气清肃下行的同时，使内在之阴再次从肝肾回归于上。

若服用后先嗳气为顺，则每日服用两次，服用七日。若服用后先矢气则为逆，该方早上服；另加陈皮、麦冬、生地黄、金箔，每晚服用，早晚同服七日。

经过方二治疗后下元已虚，下方治疗应在强肺益气的基础上回补下元，才能为脏腑继续生发打下基础。

方三（贝母回元汤）药物组成：贝母　党参　黄芪　怀山药　当归　白芍　大黄　金箔　陈皮　玉竹　麦冬　生地黄

方解：贝母入肺，党参、黄芪益营卫之气，怀山药补脾肾之阳，当归补血，白芍入足厥阴肝经，大黄降邪余之浊，金箔镇心，陈皮行气，玉竹、麦冬、生地黄滋阴。诸药合用，在强化肺气清肃下行的同时，促使内在之阴阳回归于上，促使内在阴阳调和。达到一定的治疗效果。

若服用后先嗳气，为顺，则每日两次，服用七日。若服用后先矢气，则为逆，该方早上服；另加陈皮、麦冬、生地黄、金箔，每晚服用，早晚同服。

通过上方贝母回元汤调理回元后，内在之阴往往停留在下焦，下方应补肾填精并在补营卫之气的基础上补肾之阴阳，才能促使内在之精引阴上济，为下面调阳打下基础。

方四（贝母补中地黄汤）药物组成：贝母　党参　黄芪　苍术　白术　怀山药　山萸肉　牡丹皮　白芍　大黄　金箔　麦冬　生地黄　枸杞子　玉竹　陈皮

方解：贝母入肺，党参、黄芪益营卫之气，苍术、白术和中，怀山药补脾肾之阳，山萸肉补肾，牡丹皮入血分，白芍入足厥阴肝经，金箔镇静，麦冬、生地黄、玉竹滋阴，枸杞子补肾，陈皮行气。诸药合用，通过补中的基础上，使内生之精回归于上。

通过方四脏腑阴阳同补后，内升之阴积聚在中焦，方五应在方四的基础上养心益气、健胃养阴生津，才能完成脏腑阴阳协调发展。

方五（四君子汤加人参）药物组成：茯苓　党参　黄芪　砂仁　白豆蔻　人参　金箔　陈皮　玉竹　生地黄　枸杞子

方解：茯苓宁心，党参、黄芪益营卫之气，砂仁、白豆蔻入脾胃和中，人参补元阴，金箔镇静，陈皮行气，生地黄、玉竹滋阴，枸杞子补肾。诸药合用，促使内生之精回归于阳。

通过方五的调剂后下元又存在不足，下方治疗应调剂阴阳气血获得生发，促使脏腑协调发展。

方六（十全大补汤）药物组成：茯苓　贝母　党参　黄芪　怀山药　当归　陈皮　人参　麦冬　玉竹　生地黄　枸杞子　金箔

方解：茯苓宁心，贝母入肺，党参、黄芪益营卫之气，怀山药补脾肾之阳，当归补血，陈皮行气，人参补元阴，麦冬、生地黄、玉竹滋阴，金箔镇静。诸药合用，在气血阴阳同补的基础上，使内生之阴化之为阳。

通过方六气血阴阳同补后内升之阴停留在中焦，下方治疗应在强化心脾合降中促使内在生发之阴通过脏腑一系列分离性变化后才能回归于阳。

方七（天王补心生阴汤）药物组成：酸枣仁　柏子仁　远志　党参　黄芪　砂

仁 白豆蔻 黄连 陈皮 玉竹 石斛 天冬 麦冬 枸杞子 熟地黄 金箔

人参晚上另服。

方解：酸枣仁、柏子仁、远志强心镇静，党参、黄芪益营卫之气，砂仁、白豆蔻入脾胃和中，黄连清热进阴，陈皮行气，玉竹、石斛、天冬、麦冬、熟地黄、枸杞子补五脏之阴，金箔镇静，人参补元阴。诸药合用，在养心安神的基础上，使内生之精从下回归于上。

早上服方药补阳，晚上服人参补阴，两药合服，通过脏腑运化从阴阳对立变化成合二为一。

通过上方治疗，内在之阴通过心脏统率后，再次存在阴升不足，为了完成脏腑相互发展与变化，下方治疗应在益气强肺的基础上养阴上济，才能促使阴阳在脏腑对立发展变化中完成统一协调。

方八药物组成：天麻 贝母 党参 黄芪 陈皮 金箔 黄芩 玉竹 石斛 生地黄 枸杞子

方解：天麻配贝母、党参、黄芪益营卫之气，陈皮行气，金箔镇静，黄芩清热进阴，玉竹、石斛、生地黄滋阴，枸杞子补肾。诸药合用，在调剂心肺之气的基础上，使内生之阴从下回归于上。在对立变化中阴阳合一。

通过上方益气养阴后，内在生发之精停留在营卫，后期治疗应以养心安神健脾和中益气补肾降浊为治疗原则，才能为后期治疗打下基础。

方九（天王补心第一方）药物组成：酸枣仁 柏子仁 远志 党参 黄芪 南沙参 苍术 白术 怀山药 山萸肉 牡丹皮 白芍 陈皮 生地黄 枸杞子 麦冬

方解：酸枣仁、柏子仁、远志强心镇静，党参、黄芪益营卫之气，南沙参除湿浊，苍术、白术和中，怀山药补脾肾之阳，山萸肉补肾，牡丹皮入血分，白芍入足厥阴肝经，陈皮行气，生地黄、麦冬、枸杞子滋阴。诸药合用，在调理脾胃的基础上，增强肺的肃降之力，促使内生之精从下回归于上。

通过方九养心安神健脾和中益气补肾降浊的治疗后，为了配合脏腑继续向上生发，减去南沙参，促使内在生发之精回升，为后期治疗打下基础。

方十（天王补心第二方）药物组成：酸枣仁　柏子仁　远志　党参　黄芪　苍术　白术　怀山药　山萸肉　牡丹皮　白芍　陈皮　生地黄　枸杞子　麦冬

方解：酸枣仁、柏子仁、远志强心镇静，党参、黄芪益营卫之气，苍术、白术和中，怀山药补脾肾之阳，山萸肉补肾，牡丹皮入血分，白芍入足厥阴肝经，陈皮行气，生地黄、麦冬、枸杞子滋阴。诸药合用，此方与第一方相比去南沙参，在调理脾胃的基础上，减轻肺的肃降之力促使内生之精从下回归于上。

下方在方十减去白芍升清，能够促使心气获得新的回升，为后期治疗打下基础。

方十一（天王补心第三方）药物组成：酸枣仁　柏子仁　远志　党参　黄芪苍术　白术　怀山药　山萸肉　牡丹皮　玉竹　陈皮　生地黄　枸杞子　麦冬

方解：酸枣仁、柏子仁、远志强心镇静，党参、黄芪益营卫之气，苍术、白术和中，怀山药补脾肾之阳，山萸肉补肾，牡丹皮入血分，陈皮行气，玉竹、生地黄、麦冬滋阴，枸杞子补肾。诸药合用，此方与第二方相比去白芍，在调理脾胃的基础上，增强心脾的合降之力促使内生之精从下回归于上。

通过上列方剂治疗后，内在阴阳已接近平衡，为了促使阴向阳过渡，下方应强肺健脾促使脏腑清肃下行，使阴通过分离性变化回归于阳。

方十二药物组成：瓜蒌皮　天花粉　苍术　白术　陈皮　黄芩　金箔

方解：瓜蒌皮、天花粉强化肺气清肃下行，苍术、白术和中，陈皮行气，黄芩清热进阴，金箔镇静。诸药合用，强化心脾清肃下行，促使内在之精直达于上。

为了配合阴向阳过渡，下方应宁心强肺健脾，强化内升之阴，使内升之阴变之为阳。

方十三药物组成：茯苓　瓜蒌皮　天花粉　苍术　白术　黄连　陈皮　金箔

方解：瓜蒌皮、天花粉强化肺气清肃下行，苍术、白术和中，茯苓宁心，黄连清热进阴，陈皮行气，金箔镇静。诸药合用，在强化心脾清肃下行的同时，促使内在之精直接上行。

通过上方剂治疗，内在精气回阳后存在下元不足，因此方十四应在益气健脾的基础上回补下元，才能调剂脏腑继续向上生发。

方十四药物组成：茯苓　党参　黄芪　砂仁　白豆蔻　人参　陈皮　黄芩　金箔　玉竹　生地黄　枸杞子

方解：茯苓宁心，党参、黄芪益营卫之气，砂仁、白豆蔻入脾胃和中，陈皮行气，人参补元阴，黄芩清热进阴，金箔镇静，生地黄、玉竹滋阴，枸杞子补肾。诸药合用，在补中益气的基础上，促使内在之精回归于上。

通过上方调阳后，存在着阳盛阴虚，方十五再治时应阴阳气血同补，促使脏腑进一步获得新的回升。

方十五药物组成：茯苓　贝母　党参　黄芪　怀山药　当归　陈皮　人参　麦冬　玉竹　生地黄　枸杞子　金箔

方解：茯苓宁心，贝母入肺，党参、黄芪益营卫之气，怀山药补脾肾之阳，当归补血，陈皮行气，人参补元阴，麦冬、生地黄、玉竹滋阴，枸杞子补肾，金箔镇静。诸药合用，在气血阴阳同补的基础上，促使内在之精回归于上。

通过上方阴阳气血同补后，内升之阴再次停留在下焦，方十六再治时应在养心安神、益气健脾的基础上，通过分离性变化发展，将内升之阴向阳直接过渡。

方十六（天王补心汤）药物组成：酸枣仁　柏子仁　远志　党参　黄芪　砂仁　白豆蔻　黄连　陈皮　玉竹　石斛　天冬　麦冬　枸杞子　熟地黄　金箔

人参晚上另服。

方解：酸枣仁、柏子仁、远志强心镇静，党参、黄芪益营卫之气，砂仁、白豆蔻入脾胃和中，黄连清热进阴，陈皮行气，玉竹、石斛、天冬、麦冬、熟地黄、枸杞子补五脏之阴，金箔镇静。诸药合用，在五脏同补强化气血阴阳的基础上，促使内在之精直达于上。

早上服方药补阳，晚上服人参补阴。在一天之内阴阳同补，促使内在阴阳从对立变化中完成统一协调。

注：高心病、风心病、冠心病治法都大同小异。不过，高心病侧重于滋阴补肾；风心病侧重于通经络、疏风除湿；冠心病侧重于活血化瘀。用方不再一一列举，随症治之。

心脏病患者如在上十六方获得痊愈，则停药。如仍未痊愈，60周岁以下则需服用养阴还阳再生汤（60周岁以上不宜使用）。

养阴还阳再生汤药物组成：酸枣仁　柏子仁　远志　泽泻　牡丹皮　木香　山萸肉　白芍　白术　党参　黄芪　玉竹　黄精　金箔　生地黄　枸杞子　黄芩　当归　怀山药

方解：酸枣仁、柏子仁、远志强心，泽泻、牡丹皮、木香、黄芩合用为正气再生扫清障碍，党参、黄芪、怀山药、生地黄气血水火同补，酸枣仁、柏子仁、远志、白术、白芍、玉竹、黄精五脏同补。诸药合用，使从母体获得的再生生命力衰败后重获新生。能够持续再生达100多天。患者服后，在正常情况下可停药112天。症状消失者，停药；症状未消失者，请用灭源二号和再生二号继续治疗。

灭源二号药物组成：酸枣仁　泽泻　牡丹皮　木香　黄连　人参　鹿茸　天麻　紫河车　砂仁　白豆蔻　金箔

方解：泽泻、牡丹皮、木香、黄连合用为正气再生扫清障碍，酸枣仁入心，人参补元阴，鹿茸补元阳，天麻补气，紫河车补血，砂仁、白豆蔻入脾胃和中，金箔镇静。人参、鹿茸、天麻紫河车同用，有补气血水火之功。配伍砂仁、白豆蔻，为精气的再生不至于产生湿滞。诸药合用，在气血水火同攻同补去湿的基础上，强化内在之精获得再生。

早晚各一次，连服七日。

再生二号药物组成： 贝母　酸枣仁　泽泻　牡丹皮　木香　黄连　人参　鹿茸　天麻　紫河车　砂仁　白豆蔻　山萸肉　白芍

方解：贝母入肺；泽泻利水除湿，为气血水火内在物质中水的再生扫清障碍；牡丹皮入血，为气血水火内在物质中血的再生扫清障碍；木香行气，为气血水火内在物质中气的再生扫清障碍；黄连为气血水火内在物质中火的再生扫清障碍；酸枣仁入心；人参补元阴；鹿茸补元阳；天麻补气；紫河车补血；砂仁、白豆蔻入脾胃和中；山萸肉补肾；白芍入足厥阴肝经。诸药合用，强化内在之精重新获得强大的生命力。

早晚各一次，连服七日，再停药一百一十二日。再用和解方来终止脏腑继续向上不断再生，避免脏腑出现新的发展不平衡，恢复脏腑精气的正常运行。

病案

罗某，金城镇人，男。1976年因患心脏病，四处治疗无效，经人介绍来我处治疗。因病重无法自行行走，家属用背篓背来我处。

症状：心悸，四肢无力，嘴唇紫绀，脉细数，脉搏106次/分。

处方：追根养阴汤。柏子仁10g，泽泻15g，牡丹皮8g，木香20g，黄芩15g，苍术、白术各15g，天冬20g，麦冬20g，熟地黄30g，玉竹15g，石斛15g，金箔20g，1剂。

患者服药后，脉搏112次/分钟。

停药半月，复诊时脉搏97次/分钟。

处方：陈皮10g，黄芩15g，丹参15g，赤芍15g，金箔20g，1剂。

服药后，脉搏为59次/分，体温35.9℃。半月后自行恢复正常，至今未复发。目前已从事多年重体力的搬运工作。

十五、鼻血

鼻血是指鼻中长期或间歇周期性出血。其病机是人体内外受到各种因素的影响，导致阴阳发展不平衡，阴阳升降出现障碍，从而出血。

治疗法则是调剂阴阳，促使阴阳恢复正常的平衡发展。

治法：清热降火，滋肺止泻，泻火止血，柔肝止衄，滋阴，补脾摄血等。

方一药物组成： 贝母　牡丹皮　麦冬　生地黄　枸杞子　地榆　藕节

方解：贝母入肺，牡丹皮入血分，麦冬、生地黄滋阴，枸杞子补肾，地榆、藕节止血。诸药合用，在强化肺气清肃下行的同时，防止血液妄行并恢复破裂的毛细血管。

方二应在方一养阴的基础上益气调阴，促使内升之阴从阳气化中从阴回归于阳。

方二药物组成： 贝母　党参　黄芪　麦冬　生地黄　枸杞子　地榆　藕节

方解：贝母入肺，党参、黄芪益营卫之气，麦冬、生地黄滋阴，枸杞子补肾，地榆、藕节止血。诸药合用，在强化肺气清肃下行的同时，增强肾的吸纳收藏之力。

方三在方二益气养阴的基础上，以养心安神、益气健脾、养阴，促使内在阴阳协调发展。

方三药物组成： 酸枣仁　柏子仁　党参　黄芪　苍术　白术　麦冬　生地黄　枸杞子　地榆　藕节

方解：酸枣仁、柏子仁安神，党参、黄芪益营卫之气，苍术、白术入脾胃和中，麦冬、生地黄滋阴，枸杞子补肾，地榆、藕节止血。诸药合用，通过心脾合

降和中的基础上，促使内在之精收藏于肾。

十六、鼻窦炎

鼻窦炎是主要表现为间歇性或经常性鼻塞、黏脓性鼻涕，呼吸不流畅的病理现象。其病机是人体内外受到各种因素的影响，导致阴阳升降失调。

治疗原则：强化肺气清肃下行的同时调剂脏腑阴阳发展平衡。

方一药物组成：贝母　苍术　白术　当归　陈皮　黄芩　麦冬　生地黄　枸杞子　苍耳　石菖蒲　辛夷

方解：贝母入肺，苍术、白术入脾胃和中，当归补血，陈皮行气，黄芩清热进阴，麦冬、生地黄滋阴，枸杞子补肾，苍耳、辛夷、石菖蒲开肺窍。诸药合用，强化肺气清肃下行的同时，促使内在之阴回升于阳。

方二应在方一的基础上益气养阴促使内升之阴从下获得生发后回归于上。

方二药物组成：贝母　党参　黄芪　陈皮　黄芩　麦冬　生地黄　枸杞子　苍耳　石菖蒲　辛夷

方解：贝母入肺，党参、黄芪益营卫之气，陈皮行气，黄芩清热进阴，麦冬、生地黄滋阴，枸杞子补肾，苍耳、辛夷、石菖蒲开肺窍。诸药合用，强化肺气清肃下行的同时，促使内在之精直达于上。

通过上两剂调阴和引阴上济后，下元已虚，下方治疗应在强肺益气的基础上回补下元，才能促成脏腑阴阳发展平衡。

方三药物组成：贝母　党参　黄芪　陈皮　黄芩　怀山药　当归　白芍　大黄　麦冬　生地黄　枸杞子　苍耳　石菖蒲　辛夷

方解：贝母入肺，党参、黄芪益营卫之气，陈皮行气，黄芩清热进阴，怀山药滋肾之阳，当归补血，白芍入足厥阴肝经，大黄降邪余之浊，麦冬、生地黄滋阴，枸杞子补肾，苍耳、辛夷、石菖蒲开肺窍。诸药合用，促使内在之精直达于阳。

十七、口腔溃疡

口腔溃疡，一般称之为"口腔上火"或"口疮"，是一种以周期性反复发作为特点的口腔黏膜局部性溃疡损伤，疼痛异常。中医认为口腔溃疡的发生是因为人身体中有了"火"。中医讲的"上火"，有两种一种是实火，一种是虚火。一般情况下，因为过量进食了油炸、烧烤、辛辣的食物引起的上火就是实火。比如说油炸的肉类、烤串、辛辣的食物如辣椒、水煮鱼等等，一般这种火，发生的比较快，比如晚上吃了这些食物，第二天就有可能出现口腔溃疡。还有一种"火"就是虚火，这种火一般情况下是由于连续熬夜、负面情绪、劳累、压力过大等等引起。虚火的发生一般需要一个连续的过程，发病较缓。其病机是人体受到内外因素的影响，导致阴阳升降失调。

治疗法则是调剂阴阳，使脏腑获得发展平衡。

治疗首方应以强肺养血滋阴通过脏腑发展变化后完成阴阳协调发展。

方一药物组成：贝母　当归　白芍　大黄　陈皮　黄芩　玉竹　麦冬　生地黄　枸杞子

方解：贝母入肺，当归补血，白芍入足厥阴肝经，大黄降邪余之浊，陈皮行气，黄芩清热进阴，玉竹、麦冬、生地黄滋阴，枸杞子补肾。诸药合用，强化肺气清肃下行的同时，促使内在之阴回归于阳。

方二应在方一的基础上，使内升之阴回归于阳。

方二药物组成：贝母　党参　黄芪　陈皮　黄芩　玉竹　麦冬　生地黄　枸杞子

方解：贝母入肺，党参、黄芪益营卫之气，陈皮行气，黄芩清热进阴，玉竹、麦冬、生地黄滋阴，枸杞子补肾。诸药合用，强化内在之精直达于上。

方三将方二生发之阴通过肺气肃降中将内升之阴化为无形之气。

方三药物组成： 瓜蒌皮　天花粉　党参　黄芪　陈皮　黄芩　金银花　连翘

方解：瓜蒌皮、天花粉润肺生津，党参、黄芪益营卫之气，陈皮行气，黄芩清热进阴，金银花、连翘清热解邪余之毒。诸药合用，在强化肺气清肃下行的同时，促使内在之精从下直达于阳。

每日两次，连服七日。

通过方三强肺益气的治疗内升之阴上济于上后，阴升不足，下方应在宁心强肺益气的基础上引阴上济。

方四药物组成： 茯苓　瓜蒌皮　天花粉　党参　黄芪　陈皮　黄芩　金银花　连翘　麦冬　生地黄　玄参

方解：茯苓宁心，瓜蒌皮、天花粉润肺生津，党参、黄芪益营卫之气，配伍陈皮有增强肺气清肃下行的力度，黄芩清热进阴，金银花、连翘清热解邪余之毒，玄参、麦冬、生地黄滋阴生津。诸药合用，在强化心脾合降的同时，促使内在之阴回归于上。

每日两次，连服七日。

通过脏腑相互变化后，内升之阴不足，下方治疗应在强肺益气的基础上再次补阴上济，才能完成脏腑协调发展。

方五药物组成： 贝母　天麻　党参　黄芪　陈皮　黄芩　金银花　连翘　麦冬　生地黄　玄参

方解：贝母强肺，天麻益气，党参、黄芪益营卫之气，配伍陈皮有增强肺气清肃下行的力度，黄芩清热进阴，金银花、连翘清热解邪余之毒，玄参、麦冬、生地黄滋阴生津。诸药合用，在强化化肺气清肃下行的同时，促使内在之阴直达于阳。

每日两次，连服七日。

通过上方治疗后，虽然获得了一定好转，但内升之阴停留在营卫尚未回归元阴元阳，下方治疗应在养心安神益气的基础上，通过心脏一系列分离变化中才能回归于元阴元阳。

方六药物组成：酸枣仁 柏子仁 远志 党参 黄芪 白术 陈皮 黄芩 金银花 连翘 天冬 麦冬 玉竹 石斛 熟地黄 枸杞子

方解：酸枣仁、柏子仁、远志养心安神，党参、黄芪益营卫之气，白术和中，陈皮行气，黄芩清热进阴，金银花、连翘清热解邪余之毒，天冬、麦冬、玉竹、石斛、熟地黄、枸杞子补五脏之阴。诸药合用，在强化心脾合降中获得新的生化后回归于阳，口腔溃疡在脏腑精气归元后也会自愈。

十八、咽喉炎

咽喉炎在中医里面称为"梅核气"。中医认为咽炎的原因大多是风热犯肺、阴虚内热，或者是肝气郁结等。咽喉炎、口腔炎，病因相同，可同法治疗。

咽喉炎、口腔炎都是由患者阴虚，因治疗不当或失治而导致的一系列慢性病变。

治疗法则：调和阴阳，促使内在阴阳发展平衡。

主症：口干，咽喉不适，脉细数，左关尺脉偏弱。

首方应强肺清热养阴才能达到治疗目的。

方一药物组成：贝母 当归 白芍 大黄 陈皮 黄芩 射干 桔梗 板蓝根 玄参 麦冬 玉竹 石斛 熟地黄 枸杞子

方解：贝母入肺，当归养血，白芍入足厥阴肝经，大黄降邪余之浊，陈皮行气，黄芩清热进阴，射干、桔梗、板蓝根清热解毒，玄参、麦冬、玉竹、石斛、熟地黄、枸杞子补阴。诸药合用，在强化肺气清肃下行的同时，促使内在之阴从下回归于上，从而达到治疗的明显效果。

每日两次，连服七日。

通过上方调剂后内在生发之阴积聚在下焦，方二治疗应将内在生发之阴化之为阳，才能为后期治疗打下基础。

方二药物组成：贝母　党参　黄芪　陈皮　黄芩　射干　桔梗　板蓝根　玄参　麦冬　玉竹　石斛　熟地黄　枸杞子　金银花　连翘

方解：贝母入肺，强化肺气清肃下行，党参、黄芪益营卫之气，陈皮行气，黄芩清热进阴，射干、桔梗、板蓝根清热解毒，玄参、麦冬、玉竹、石斛、熟地黄、枸杞子补阴，金银花、连翘清热解邪余之毒。诸药合用，在强化肺气清肃下行的同时，促使内在之阴分离变化发展中回归于上，从而达到治疗效果。

每日两次，连服七日。

经过方二治疗后下元已虚，下方治疗应在强肺益气的基础上回补下元，才能为脏腑继续生发打下基础。

方三药物组成：贝母　陈皮　党参　黄芪　黄芩　射干　桔梗　板蓝根　玄参　麦冬　玉竹　石斛　熟地黄　枸杞子　怀山药　当归　白芍　大黄

方解：贝母入肺，配伍党参、黄芪强化肺气清肃下行，陈皮行气，黄芩清热进阴，射干、桔梗、板蓝根清热解毒，玄参、麦冬、玉竹、石斛、熟地黄、枸杞子补阴，怀山药补脾肾之阳，当归补血，白芍入足厥阴肝经，大黄降邪余之浊。诸药合用，在强化肺气清肃下行的同时，促使内在之阴分离变化发展中回归于上，从而达到治疗效果。

每日两次，连服七日。

通过上方贝母回元汤调理回元后内在之阴往往停留在下焦，下方应补肾填精并在补营卫之气的基础上补肾之阴阳，才能促使内之精引阴上济，为下面调阳打下基础。

方四药物组成：贝母　陈皮　党参　黄芪　牡丹皮　怀山药　白芍　玄参　麦冬　玉竹　石斛　熟地黄　枸杞子　山萸肉　苍术　白术　大黄　黄芩

方解：贝母入肺，配伍党参、黄芪强化肺气清肃下行，陈皮行气，黄芩清热进阴，牡丹皮入血，玄参、麦冬、玉竹、石斛、熟地黄、枸杞子补阴，怀山药补脾肾之阳，山萸肉补肾，白芍入足厥阴肝经，大黄降邪余之浊，苍术、白术入脾胃和中。诸药合用，在强化肺气清肃下行的同时，促使内在之阴从下直接回归后归行于肾，从而达到脏腑阴阳平衡。

每日两次，连服七日。

通过方四脏腑阴阳同补后，内升之阴积聚在中焦，方五应在方四的基础上养心益气、健胃养阴生津，才能完成脏腑阴阳协调发展。

方五药物组成： 茯苓　党参　黄芪　陈皮　砂仁　白豆蔻　黄芩　射干　桔梗　板蓝根　人参

方解：茯苓宁心，党参、黄芪益营卫之气，陈皮行气，砂仁、白豆蔻入脾胃和中，黄芩清热进阴，射干、桔梗、板蓝根清热解毒，人参补元阴。诸药合用，在强化心脾合降的同时，促使内在之阴从下直接回归于上。从而达到治疗目的。

每日两次，连服七日。

通过方五的调剂后下元又存在下元不足，下方治疗应调剂阴阳气血获得新的生发后才能促使脏腑协调发展。

方六药物组成： 茯苓　贝母　怀山药　陈皮　党参　黄芪　黄芩　木香　当归　玉竹　石斛　射干　桔梗　板蓝根　人参

方解：茯苓宁心，贝母入肺，党参、黄芪、怀山药、当归、人参有阴阳气血同补，因此为十全大补汤，陈皮行气，黄芩清热进阴，射干、桔梗、板蓝根清热解毒，人参补元阴。诸药合用，在强化心脾合降的同时，促使内在之精从下直接回归于上。从而达到治疗目的。

每日两次，连服七日。

通过方六气血阴阳同补后内升之阴停留在中焦，下方应强化心脾合降，促使内在生发之阴回归于阳。

方七药物组成：酸枣仁　柏子仁　远志　党参　黄芪　砂仁　白豆蔻　黄连　陈皮　玉竹　石斛　天冬　麦冬　枸杞子　熟地黄

外加人参另服。

方解：酸枣仁、柏子仁、远志强心镇静，党参、黄芪益营卫之气，砂仁、白豆蔻入脾胃和中，黄连清热进阴，陈皮行气，玉竹、石斛、天冬、麦冬、熟地黄、枸杞子补五脏之阴，金箔镇静。诸药合用，在五脏同补、强化气血阴阳的基础上，促使内在之精直达于上。

十九、慢性牙痛

中医辨证论治中，牙痛常常涉及实火和虚火的辨证分析，实火指体内有明显的火热症状，常由内外热邪的侵袭或气滞不畅引起；虚火指体内阴阳失衡，阴虚而生内热。其病机是人体受到各种内外因素影响导致阴阳失调，虚阳上浮。

本节论述证型为阴虚。治疗法则是调剂人体阴阳，促使阴阳获得正常运行。

首方应以强肺滋阴养血清热守肝促使内升之阴从下生发后回归于阳。

方一药物组成：贝母　陈皮　玄参　麦冬　熟地黄　枸杞子　当归　白芍　大黄　黄芩　钩藤

加减：寒痛，加细辛；热痛，加石膏。

方解：贝母入肺，强化肺气清肃下行，陈皮行气，黄芩清热进阴，大黄降邪余之浊，玄参、麦冬、熟地黄、枸杞子补阴，钩藤疏风解表，寒痛加细辛，热痛加石膏。诸药合用，在强化肺气清肃下行的同时，促使内在之阴从下回归于上。从而达到治疗的明显效果。

通过上方调剂后内在生发之阴积聚在下焦，方二的治疗原则是通过强肺益气的分离性发展变化，将生发之阴化之为阳，为后期治疗打下基础。

方二药物组成：贝母　陈皮　黄芩　射干　桔梗　板蓝根　玄参　麦冬　玉竹

石斛　熟地黄　枸杞子　金银花　连翘　钩藤　党参　黄芪

　　方解：贝母入肺，强化肺气清肃下行，党参、黄芪益营卫之气，陈皮行气，黄芩清热进阴，射干、桔梗、板蓝根清热解毒，玄参、麦冬、玉竹、石斛、熟地黄、枸杞子补阴，金银花、连翘清热解邪余之毒，钩藤疏风解表。诸药合用，在强化肺气清肃下行的同时，促使内在之阴分离变化发展中回归于上，从而达到治疗效果。

　　每日两次，连服七日。

　　经过方二治疗后下元已虚，下方治疗应在强肺益气的基础上回补下元，才能为脏腑继续生发打下基础。

　　方三药物组成：贝母　陈皮　党参　黄芪　黄芩　射干　桔梗　板蓝根　玄参麦冬　玉竹　石斛　熟地黄　枸杞子　怀山药　当归　白芍　大黄

　　方解：贝母入肺，配伍党参、黄芪强化肺气清肃下行，陈皮行气，黄芩清热进阴，射干、桔梗、板蓝根清热解毒，玄参、麦冬、玉竹、石斛、熟地黄、枸杞子补阴，怀山药补脾肾之阳，当归补血，白芍入足厥阴肝经，大黄降邪余之浊。诸药合用，在强化肺气清肃下行的同时，促使内在之阴分离变化发展中回归于上，从而达到治疗效果。

　　每日两次，连服七日。

　　通过上方贝母回元汤调理回元后内在之阴往往停留在下焦，下方应补肾填精，并在补营卫之气的基础上补肾之阴阳，才能促使内在之精引阴上济，为下面调阳打下基础。

　　方四药物组成：贝母　陈皮　党参　黄芪　牡丹皮　怀山药　白芍　玄参　麦冬　玉竹　石斛　熟地黄　枸杞子　山萸肉　苍术　白术　大黄　黄芩

　　方解：贝母入肺，配伍党参、黄芪强化肺气清肃下行，陈皮行气，黄芩清热进阴，牡丹皮入血，玄参、麦冬、玉竹、石斛、熟地黄、枸杞子补阴，怀山药补脾肾之阳，山萸肉补肾，白芍入足厥阴肝经，大黄降邪余之浊，苍术、白术入脾胃和中。诸药合用，在强化肺气清肃下行的同时，促使内在之阴从下直接回归后归行于肾，从而达到脏腑阴阳平衡。

每日两次，连服七日。

通过方四脏腑阴阳同补后，内升之阴积聚于下焦，下方治疗应在宁心益气、健脾和中的基础上，使内升之阴经过分离发展变化中变为无形之气，才能回归于阳。

方五药物组成： 茯苓　党参　黄芪　陈皮　砂仁　白豆蔻　黄芩　射干　桔梗　板蓝根　人参

方解：茯苓宁心，党参、黄芪益营卫之气，陈皮行气，砂仁、白豆蔻入脾胃和中，黄芩清热进阴，射干、桔梗、板蓝根清热解毒，人参补元阴。诸药合用，在强化心脾合降的同时，促使内在之阴从下直接回归于上，从而达到治疗目的。

每日两次，连服七日。

通过方五的调剂后下元仍存在下元不足，下方治疗应调剂阴阳气血获得新的生发后，才能促使脏腑协调发展。

方六药物组成： 茯苓　贝母　怀山药　陈皮　党参　黄芪　黄芩　木香　当归　玉竹　石斛　射干　桔梗　板蓝根　人参

方解：茯苓宁心，贝母入肺，党参、黄芪、怀山药、当归、人参有阴阳气血同补，因此为十全大补汤，陈皮行气，黄芩清热进阴，射干、桔梗、板蓝根清热解毒，人参补元阴。诸药合用，在强化心脾合降的同时，促使内在之精从下直接回归于上，从而达到治疗目的。

每日两次，连服七日。

通过方六气血阴阳同补后，内升之阴停留在中焦，下方治疗应在强化心脾合降，促使内在生发之阴回归于阳。

方七药物组成：酸枣仁　柏子仁　远志　党参　黄芪　砂仁　白豆蔻　黄连　陈皮　玉竹　石斛　天冬　麦冬　枸杞子　熟地黄

外加人参另服。

方解：酸枣仁、柏子仁、远志强心镇静，党参、黄芪益营卫之气，砂仁、白豆蔻入脾胃和中，黄连清热进阴，陈皮行气，玉竹、石斛、天冬、麦冬、熟地黄、枸杞子补五脏之阴，金箔镇静。诸药合用，在五脏同补强化气血阴阳的基础上，促使内在之精直达于上。

二十、食道癌

食管癌病位在食道，属胃气所主，病变脏腑归属于胃，又与肝、脾、肾三脏密切相关。病因以内虚为本，为脾胃气虚、七情所伤及酒食过度损伤脾胃所致。气血津液运行受阻，气滞、痰阻、血瘀阻滞于食道，使食道狭窄；或造成津伤血耗，失于濡润，食道干涩，发为本病。

临床表现：初起咽部或食道内有异物感，吞咽时噎塞不顺，以硬食为甚，饮食尚可咽下，胃脘不适，烧灼痛，进食痛甚，胸内疼痛；继则固体食物难以下咽，汤水可入；终致汤水不入，食入即吐，甚则吐白沫，或如赤豆汁，吞咽时胸膈疼痛，大便燥结如羊屎，形体羸瘦，肌肤甲错，面容憔悴，精神疲惫；末期大肉尽脱，形销骨立而危殆难医。

早期食道癌

食道癌是发生在食管上皮组织的恶性肿瘤，早期食道癌症状不明显。部分患者有食管内异物感，或自食物通过时缓慢或有哽噎感。也可表现为吞咽时，胸骨后烧灼、针刺样或牵拉样痛。

其病机是阴阳相差过于悬殊，从一个极端走向另一个极端，所产生的内在精气运行不疏而停滞，积聚成毒产生的各自病理性变化（阴极向阳分化或阳极向阴分化），经过一系列内在功能演变后从量变到质变的过渡，癌症的病理现象也就出现了。

治疗法则：强化降逆，从阴阳各自逆转中将内闭之阴或阳再次转逆为顺，促成脏腑协调发展。

阴虚气闭型

由内在阴虚所致的癌症逆转变化堵塞了内在精气运行，内在精气在运行中积聚成毒所产生的系列病理变化。

治疗法则：强化降逆调阴促使内闭之阴获得新的生发中完成阴阳协调发展。

方一药物组成： 茯苓　贝母　白芍　枳实　玄参　麦冬　白花蛇舌草　半枝莲　枳实

方解：茯苓宁心，贝母入肺，白芍养血，枳实破邪余之气，玄参、麦冬滋阴，白花蛇舌草、半枝莲抗癌。诸药合用，在宁心强肺破积的基础上，使内闭之阴从肝肾获得新的生发后回归于阳。

每日两次，服用七日。

①如进食顺利，则停药八日，用下方作为后期治疗：

酸枣仁　柏子仁　党参　黄芪　苍术　白术　枳壳　玄参　麦冬　白花蛇舌草　半枝莲

方解：酸枣仁、柏子仁养心安神，党参、黄芪益营卫之气，苍术、白术健脾和中，枳壳破邪余之气，玄参、麦冬滋阴，白花蛇舌草、半枝莲抗癌。诸药合用，强化内在闭塞之阴回归于阳，为后期治疗打下基础。

②有效未愈，则用下方继续治疗：

茯苓　贝母　党参　黄芪　怀山药　山萸肉　白芍　枳实　玄参　麦冬　白花蛇舌草　半枝莲　枳实

方解：茯苓宁心，贝母入肺，党参、黄芪益营卫之气，怀山药补脾肾之阳，山萸肉补肾，白芍入足厥阴肝经，枳实破邪余之气，玄参、麦冬滋阴，白花蛇舌草、半枝莲抗癌。诸药合用，在强化内在之津从下回升后回归于阳，为后期治疗打下基础。

手术后或放疗、化疗后的食道癌

食道癌患者经过手术后或放疗、化疗后病灶已去，治疗原则是将闭塞的内在精气（指逆转变化）转逆为顺后就达到治疗目的。根据临床实践，通过下列一系列方剂重新调剂阴阳发展平衡，一旦精气被调剂发展平衡后，癌症也获得近期治愈。

首方应以强肺破积养血滋阴守肝为治疗前提，促使内在闭塞之阴从肝肾经过分离发展变化中再次运行正常。

方一药物组成：贝母 枳实 当归 白芍 大黄 白花蛇舌草 半枝莲 麦冬 生地黄

方解：贝母入肺，枳实破积邪余之气，当归补血，白芍入足厥阴肝经，大黄降邪余之浊，白花蛇舌草、半枝莲抗癌，麦冬、生地黄滋阴。诸药合用，在强化肺气清肃下行的同时，促使内在之阴从下生发回归于上。

每日两次，服用七日。

方二在方一的基础上强化肺气清肃下行，将内升之阴回归于阳，为后期治疗打下基础。

方二药物组成：党参 黄芪 贝母 枳实 白花蛇舌草 半枝莲 麦冬 生地黄

方解：党参、黄芪益营卫之气，贝母入肺，枳实破积邪余，白花蛇舌草、半枝莲抗癌，麦冬、生地黄滋阴。诸药合用，强化肺气清肃下行的同时，促使内在之阴从下生发后回归于阳。

每日两次，服用七日。

通过方二调阴上济后下元已虚，下方治疗应在强肺益气破积的基础上回补下元，才能为后期治疗打下基础，取得一定的治疗效果。

方三药物组成： 贝母　党参　黄芪　怀山药　当归　白芍　大黄　麦冬　生地黄　白花蛇舌草　半枝莲　枳实

方解：贝母入肺，党参、黄芪益营卫之气，怀山药补脾肾之阳，当归补血，白芍入足厥阴肝经，大黄降邪余之浊，枳实破积邪余，麦冬、生地黄滋阴，白花蛇舌草、半枝莲抗癌。诸药合用，在强化肺气清肃下行的同时，促使内在之阴直达于上。

每日两次，服用七日。

通过方三的治疗，内在生发之阴停留在下焦，为继续调剂生理发展平衡，下方治疗应在强肺益气、健脾补肾的基础上，使肾气获得新生，为后期治疗打下基础。

方四药物组成： 贝母　党参　黄芪　苍术　白术　怀山药　山萸肉　牡丹皮　白芍　大黄　枳实　白花蛇舌草　半枝莲　麦冬　生地黄

方解：贝母入肺，党参、黄芪益营卫之气，苍术、白术入脾胃和中，怀山药、山萸肉补肾，牡丹皮入血，白芍入足厥阴肝经，大黄降邪余之浊，枳实破积邪余，麦冬、生地黄滋阴，白花蛇舌草、半枝莲抗癌。诸药合用，在强化肺气清肃下行的同时，促使内在之精直达于上。

每日两次，服用七日。

通过上方治疗，内在精气停留在营卫，为了继续调剂生理发展平衡，下方应在宁心健脾、益气养阴的基础上，使内升之阴再次回归于阳，才能取得一定效果。

方五药物组成： 茯苓　党参　黄芪　砂仁　白豆蔻　人参　枳实　白花蛇舌草　半枝莲　麦冬　生地黄

方解：茯苓宁心，党参、黄芪益营卫之气，砂仁、白豆蔻入脾胃和中，人参补元阴，枳实破积邪余，白花蛇舌草、半枝莲抗癌，麦冬、生地黄滋阴。诸药合用，脾胃分离降浊升清，强化肺气清肃下行，促使内在之精直达于上。

每日两次，服用七日。

通过上方引阴回阳后，下元又存在虚损，下方治疗应在宁心强肺、益气补阴的基础上回补下元，才能取得一定效果，为后期治疗打下基础。

方六药物组成：茯苓　贝母　党参　黄芪　人参　怀山药　当归　枳实　白花蛇舌草　半枝莲　麦冬　生地黄

方解：茯苓宁心，贝母入肺，党参、黄芪益营卫之气，人参补元阴，怀山药补脾肾之阳，当归补血，枳实破积邪余，白花蛇舌草、半枝莲抗癌，麦冬、生地黄滋阴。诸药合用，通过心脾合降，促使内在之精直达于上。

每日两次，服用七日。

经过上方阴阳气血同治后，内在精气停留在下焦，如不将内升之阴从阳气化，往往是癌症转移的起源，故下方治疗应在强心益气、健脾破积的基础上，使内积之阴从分离发展变化中从阳气化后回归于阳，才能取得一定治疗效果。

方七药物组成：酸枣仁　柏子仁　党参　黄芪　砂仁　白豆蔻　黄连　枳实　白花蛇舌草　半枝莲　玄参　麦冬　天冬　玉竹　石斛　生地黄　枸杞子

人参晚上另服。

方解：酸枣仁、柏子仁养心安神，党参、黄芪益营卫之气，砂仁、白豆蔻入脾胃和中，黄连清热，枳实破积邪余，白花蛇舌草、半枝莲抗癌，玄参、麦冬、天冬、玉竹、石斛、生地黄、枸杞子补五脏之阴。诸药合用，在补五脏的基础上，通过心肺合降促使内在之精直达于上。

每日两次，服用七日。

通过上方化阴为阳后，下元易出现亏损，下方治疗应在益气强肺破积的基础上引阴上济，方能取得一定治疗效果。

方八药物组成：天麻　贝母　党参　黄芪　枳实　白花蛇舌草　半枝莲　麦冬　生地黄　枸杞子

方解：天麻益气，贝母入肺，党参、黄芪益营卫之气，枳实破积邪余，白花蛇舌草、半枝莲抗癌，麦冬、生地黄滋阴，枸杞子补肾。诸药合用，强化肺气清肃下行的同时，促使内在之精直达于上。

每日两次，服用七日。

方八将内升之阴化阴为阳后，下方治疗应将内升之津经过脏腑再次发展变化化为无形之气，才能为后期治疗打下基础。

方九药物组成：瓜蒌皮　天花粉　苍术　白术　枳实　白花蛇舌草　半枝莲

方解：瓜蒌皮、天花粉润肺，苍术、白术入脾胃和中，枳实破积，白花蛇舌草、半枝莲抗癌。诸药合用，在调中的基础上，强化肺气清肃下行，促使内升之精再次向上生发。

每日两次，服用七日。

通过方九治疗后下元已虚，下方治疗应在强肺益气破积的基础上补阴，促使内升之津通过分离发展变化回阴上济。

方十药物组成：贝母　党参　黄芪　枳壳　白花蛇舌草　半枝莲　麦冬　生地黄

方解：贝母入肺，党参、黄芪益营卫之气，枳壳破积滞，白花蛇舌草、半枝莲抗癌，麦冬、生地黄滋阴。诸药合用，强化肺气清肃下行的同时，促使内在之精直达于上。

每日两次，服用七日。

通过上方益气养阴后内升之津停留在中焦，下方治疗应在养心安神益气强肺的基础上引阴上济。

方十一药物组成：酸枣仁　柏子仁　贝母　党参　黄芪　枳壳　白花蛇舌草　半枝莲　麦冬　生地黄　枸杞子

方解：酸枣仁、柏子仁养心安神，贝母入肺，党参、黄芪益营卫之气，枳壳破积滞，白花蛇舌草、半枝莲抗癌，玄参、生地黄滋阴，枸杞子补肾。诸药合用，通过心肺合降强化肺气清肃下行的同时，促使内在之精直达于上。

每日两次，服用七日。

通过上方引内升之精停留在营卫，下方治疗应在养肺健脾的基础上将内升之津化为无形之气，才能为后续治疗打下基础。

方十二药物组成：大枣　枳壳　黄芩　苍术　白术　白花蛇舌草　半枝莲

方解：大枣益气，枳壳破积，黄芩清热进阴，苍术、白术健脾和中，白花蛇舌草、半枝莲抗癌。诸药合用，在益气破积、降逆健脾的基础上，促使内在之精通过肺脾合降将内升之阴化为无形之气，才能回归于阳。

通过上方破积益气健胃，内在精气通过分离发展变化后又存在下元不足，下方应在强肺益气的基础上养阴才能促使内在精气获得发展平衡，为后面治疗打下基础。

方十三药物组成：贝母　党参　黄芪　陈皮　白花蛇舌草　半枝莲　麦冬　生地黄

方解：贝母入肺，党参、黄芪益营卫之气，陈皮行气，白花蛇舌草、半枝莲抗癌，麦冬、生地黄滋阴。诸药合用，强化肺气清肃下行的同时，促使内在之精直达于上。

每日两次，服用七日。

通过上方益气养阴后内升之津停留在中焦，下方治疗应在养心安神、益气强肺的基础上引阴上济。

方十四药物组成：酸枣仁　柏子仁　贝母　党参　黄芪　白花蛇舌草　半枝莲　麦冬　生地黄　枸杞子　陈皮

方解：酸枣仁、柏子仁养心安神，贝母入肺，党参、黄芪益营卫之气，白花蛇舌草、半枝莲抗癌，麦冬、生地黄滋阴，枸杞子补肾，陈皮行气。诸药合用，通过心肺合降强化肺气清肃下行的同时，促使内在之精直达于上。

每日两次，服用七日。

通过上方调理后内升之精停留在营卫，它既是精气生发的过渡，又往往是癌症转移的起源，下方治疗应将内升之阴化为无形之气，才能促使阴阳在对立发展中完成统一协调。

方十五药物组成：大枣　陈皮　黄芩　苍术　白术　白花蛇舌草　半枝莲

方解：大枣益气，陈皮行气，黄芩清热进阴，苍术、白术健脾和中，白花蛇舌草、半枝莲抗癌。诸药合用，在益气破积、降逆健脾的基础上，促使内在之精通过肺脾合降将内升之阴化为无形之气，才能回归于阳。

每日两次，服用七日。七日后停药，让脏腑自行调理一段时间后，以达到阴阳平衡。

病案1

许某，女，67岁，四川省仪陇县人。初诊时间：2002年8月20日。

患者于2001年12月进食困难，经仪陇县人民医院和华西医科大学附属医院确诊为食管上端癌，患者癌组织离心脏主血管临近，未经手术切除，经放射化疗，并经华西医科大学治疗无效。后经人介绍在我处治疗。患者面色无华、赤青，口干，四肢无力，头昏，只能进流食，食后呕吐，脉细沉。

既往病历：

2002年6月28日食道吞钡并摄片：食道平主动脉弓下长5~6 cm，壁管僵硬，黏膜凌乱，管腔受压，钡剂尚能通过，管腔扩展不良、毛糙，仍有破坏改变。诊断意见：食管中上段C。2002年6月27日病理诊断：食管上端鳞状细胞癌。2002年7月8日胃镜报告示：食道胸段平T4-5可见一充盈缺损，管腔狭窄，壁僵硬，黏膜影破坏，中段，食道移动度约3 cm。结论：食道胸段占位性病变。

处方：贝母10g，乳香15g，没药15g，黄芩15g，当归20g，白芍20g，玄参20g，生地黄20g，枸杞子20g，合香10g，半夏6g，白花蛇舌草15g，半枝莲15g，大黄10g，3剂。

方解：贝母入肺，配乳香、没药破气，能增强肺气清肃下行，当归、白芍养血入肝，玄参、生地黄、枸杞子补阴，大黄降邪余之浊，白花蛇舌草、半枝莲抗癌，合香、半夏和胃止呕。诸药合用，在强化肺气清肃下行之时，迫使内在之阴从下由肝肾回归于上。

二诊：8月23日。患者服药后自觉有效。

处方：贝母10g，麻黄6g，苦杏仁20g，乳香15g，没药15g，黄芩15g，枳实10g，党参30g，黄芪20g，麦冬20g，生地黄20g，枸杞子20g，3剂。

患者在服用一诊方时出现咳嗽，是因为强化回阴，肺的升清功能暂时性失调，二诊方加党参、黄芪，重治于上，迫使上行之阴气回归于精，麦冬、生地黄、枸杞子滋阴，麻黄、苦杏仁宣肺止咳平喘，白花蛇舌草、半枝莲抗癌。

三诊：8月26日。患者服药后进一步好转。

处方：贝母10g，乳香15g，没药15g，黄芩15g，党参30g，黄芪20g，丹参15g，赤芍15g，怀山药30g，当归20g，白芍20g，生地黄30g，麦冬20g，枸杞子20g，白花蛇舌草15g，半枝莲15g，大黄8g，7剂。

患者通过上两剂调理（一剂阴中求阳，二剂阳中求阴）后，内在精气已运之于上，从实践中和生理内在变化中推测，内在精气运行已进入营卫，此时应强化于回补下元。

方解：贝母配伍乳香、没药有强化肺气下行之功效，党参、黄芪、怀山药、当归、白芍、生地黄、枸杞子同用，为气血水火四种内在基本物质，同时相补，直接进入下元，丹参、赤芍活血化瘀，白花蛇舌草、半枝莲抗癌，大黄破浊阴下行，方能取得理想效果。

四诊：9月2日。患者服后，进食、神色、神态、生理素质较之前都有明显改观。

处方：贝母10g，党参30g，黄芪20g，苍术15g，白术15g，怀山药20g，山萸肉20g，牡丹皮10g，白芍20g，大黄10g，乳香15g，没药15g，大黄10g，枸杞子30g，白花蛇舌草15g，半枝莲15g，玄参20g，麦冬20g，生地黄20g，6剂。

此方剂在强化治肺卫的同时，重在治肾，肾为先天之本，一般慢性病的形成都与肾有着相互变化的直接关系。贝母配伍党参、黄芪入肺卫，再配乳香、没药以强化肺气下行，去邪余之气，牡丹皮入血分，为内在精气上行开方便之门，白术、苍术入脾胃，怀山药补脾肾之阳，山萸肉补肾，大黄降邪余之浊，白花蛇舌草、半枝莲抗癌。诸药合用，强化肺气清肃下行的同时，强化内在精气从肝肾回归于上。

五诊：9月9日。患者服后，效果明显。

处方：茯苓15g，党参30g，黄芪20g，砂仁15g，白豆蔻15g，乳香15g，没药15g，人参30g，黄芩15g，7剂。

此方重在治上，通过前几疗程强化治阴、治下，内在之阴已经产生了强大的内在精气运行，此剂在治疗心脾的基础上补阴份不足。方中茯苓宁心，配伍党参、黄芪、砂仁、白豆蔻、乳香、没药以强化心脾合降，配伍人参大不元阴。诸药合用，在强化心脾合降的基础上，把内生之阴患者服后，已能进干食，身体各方面进一步好转。

六诊：9月16日。

处方：茯苓15g，党参30g，黄芪20g，牡丹皮10g，乳香15g，没药15g，黄芩15g，贝母10g，怀山药30g，白芍20g，白术15g，麦冬20g，玉竹15g，石斛15g，山萸肉20g，枸杞子25g，玄参20g，7剂。

茯苓、贝母、党参、黄芪、白术配伍乳香、没药，以强化心、肺、脾合降，怀山药补脾肾之阳，麦冬、玉竹、石斛、枸杞子补阴，山萸肉补肾，白芍入肝。诸药合用，在强化心脾合降的同时把内在之阴运行于上。

五诊在治心肺的基础上，大补元阴，此疗程虽治上，但重在治下补肾。从临床上讲，单独调阴，或长期调阴，往往会从一个极端走向另一个极端，此疗程虽治上，但属阴阳两调，重在于肾。

七诊：9月23日。患者服后，疗效进一步巩固。

处方：酸枣仁10g，柏子仁15g，远志15g，党参30g，黄芪20g，砂仁15g，白豆蔻15g，枳实10g，生地黄20g，熟地黄20g，天冬20g，麦冬20g，玉竹15g，石斛15g，枸杞子20g。

此疗程重在强化治上。酸枣仁、柏子仁、远志养心安神，配伍党参、黄芪补营卫之气，枳实破积行邪余之气，再配伍砂仁、白豆蔻有强化心脾合降，黄连清热进阴，生地黄、生熟地黄、枸杞子、天冬、麦冬、玉竹、石斛补五脏之阴，诸药合用，在强化心脾清肃合降的基础上，把内在之阴从下回归于上，才能达到化阴为阳的治疗目的。

八诊：9月25日。患者服后，进食顺利，但临时出现便难，更方。

处方：当归20g，白花蛇舌草20g，半枝莲20g，枳实15g，大黄10g，2剂。

患者服后，大便正常，进食顺利，暂时停药。

九诊：10月9日。患者自述目前进食虽顺利，但出现胸部胀满。

处方：瓜蒌皮15g，天花粉15g，枳实10g，黄芩15g，砂仁15g，白豆蔻15g，当归20，7剂。

上方系化解方，通过一系列调阴后，脏腑已经产生了一股强大的不断向上发展着的阴气，运之上行，必须经过化解后方能完成阴阳在对立发展中达到统一协调。方中瓜蒌皮、天花粉入肺，配伍砂仁、白豆蔻、枳实，以强化肺气清肃下行，当归养血，不至于阴伤。

患者服后，胀满消失，随之再停药，让脏腑自行调剂。

十诊：11月4日。患者头昏、腹胀，但进食顺利。脉浮迟缓，脉搏72次/分钟。

处方：茯苓20g，党参30g，黄芪20g，枳实15g，黄连8g，砂仁15g，白豆蔻15g，当归20g，白芍20g，怀山药30g，厚朴15g，神曲15g，山楂肉10g，2剂。

此例患者本属阳虚体质，由于生理内在功能上的复杂变化所导致的阴虚，由元阴不守所导致癌变后通过一系列强化性调阴后，内在功能变化阴向阳已进入转折过渡发展变化时如果阴不归阳，往往又是导致癌症转移的新起点。

上方茯苓、党参、黄芪、枳实、砂仁、白豆蔻合用，以强化心脾合降，怀山药补脾肾之阳，黄连清热进阴，当归、白芍养血入肝经，诸药合用，在强化心脾合降的基础上把内在生化之阴从分离发展过渡变化中再从肾阴分离出来，回归元阳，此剂在观察中服药，日服一次，服两剂后立即停药，症状基本消失。

十一诊：12月18日。患者出现头昏、腰酸痛，脉缓，体温35.2℃。笔者分析，虽然通过上方化阴为阳后，但上方调治的属心脾之阳，当心阳回升到一定时期后，由内在经络转折变化一定时期内又出现下元不足。此剂应重在治下，才能完成阴阳在对立变化中达到统一协调。

处方：贝母10g，枳壳15g，黄芩15g，牡丹皮10g，怀山药30g，当归20g，白芍20g，大黄10g，7剂。

方解：贝母入肺（肺在上，上为阳），怀山药补脾肾之阳（肾在下，下为阴，阴中之阳），枳壳行气，黄芩清热进阴，当归、白芍养血入肝，守阴营，大黄降邪余之浊。诸药合用，在强化内之阴通过脾肾分离发展变化中，从肝肾回归于上，从而有达到阴从阳回，和阴阳合二为一的双重效果。

目前，此患者进食顺利，面色红润，未见复发。2003年2月至8月两次在经过仪陇县人民医院复查已获痊愈。

按语：此例癌症患者，本属阳虚体，由内在功能长期复杂变化后，所导致的阴虚变化，由元阴不守，所产生的癌症病理变化，在施治过程中，尽管调阴或阴阳两调，虽然能起到一些效果，但必须要随时掌握患者阴阳的不同变化，推测阴阳不同转折的关键时机，适时适当选方用药，才能达到阴阳在对立发展过程中完成统一协调，一般的癌症患者只有当内在经络、脏腑功能运转平衡后，由阴阳对立变化发展中，重新达到合二为一时才能获得痊愈。

病案2

陈某，女，59岁，仪陇县日兴镇人。初诊时间：1998年10月中旬。

1998年6月以来，长期右肋疼痛、腹胀，由于家庭经济困难，一直靠止疼药维持，几个月后发生进食困难，才到仪陇县人民医院检查，诊断为肝癌，食管转移。因经济问题，求治于我处。

现见患者面色苍白，目现凶色，消瘦，近期只能吃流食，肝区长期疼痛，触摸有一四横指包块、质硬，头晕、心悸、口干。体温38.9℃，无外感象征，脉搏

112次/分钟，左手三脉偏弱，舌质绛。

处方：贝母10g，枳实10g，乳香15g，黄柏15g，栀子10g，丹参15g，生地黄20g，麦冬20g，赤芍15g，砂仁15g，当归20g，白芍20g，7剂。

一日两服，连服七日。

上方以贝母入肺经，砂仁入脾胃，配伍枳实、乳香破积行瘀，可强化肺脾合降，黄柏、栀子清热进阴，当归、白芍、生地黄、麦冬养阴生津。诸药合用，可在强化肺脾下行的同时，促进内在之阴从下由肝肾回升，上济于肺。

二诊：脉率92次/分钟，体温37℃，腹胀，痛有所减轻。治疗在补中益气、养血的基础上破积行瘀，用"补中四物汤"促进内生之阴上济。

处方：党参30g，黄芪20g，乳香15g，黄柏15g，丹参15g，砂仁15g，白豆蔻15g，当归20g，白芍20g，生地黄30g，大黄10g，4剂。

一日两服，连服四日。

三诊：患者服药后先上行，腹胀减轻，进食略有好转，脉偏弱，体温正常。以补中益气填肾为原则，用"补中地黄汤"调剂脏腑发展平衡。

处方：党参30g，黄芪20g，乳香15g，牡丹皮10g，白芍20g，山药30g，砂仁15g，丹参15g，玄参20g，麦冬20g，生地黄30g，枸杞子20g，山萸肉20g，大黄10g，黄柏15g。

四诊：患者服药后进食又获得进一步好转。为促进内在之阴从阳气化，用"贝母生阴汤"强化内在之阴经过合解上行于肺，促进脏腑发展平衡。

处方：贝母15g，牡丹皮10g，黄柏15g，丹参15g，赤芍15g，乳香15g，金箔20g，大黄10g，白芍20g，4剂。

一日两服，连服四日。

五诊：患者服药后先上行，腹胀减轻，进食困难。这属内在变化，阴生阴聚。再诊时，以强化肺气清肃下行，将内聚之阴从阳气化。

处方：贝母10g，枳实10g，乳香15g，黄柏15g，栀子10g，广藿香10g，半夏8g。

患者服后进食略有好转，出现腹胀，下肢软弱，体温37.6℃，脉搏为106次/

分钟，这属内在变化，阳进阴消，为促进内在阴阳发展平衡，再诊时用下方在强化肺气清肃下行的基础上，以健胃、益气养阴。

处方：瓜蒌皮15g，天花粉15g，枳实10g，乳香15g，黄芩15g，砂仁15g，白豆蔻15g，党参30g，黄芪20g，玄参20g，麦冬20g，生地黄30g，枸杞子30g，玉竹15g，石斛15g。

一日两服，饭前服。

六诊：肋痛、腹胀均取得好转，脉搏为104次/分钟，口干、头晕、心悸、下肢软弱。用"贝母调阴汤"回阴上济。

处方：贝母10g，乳香15g，没药15g，黄芩15g，玄参20g，麦冬20g，枸杞子30g。

七诊：患者服药后症状好转，但脉搏一直居高不减，属下元严重亏损。以气血阴阳同补，促进下元回升上济，用"养阴还阳轻剂"促进治疗巩固。

处方：党参30g，黄芪20g，乳香15g，黄柏15g，山药30g，生地黄30g，麦冬20g，当归20g，白芍20g，大黄10g。

一日两服，以七日为一疗程。

上方以山药、党参、黄芪、当归、生地黄、麦冬气血阴阳同补，乳香破邪余之积，大黄降邪浊，白芍入肝主升。诸药合用，在强化破积降浊的基础上，促使内在之精从下直接获得升发。

患者服后先上行，12小时后获得明显好转，脉率下降为92次/分钟，体温正常。患者服后一直没有前来医治，半月后，我了解因其家庭困难，给予免费治疗。

八诊：患者体温37.6℃，脉率为106次/分钟，近几天发生腹胀，右肋疼痛，口干，下肢软弱。治疗在破积行瘀的基础上进行养阴回济。

处方：天花粉15g，乳香15g，枳实10g，黄芩15g，砂仁15g，麦冬20g，生地黄30g，枸杞子30g。

一日两服。

九诊：患者服药后气先上行，再诊时腹胀减轻，进食梗阻略有加重，属内在阴生积聚，为促进积聚之阴从阳气化，用"合解化液汤"调剂阴阳发展平衡。

处方：瓜蒌皮15g，天花粉15g，枳实10g，黄芩15g，砂仁15g，丹参15g，赤芍15g，广藿香10g，半夏8g。

十诊：患者服后腹胀减轻，进食略有好转，脉率增快，用"贝母益气增液汤"促使内在阴升上济。

处方：贝母15g，枳实10g，党参30g，黄芪20g，丹参15g，赤芍15g，玄参20g，麦冬20g，生地黄30g，黄芩15g。

上方以贝母入肺经，党参、黄芪益营卫之气，配伍枳实破积行瘀，可强化气阴回升，黄芩清热进阴，丹参、赤芍活血化瘀，玄参、麦冬、生地黄滋阴。诸药合用，可在强化气阳回升发展中促进内在之阴从下回升上济。

十一诊：服后疗效稳固，为促进内在阴阳协调，再诊时用"肺脾合解化液汤"将内在之阴从阳气化回归元阳。

处方：瓜蒌皮15g，天花粉15g，枳壳15g，黄芩15g，砂仁15g，白豆蔻15g，丹参20g，赤芍20g，枳实15g。

十二诊：患者服药后进食有明显好转，腹胀痛不明显，但脉率一直在100次/分以上，为促进阴阳协调，再诊时用"贝母增阴汤"，促进阴生济阳。

处方：贝母15g，枳实15g，黄芩15g，丹参20g，玄参20g，麦冬20g，生地黄30g。

十三诊：患者服后疗效显著，腹胀、右肋疼痛基本消失。进食基本顺利，神色、神态有明显改善，通过两个月多内在功能调剂后，脉率、体温终于正常，内在阴阳接近相对平衡，为促进内在之阴引以上济，再诊时施用"补中生精汤"将内在生化之阴经过由心脾分解后上行。

处方：茯苓15g，党参30g，黄芪20g，枳实15g，黄芩10g，砂仁15g，白豆蔻15g，丹参15g，麦冬20g，生地黄30g，人参30g。

十四诊：患者服药后疗效稳固，因家中有事，未按时换方药，再诊时体温由正常又升高，脉率增快，发生咳嗽。用"贝母增液汤"调剂内在之阴回升上济。

处方：贝母10g，枳实10g，黄芩15g，苦杏仁20g，桔梗15g，前胡10g，玄参20g，麦冬20g，生地黄30g。

十五诊：患者服药后咳嗽好转，脉率、体温均有改善，再诊时，用"贝母益气增液汤"。

处方：贝母10g，枳实10g，党参30g，黄芪20g，黄芩15g，玄参20g，麦冬20g，生地黄30g，苦杏仁20g。

十六诊：患者服后疗效巩固，后又经反复以调阴益气交换用二剂后，患者又有所好转，但脉率体温又有所增高，这属内在阴升有余，阳化不足。再次施用"补中生精汤"，将内生之阴经过心脾合降引之上济，促使脏腑上下协调。

处方：茯苓20g，党参30g，黄芪20g，枳实10g，黄柏15g，栀子10g，砂仁15g，人参30g，生地黄30g，麦冬20g。

十七诊：患者将上方一日两服，连服6天。为配合内在发展，再诊时用"十全大补回精汤"回补下气。

处方：茯苓15g，党参30g，黄芪20g，枳实15g，黄芩15g，丹参15g，山药30g，当归20g，玄参20g，麦冬20g，人参30g。

十八诊：患者服后疗效稳定，再诊时，用"合解化液汤"，将内在生化之阴通过合解分离性变化中化为无形之气，回归元阴元阳，促进治疗巩固。

处方：瓜蒌皮15g，天花粉15g，枳实15g，黄芩15g，砂仁15g，白豆蔻15g，丹参20g，赤芍20g。

十九诊：患者一日两服，连服6天，再诊时进食干性食物顺利。

右肋下的包块由原来的四横指缩小到不足两横指，为配合内在精气运行，治疗以养心安神破积行瘀健胃养阴为原则，促进内生之阴上行。

处方：酸枣仁10g，柏子仁10g，枳实15g，黄芩15g，砂仁20g，丹参15g，天冬20g，人参30g，生地黄30g。

二十诊：患者服后疗效稳定，再诊时用"贝母增液汤"。

处方：贝母15g，枳实15g，黄芩10g，玄参20g，麦冬20g，天冬20g　生地黄30g，枸杞子20g。

二十一诊：患者一日两服，再诊时用"贝母益气增液汤"将内生之阴从阳气化，引以上济。

处方：贝母15g，党参30g，黄芪20g，枳实15g，玄参20g，麦冬20g，生地黄20g，枸杞子30g。

二十二诊：患者一日两服，服后进干性食物顺利，右肋下包块消失，体温上升为37.5℃，脉率正常，出现下肢软弱。笔者分析，此例患者由邪气逆转变化后，经过近半年时间相互调剂，正邪处于平衡状态，内在元阴即将获得回升前，由下元空虚所致，治疗应从气血水火生化之源同时时行回补，才能取得根本性治疗，再次用"养阴还阳轻剂"。

处方：党参30g，黄芪20g，枳实15g，黄芩10g，大黄10g，山药30g，当归20g，生地黄30g，麦冬20g，枸杞子30g，白芍20g。

二十三诊：上方以七日为一疗程，患者服后症状消失，再诊时用"贝母益气增液汤"将由上方内升之阴经过分离性从阳气化后上行于肺，促进脏腑发展平衡。

处方：贝母10g，党参30g，黄芪20g，枳实10g，黄芩15g，麦冬20g，天冬20g，生地黄20g，枸杞子30g。

二十四诊：患者一日两服，疗效稳固，为促进内在生化之阴从阳气化，再诊时，用"合解化液汤"促进阴阳协调发展。

处方：瓜蒌皮15g，天花粉10g，枳实15g，黄芩10g，砂仁15g，白豆蔻15g，当归20g。

二十五诊：上方一日一服，连服6天，为配合内在发展，再诊时用"利湿回阴汤"将通过治疗中的内在生化之阴迫降下行后，重新回归于心肺统率。

处方：茯苓15g，枳实15g，黄芩15g，砂仁15g，白豆蔻15g，玄参20g，麦冬20g，生地黄20g，枸杞子30g。

上方以茯苓入心经，砂仁、白豆蔻入脾胃，配伍枳实破积可强化心脾合降，黄芩清热进阴，玄参、麦冬、生地黄、枸杞子养阴。诸药合用，可在强化心脾下行发展的同时，把内生之阴经过分离性发展变化回归上行，彻底改变由治疗后内在精气生化中的逆行发展趋势。

二十六诊：上方一日两服，4天为一疗程，1999年3月再诊时，用"肺脾合解化液汤"将内在不断变化运行的精气再经过肺脾分解化为无形之气，促成阴阳脏腑合二为一，使治疗巩固。

处方：瓜蒌皮15g，天花粉15g，枳实15g，黄芩15g，砂仁15g，白豆蔻15g。

患者服后一切症状消失，经过治疗一年多时间，处于无病状态，于2004年8月离世。

病案3

邓某，男，54岁，仪陇县赛金乡人。初诊时间：2005年7月10日。

2003年1月份以来，曾患两年多胃病未愈，经常胃部疼痛。2005年6月反复发生呕吐、便血、病情严重后，经仪陇县人民医院诊断为胃癌，住医院治疗无效，病危出院求治。

刻下患者无法行走，每日吐血三四次，排黑大便，几天没有进食，面色苍白，目现凶象，头部出虚汗，人中穴凉，手脚不温，舌质淡无苔，脉浮，体温36℃，属虚阳上浮之象，治疗应以扶正培本为主。施用"八珍汤"以气、血双补。

处方：茯苓15g，党参30g，黄芪20g，砂仁15g，白术20g，陈皮10g，广藿香10g，当归20g，白芍20g，玉竹15g，阿胶20g，半夏8g，石斛15g，枸杞子30g。

上方以茯苓宁心，白术健脾，砂仁入胃和中，党参、黄芪益营卫之气，广藿香安胃，半夏止呕，阿胶止血补血，当归益血，白芍入肝升阴，玉竹、石斛养胃阴，枸杞子补肾不足。诸药合用，在宁心健脾的基础上促进内在之阴从下上行于心脾。

患者一日两服，服至当日呕血急止，连服7日。

二诊：患者每日能进食，头上虚汗已止，大便由黑变青，手脚由凉变温，体温为37.2℃，脉率90次/分钟，属内在变化阳从阴发。二诊时以益气滋阴养血，促进内在阴升济阳。

处方：天麻30g，党参30g，黄芪20g，陈皮10g，玉竹15g，石斛15g，生地黄30g，龙眼肉20g，枸杞子30g。

患者将上方一日两服。

三诊：患者由其子扶着已能行走，面色有所好转，行动时气短、头晕、四肢无力，脉由浮转细数。再治时，以益气回补下元，促进阴阳协调发展，施用"四君地黄汤"。

处方：茯苓20g，贝母10g，陈皮10g，党参30g，黄芪20g，牡丹皮10g，白芍20g，山药30g，玉竹15g，石斛15g，生地黄20g，枸杞子30g，山萸肉20g。

四诊：患者将上方一日两服，疗效稳定，再诊时，已能自己单独前来，大便已转为正常，为促进内在生化之阴从阳上行，四诊时，施用"补中生津汤"再治。

处方：茯苓20g，党参30g，黄芪20g，陈皮10g，黄芩15g，砂仁15g，生地黄30g，玉竹15g，石斛15g，人参30g，阿胶25g，龙眼肉20g。

五诊：上方以六日为一疗程，患者服后神色进一步好转，行动自如，腹部不疼不胀，为促进内在经络转折转归，再诊时用"十全大补生精汤"促进内在元气回升后引阴上行。

处方：茯苓15g，党参30g，黄芪20g，陈皮10g，砂仁15g，白豆蔻15g，山药30g，当归20g，生地黄30g，人参30g，阿胶25g。

六诊：上方一日两服，患者服后，体温上升为38.3℃，脉率正常，出现咳嗽，再诊时用"贝母增液汤"调阴上济。

处方：贝母10g，陈皮10g，黄芩15g，苦杏仁15g，桔梗10g，半夏6g，栀子10g，玄参20g，麦冬20g，天麻30g，党参30g，黄芪20g，玉竹15g，生地黄30g，枸杞子20g。

七诊：患者一日两服，再诊时咳嗽已止，体温转为正常，为促进内在发展和变化，用"补心生津汤"将内生之阴经过心脾分离变化中引阴上行。

处方：酸枣仁15g，柏子仁15g，远志15g，党参30g，黄芪20g，陈皮10g，黄连10g，砂仁15g，白豆蔻15g，天冬20g，麦冬20g，玉竹15g，石斛15g，生地黄20g，龙眼肉20g，阿胶30g，另用人参50g晚上单独服用。

八诊：患者将上方与人参每日各服一次，连服七日，面色开始红润，行动自如，服药八日时，患者突然进食困难，再经检查，为食管转移。笔者在8年前也遇到过类似患者，原发癌刚刚有一定好转又产生转移，原来两例胃癌患者都是进入病危时才开始找我治疗，这两位患者都是由内在元阴元阳受到严重损伤后，通过治疗，生命不可能继续延伸，从内在功能进行固本培元后，虽然有一线生机，但又产生转移。笔者从分析、推测中发现，原来元阴元阳严重受损后，阴阳双方都不能获得直接回升，只有待内在阴或阳获得重新回升后，再经过内脏相互生化，相互发展变化，由脏腑整体功能获得明显好转后，才能重新获得。目前的治疗应着重治疗转移，顺应脏腑阴阳间各自不同变化进行再治。根据患者偏阴虚状况，应从阳引阴，施用"贝母增液汤"在强化肺气清肃下行的基础上进行回阴上济，配合整体功能发展。

处方：贝母15g，枳壳15g，黄芩15g，广藿香10g，半夏8g，丹参15g，赤芍15g，玄参20g，麦冬20g，枸杞子30g。

九诊：患者服后进食略有好转，再治时，为促进内在生化之阴从阳上济，再施用"贝母益气化液汤"促进脏腑阴阳协调发展。

处方：贝母10g，枳壳15g，黄芩15g，丹参15g，赤芍20g，广藿香10g，半夏8g，党参30g，黄芪20g。

十诊：患者将上方一日两服，3日后进食有明显好转，又出现头晕，下肢软弱，体温上升（37.5℃），脉率增快（96次/分），这属阴从阳化后，下元再次亏损，为促进脏腑协调发展，再施用"贝母回源汤"在强化肺气清肃下行中回补下元，促进脏腑协调性发展。

处方：贝母10g，枳壳15g，黄芩20g，丹参15g，赤芍15g，党参30g，黄芪20g，山药30g，当归20g，白芍20g，麦冬20g，龙眼肉20g，枸杞子30g，大黄10g。

十一诊：患者将上方一日两服，连服5天，疗效稳定。再诊时，再用"贝母补中地黄汤"在强化肺气清肃下行的基础上，调剂脏腑发展平衡。

处方：贝母15g，枳壳15g，黄芩20g，党参30g，黄芪20g，牡丹皮10g，山药30g，苍术15g，白术15g，白芍20g，山萸肉20g，麦冬20g，玉竹15g，石斛15g，枸杞子15g，大黄10g。

十二诊：上方一日两服，再诊时，患者神态、神色有所改变，进食梗阻有所增加，为内在阴生再聚，施用"贝母益气化液汤"将内在生化之阴经过从阳气化，引以上济。

处方：贝母10g，枳壳15g，黄芩15g，丹参15g，党参30g，黄芪20g，玄参20g，麦冬20g，生地黄30g，枸杞子30g，3剂。

十三诊：9月5日。进食有所好转，另出现头晕、心悸、下肢软弱，但脉率体温正常，为内在变化中阴生失之上运，再使用"补中生津汤"将内在升发之阴经过心脾分离性发展引阴上行，促进脏腑发展平衡。

处方：茯苓20g，党参30g，黄芪20g，砂仁15g，白豆蔻15g，黄芩15g，麦冬20g，玉竹15g，生地黄30g，人参30g，枳壳15g。

十四诊：患者一日两服，疗效稳定。再诊时，为促进内在发展，控制阴邪上逆，施用"化解生液汤"促进内生之阴经过肺脾合降化为无形之气，回归元阳。

处方：天花粉15g，枳壳15g，黄芩15g，苍术15g，白术20g，丹参15g，藿香10g，当归20g。

十五诊：患者将上方一日一服，连服5天。为配合内在发展，再诊时施用"贝母增液汤"在强化肺气清肃下行的基础上，回阴上济。

处方：贝母15g，枳壳15g，黄芩20g，玄参20g，麦冬20g，生地黄30g，枸杞子20g，玉竹15g，石斛15g。

十六诊：患者以一日两服，3天为一疗程，为避免内在之阴不发生新的积聚，再诊时用"贝母益气增液汤"将内在升化之阴再经过气化后回阴上济。

处方：贝母10g，党参30g，黄芪20g，枳壳15g，黄芩15g，玄参20g，麦冬20g，玉竹15g，石斛20g，生地黄30g。

十七诊：患者服后进食有明显好转，又出现头晕，下肢软，体温上升，脉率增快，这属引阴上济后下元虚亏，为促进内在发展平衡，再次强化肺气在清肃下行中回补下元。

处方：贝母10g，枳壳15g，黄芩15g，广藿香10g，半夏8g，党参30g，黄芪20g，山药30g，当归20g，白芍20g，玄参20g，麦冬20g，生地黄25g，枸杞子30g，玉竹15g，大黄10g。

十八诊：患者将上方一日两服，连服4天，症状好转，为促进内在从下升发之阴上济于阳，再诊时施用"补中生精汤"强化心脾，经过分离性发展中引阴上行，促进脏腑发展平衡。

处方：茯苓15g，党参30g，黄芪20g，枳壳15g，砂仁15g，白豆蔻15g，玄参20g，玉竹15g，麦冬20g，人参30g。

十九诊：上方以一日两服，为促进内在发展，再诊时用"十全大补生津汤"回补下元。

处方：茯苓20g，党参30g，黄芪20g，枳壳15g，黄芩15g，砂仁15g，白豆蔻15g，山药30g，当归20g，人参30g，生地黄30g。

二十诊：患者一日两服，服后疗效稳固，因事没能继续服药，半月后再诊时又出现头晕、心悸、进食困难。再用"天麻益气增液汤"进行治疗。

处方：天麻30g，枳壳15g，黄芩20g，党参30g，黄芪20g，麦冬20g，生地黄20g，玉竹15g，枸杞子30g。

二十一诊：患者以一日两服，服后症状又获得明显好转，进食顺利，为使内生之阴继续上行，再诊时用"补心生津汤"。

处方：酸枣仁10g，柏子仁10g，远志15g，枳壳15g，黄连10g，党参30g，黄芪20g，砂仁15g，白豆蔻15g，麦冬20g，天冬20g，生地黄20g，枸杞子30g，玉竹15g，另用大剂量人参50g晚上单独服用。

患者将方药与人参每日各服一次，连服七日，再诊时，进食基本顺利，为让脏腑自行发展，暂停服药。

二十二诊：11月6日患者进食梗阻有所增加，再用"贝母增液汤"在强化肺气清肃下行的基础上回阴上济。

处方：贝母10g，枳实15g，黄芩15g，玄参20g，麦冬20g，生地黄30g，枸杞子30g。

二十三诊：上方一日两服，再诊时进食又获得明显好转，为促进内在之阴继续上行，用"贝母益气增液汤"化阴为阳。

处方：贝母15g，党参30g，黄芪20g，枳实10g，黄芩15g，丹参15g，麦冬20g，生地黄20g，枸杞子20g。

二十四诊：上方一日两服，患者服后梗阻减轻，出现头晕，下肢软弱，脉率增快，体温正常。为配合脏腑相互发展，再次用"贝母回源汤"调补下元，促进内生之精上济。

处方：贝母15g，枳实10g，黄芩15g，党参30g，黄芪20g，山药30g，当归20g，白芍20g，玄参20g，麦冬20g，大黄10g。

二十五诊：患者服后症状消失，脉平，为促进内生之阴从阳上济，再诊时用"补中生津汤"将内在生化之阴经过由心脾分离性变化中引阴上济。

处方：茯苓15g，党参30g，黄芪20g，枳实15g，黄芩15g，砂仁15g，白豆蔻15g，麦冬20g，天冬20g，枸杞子30g，人参30g。

二十六诊：患者将上方一日两服，连服七日，服后进食顺利，面有神色，能干一些家务，脉平，体温正常。再诊时用"十全大补回精汤"再补充下元。

处方：茯苓15g，党参30g，黄芪20g，枳实10g，黄芩15g，砂仁15g，白豆蔻15g，山药30g，当归20g，麦冬20g，生地黄30g，枸杞子20g，人参30。

二十七诊：患者服后疗效稳定。为配合后期治疗，用"贝母增液汤"回阴上济。

处方：贝母10g，枳实15g，黄芩15，玄参20g，麦冬20g，生地黄20g，枸杞子20g。

二十八诊：上方一日两服，患者服后进食顺利，面色红润，为促使内在阴阳协调发展，用"补心生津汤"将内脏生化之阴经过心脾分离性发展变化，促进阴阳合二为一，使治疗得到根本性稳定。

处方：酸枣仁10g，柏子仁10g，远志10g，枳实15g，黄连10g，党参30g，黄芪20g，砂仁15g，白豆蔻15g，天冬20g，麦冬20g，生地黄20g，枸杞子20g，玉竹15g，石斛15g，另用大剂量人参50g晚上另服。

二十九诊：患者将方药与人参每日各服一次，服后疗效稳固，面色红润，进食顺利，为使治疗巩固，必须把从治疗中重新调剂后的内在不断变化的生化之力控制住，再次铸成阴阳脏腑为一体的天人合一。用下方再治。

处方：党参30g，黄芪20g，枳实10g，黄芩15g，白术15g。

上方党参、黄芪益气，白术健脾和中，配伍枳实破积，可强化内在之精从上向下产生一股下行之力，黄芩清热进阴。诸药合用，可在强化内在之精在下行发展之同时，把内在处于不断向上升发之力控制住，再次从回升中直接与脏腑合为一体。

三十诊：患者服药后疗效巩固，进食顺利。再诊时再施用"合胃化解升液汤"把内在升化之阴从阳化解后，回归于元阴元阳，使治疗更加巩固。

处方：瓜蒌皮15g，天花粉15g，枳壳15g，黄芩15g，白术15g。

患者将上方一日一服，连服3日暂停，让脏腑自调，增强自身免疫能力。目前患者面色有神，身体状况与痛前无异，但还处于后期治疗中，目前还无法预料今后变化，为此把治疗中的全部用方用药以及笔者的个人见解记录下来，以供参考。

在治疗晚期转移性癌症中，笔者没有新招和秘方。是依据患者通过治疗中的各自不同变化，始终从脏腑内在功能上去进行再调剂，求得内在协调性发展，强化内在精气从各自不同变化中获得重新生化为目的。在用方用药上尽量达到与患者内在变化中的一致性。当内在精气回升接近平衡时，及时控制住在调剂中内在正处于不断向上的升发之势，铸成阴阳脏腑为一体的天人合一。

二十一、中耳炎

对于中耳炎的发病初期，是热毒邪蕴于体内，血热相搏于耳内，故需对其进行清热解毒治疗。随着病情的发展，肝郁气滞于肝经，导致肝火旺盛，出现肝火上炎等症状，需要选择清肝火的药物进行治疗。其病机是人体阴阳受内外因素的影响，五脏六腑功能失调的结果。治法为调剂人体阴阳平衡，恢复人体自身的抗病能力。

方一药物组成： 贝母　龙胆　当归　白芍　大黄　陈皮　玉竹　麦冬　生地黄　枸杞子

方解：贝母入肺，龙胆泻火除湿，当归补血，白芍入足厥阴肝经，大黄降邪余之浊，陈皮行气，玉竹、麦冬、生地黄滋阴，枸杞子补肾。诸药合用，通过泻火除湿降浊，强化肺气清肃下行的同时，促使内在之阴从下生发回归于上。

每日两次，服用七日。

通过方一调剂后，内在之津一般停留在下焦，下方治疗应强肺益气滋阴，促使内升之阴经过肺气合降分解后上行为阳，才能为后期治疗打下基础。

方二药物组成： 贝母　党参　黄芪　龙胆　陈皮　玉竹　麦冬　生地黄　枸杞子

方解：贝母入肺，党参、黄芪益营卫之气，龙胆泻火除湿，陈皮行气，玉竹、麦冬、生地黄滋阴，枸杞子补肾。诸药合用，通过泻火除湿，增强肺气清肃下行的同时，促使内在之阴直达于上。

每日两次，服用七日。

方二治疗后下元虚损，再治时应在强肺益气的基础上回补下元，才能取得一定治疗效果，为后期治疗打下基础。

方三药物组成： 贝母　党参　黄芪　龙胆　怀山药　当归　白芍　大黄　陈皮　玉竹　麦冬　生地黄　枸杞子

方解：贝母入肺，党参、黄芪益营卫之气，龙胆泻火除湿，怀山药补脾肾之阳，当归补血，白芍入足厥阴肝经，大黄降邪余之浊，陈皮行气，玉竹、麦冬、生地黄滋阴，枸杞子补肾。诸药合用，通过泻火除湿降浊，增强肺气清肃下行的同时，促使内在之精直达于上。

每日两次，服用七日。

通过上方治疗后，内在生化之津一般停留在下焦，再治时应在益气强肺健脾补肾的基础上，使内升之阴由肝肾回归于营卫，才能为后期治疗打下基础。

方四药物组成： 贝母　党参　黄芪　龙胆　苍术　白术　怀山药　山萸肉　牡丹皮　白芍　大黄　陈皮　玉竹　麦冬　生地黄　枸杞子

方解：贝母入肺，党参、黄芪益营卫之气，龙胆泻火除湿，苍术、白术入脾胃和中，怀山药补脾肾之阳阳，牡丹皮入血分，白芍入足厥阴肝经，大黄降邪余之浊，陈皮行气，玉竹、麦冬、生地黄滋阴，枸杞子补肾。诸药合用，通过泻火除湿调中，增强肺气清肃下行的同时，促使内在之精直达于上。

每日两次，服用七日。

通过一系列治疗后，内存之阴停留在营卫，下方治疗应在宁心健脾的基础上，促使内在之阴通过心脾的分离变化发展中从下回归于上。

方五药物组成： 茯苓　党参　黄芪　砂仁　白豆蔻　人参　陈皮　玉竹　麦冬　生地黄　枸杞子　龙胆

方解：茯苓宁心，党参、黄芪益营卫之气，砂仁、白豆蔻入脾胃和中，人参补元阴，陈皮行气，玉竹、麦冬、生地黄滋阴，枸杞子补肾，龙胆泻火除湿。诸药合用，通过泻火除湿，在调中的基础上增强肺气清肃下行，促使内在之精直达于上。

每日两次，服用七日。

通过上方从阳调剂后，下元偏虚，再次治疗应在阴阳气血同补的基础上，促使内在精气获得新的生发，才能为后续治疗打下基础。

方六药物组成： 茯苓　贝母　党参　黄芪　怀山药　当归　人参　陈皮　玉竹

麦冬　生地黄　枸杞子　龙胆

方解：茯苓宁心，贝母入肺，党参、黄芪益营卫之气，怀山药补脾肾之阳，当归补血，人参补元阴，陈皮行气，玉竹、麦冬、生地黄滋阴，龙胆泻火除湿。诸药合用，通过心脾合降后促使内在之精直达于上。

每日两次，服用七日。

通过方六的治疗，内升之阴停留在下焦，再次治疗时应在养心安神、益气健胃的基础上，强化内在生发之阴再次从下回归于上，才能取得最终的治疗效果。

方七药物组成：酸枣仁　柏子仁　远志　党参　黄芪　砂仁　白豆蔻　黄连　陈皮　玄参　麦冬　玉竹　石斛　天冬　生地黄　枸杞子　龙胆

人参晚服。

方解：酸枣仁、柏子仁、远志养心安神，党参、黄芪益营卫之气，砂仁、白豆蔻入脾胃和中，黄连清热进阴，陈皮行气，玄参、麦冬、玉竹、石斛、天冬、生地黄、枸杞子补五脏之阴，龙胆泻火除湿。诸药合用，通过滋补五脏合降，强化肺气清肃下行的同时，促使内在之精直达于上。

另用大剂量的人参与上方分开服，早上服主方，晚上服人参，每日各服一次，连服七日。停药，让脏腑自行调理一段时间后，以达到阴阳平衡。

二十二、扁桃体肥大

对于扁桃体肥大，中医多考虑是外感风热或者肺胃热盛引起的，主要以口服疏风、清热、清热、解毒或者清肺热、泻胃火的药物进行治疗。其由于扁桃体长期受内外因素影响而形成，扁桃体肥大一旦到了一定程度会导致患者出现局部及全身的并发症，给患者的健康带来一定的影响。

治疗原则：在强肺益气的基础上促进内升之阴上济于阳。

方一药物组成： 贝母　枳壳　麦冬　生地黄　枸杞子　黄芩

方解： 贝母入肺，枳壳破积，麦冬、生地黄滋阴，枸杞子补肾，黄芩清热进阴。诸药合用，在强化肺气清肃下行的同时，促使内在之阴从下生发回归于上。

每日两次，服用七日。

通过上方调阴上方后，内在之阴停留在营卫，再治时应强化肺脾合降促使内升之阴化为无形之气，才能取得一定治疗效果。

方二药物组成： 瓜蒌皮　天花粉　苍术　白术　枳壳　黄芩

方解： 瓜蒌皮、天花粉润肺生津，苍术、白术入脾胃和中，枳壳破积，黄芩清热进阴。诸药合用，在和中的基础上强化肺气清肃下行的同时，促使内在之精直达于上。

每日两次，服用七日。

方三在上方基础上应宁心强肺、益气养阴，促使内升之阴从下由肝肾向上生发，才能取得一定的效果。

方三药物组成： 茯苓　瓜蒌皮　天花粉　党参　黄芪　麦冬　生地黄　枸杞子

方解： 茯苓宁心，瓜蒌皮、天花粉润肺，党参、黄芪益营卫之气，麦冬、生地黄滋阴，枸杞子补肾。诸药合用，在增强心肺合降的基础上，强化肺气清肃下行的同时，促使内在之精直达于上。

每日两次，服用七日。

下方治疗应将内升之阴通过肺脾合降中进入营卫，才能为后期治疗打下一定基础。

方四药物组成： 贝母　党参　黄芪　天麻　枳壳　黄芩　麦冬　生地黄　枸杞子

方解： 贝母入心，党参、黄芪益营卫之气，天麻益气，枳壳破积，麦冬、生地黄滋阴，枸杞子补肾。诸药合用，强化肺气清肃下行的同时，促使内在之精直达于上。

每日两次，服用七日。

通过上方治疗，内在生发之阴停留在营卫，再治时应强心益气健脾，促使内升之阴通过脏腑分离变化回归于阳后，才能取得最终的治疗效果。

方五药物组成：酸枣仁　柏子仁　党参　黄芪　苍术　白术　枳壳　黄芩　麦冬　生地黄　枸杞子

方解：酸枣仁、柏子仁、远志养心安神，党参、黄芪益营卫之气，苍术、白术入脾胃和中，枳壳破积，黄芩清热进阴，麦冬、生地黄滋阴，枸杞子补肾。诸药合用，强化心脾合降的基础上，强化肺气清肃下行的同时，促使内在之精直达于上。

每日两次，服用七日。七日后停药，让脏腑自行调理一段时间后，以达到阴阳平衡。

二十三、舌癌

舌癌是口腔颌面部常见的恶性肿瘤，发生于舌缘，其次为舌尖、舌背及舌腹等处，生长快，疼痛明显。中医辨证其初期以邪实为主，呈火毒结聚之症，晚期往往邪盛正衰，成气血两虚的状态，临床上可以按病程辨证论治，并做随症加减，初期舌部会生意小硬结形状如豆粒，常在舌边处之有脚硬的感觉，或者是有糜烂溃疡、久治不愈、疼痛等等。

治疗原则：将内在逆转的精气运行，在新的发展变化中完成阴阳统一协调。

气陷型舌癌

气陷型舌癌为因病变时间长，或因失治或误治，导致肺气下陷所出现的一派阴虚病理现象。

主症：舌的腹部有凹陷，凹陷的部位有腐烂或一层白斑，舌质疼痛，舌红，脉细数，右寸、左关尺脉偏弱。

治疗法则：强化肺气清肃下行，滋阴上济。

方一用贝母调阴汤强化肺气在下行的同时，促进内在之阴从肝肾回升发展中载阴上济。

方一药物组成：贝母　枳实　当归　白芍　大黄　白花蛇舌草　半枝莲　黄芩　玉竹　石斛　生地黄

方解：贝母入肺，枳实破积，当归补血，白芍入足厥阴肝经，大黄降邪余之浊，白花蛇舌草、半枝莲抗癌，黄芩清热进阴，玉竹、石斛、生地黄滋阴，诸药合用，强化肺气清肃下行的同时，促使内在之阴从下生发回归于上。

每日两次，服用七日。

方二在方一的基础上，以强化肺气清肃下行，将内升之阴经过分离发展变化中从下由阴回归于阳，才能为后期治疗打下基础。

方二药物组成：贝母　党参　黄芪　枳实　黄芩　白花蛇舌草　半枝莲　玉竹　石斛　生地黄　枸杞子

方解：贝母入肺，党参、黄芪益营卫之气，枳实破积，黄芩清热进阴，白花蛇舌草、半枝莲抗癌，玉竹、石斛、生地黄滋阴，诸药合用，强化肺气清肃下行的同时，促使内在之精从阴直达于上。

每日两次，服用七日。

通过方二阴从阳化后下元已虚，下方治疗应在强肺益气破积的基础上回补下元，才能取得一定的治疗效果，为后期治疗打下基础。

方三药物组成：贝母　党参　黄芪　怀山药　当归　白芍　大黄　白花蛇舌草　半枝莲　玉竹　石斛　生地黄　枸杞子　枳实

方解：贝母入肺，党参、黄芪益营卫之气，怀山药补脾肾之阳，大黄降邪余之浊，白花蛇舌草、半枝莲抗癌，玉竹、石斛、生地黄滋阴，枳实破积。诸药合用，强化肺气清肃下行的同时，迫使内在之精从阴直达于阳。

每日两次，服用七日。

通过方三的治疗，内在生发之阴停留在下焦，为继续调剂生理发展平衡，再次治疗应在强肺益气、健脾补肾的基础上，使肾气获得新生，才能取得一定效果，为后期治疗打下基础。

方四药物组成：贝母　党参　黄芪　苍术　白术　怀山药　山萸肉　牡丹皮　白芍　大黄　枳实　黄芩　白花蛇舌草　半枝莲　玉竹　麦冬　生地黄　枸杞子

方解：贝母入肺，党参、黄芪益营卫之气，苍术、白术入脾胃和中，怀山药补脾肾之阳，山萸肉补肾，牡丹皮入血分，白芍入足厥阴肝经，大黄降邪余之浊，枳实破积，黄芩清热进阴，白花蛇舌草、半枝莲抗癌，玉竹麦冬、生地黄滋阴，枸杞子补肾。诸药合用，通过脾胃分离，强化肺气清肃下行的同时，促使内在之精直达于上。

每日两次，服用七日。

通过上方治疗，内在精气停留在营卫，为了继续调剂生理发展平衡，下方应在宁心健脾、益气养阴的基础上，使内升之阴通过心脾合降再次回归于阳，才能取得一定效果。

方五药物组成：茯苓　党参　黄芪　砂仁　白豆蔻　枳实　黄芩　白花蛇舌草　半枝莲　玉竹　麦冬　生地黄　枸杞子　人参

方解：茯苓宁心，党参、黄芪益营卫之气，砂仁、白豆蔻入脾胃和中，枳实破积，黄芩清热进阴，白花蛇舌草、半枝莲抗癌，玉竹麦冬、生地黄滋阴，枸杞子补肾，人参补元阴。诸药合用，在脾胃分离的基础上，促使内在之精直达于上。

每日两次，服用七日。

通过上方引阴回阳后，下元又存在虚损，下方治疗应在宁心强肺、益气补阴的基础上回补下元，才能取得一定效果，为后期治疗打下基础。

方六药物组成：茯苓　贝母　党参　黄芪　怀山药　当归　枳实　人参　黄芩　白花蛇舌草　半枝莲　玉竹　麦冬　生地黄　枸杞子

方解：茯苓宁心，贝母入肺，党参、黄芪益营卫之气，怀山药补脾肾之阳，当归补血，枳实破积，人参补元阴，黄芩清热进阴，白花蛇舌草、半枝莲抗癌，玉竹麦冬、生地黄滋阴，枸杞子补肾。诸药合用，强化心肺合降的同时，促使内在之精从阴直达于阳。

每日两次，服用七日。

经过上方阴阳气血同治后，内在精气停留在下焦，如不将内升之阴从阳气化，往往是癌症转移的起源，故下方治疗应在强心益气、健脾破积的基础上，使内积之阴从分离发展变化中从阳气化，后回归于阳，才能取得一定治疗效果。

方七药物组成：酸枣仁　柏子仁　党参　黄芪　砂仁　白豆蔻　黄连　枳实　玄参　麦冬　玉竹　石斛　天冬　熟地黄　枸杞子

人参另服。

方解：酸枣仁、柏子仁养心安神，党参、黄芪益营卫之气，砂仁、白豆蔻入脾胃和中，黄连清热，枳实破积，玄参、麦冬、玉竹、石斛、天冬、熟地黄、枸杞子补五脏之阴。诸药合用，在五脏同补的基础上，强化心脾合降的同时，促使内在之精直达于上。

另用大剂量的人参与上方分开服，早上服主方，晚上服人参，每日各服一次，连服七日。

通过上方化阴为阳后，下元再次亏损，下方治疗应在益气强肺破积的基础上引阴上济，方能取得一定治疗效果。

方八药物组成：天麻　贝母　枳实　黄芩　党参　黄芪　麦冬　生地黄　枸杞子　白花蛇舌草　半枝莲

方解：天麻益气，贝母入肺，枳实破积，黄芩清热进阴，党参、黄芪益营卫之气，麦冬、生地黄滋阴，枸杞子补肾，白花蛇舌草、半枝莲抗癌，诸药合用，强化肺气清肃下行的同时，促使内在之精直达于上。

每日两次，服用七日。

方八将内升之阴化阴为阳后，下方治疗应将内升之津经过脏腑分离发展变化，化为无形之气，才能为后期治疗打下基础。

方九药物组成：瓜蒌皮　天花粉　苍术　白术　枳实　黄芩　白花蛇舌草　半枝莲

方解：瓜蒌皮、天花粉润肺生津，苍术、白术入脾胃和中，枳实破积，黄芩清热进阴，白花蛇舌草、半枝莲抗癌。诸药合用，在调中的基础上，强化肺气清肃下行，促使内升之精经过分离发展变化后再次向上生发。

每日两次，服用七日。

通过方九治疗后下元已虚，下方治疗应在强肺益气破积的基础上补阴，促使内升之津通过分离发展变化回阴上济。

方十药物组成：贝母　党参　黄芪　枳壳　黄芩　白花蛇舌草　半枝莲　麦冬生地黄　枸杞子

方解：贝母入肺，党参、黄芪益营卫之气，枳壳破积，黄芩清热进阴，白花蛇舌草、半枝莲抗癌，麦冬、生地黄滋阴，枸杞子补肾。诸药合用，强化肺气清肃下行的同时，促使内在之精从阴直达于阳。

每日两次，服用七日。

通过上方益气养阴后内升之津停留在中交，下方治疗应在养心安神、益气强肺的基础上引阴上济。

方十一药物组成：酸枣仁　柏子仁　贝母　党参　黄芪　枳壳　黄芩　麦冬生地黄　枸杞子　白花蛇舌草　半枝莲

方解：酸枣仁、柏子仁入心，贝母入肺，党参、黄芪益营卫之气，枳壳破积，黄芩清热进阴，麦冬、生地黄滋阴，枸杞子补肾，白花蛇舌草、半枝莲抗癌。诸药合用，强化心脾合降的同时，促使内在之精直达于阳。

每日两次，服用七日。

通过上方内升之精停留在营卫，下方治疗应在养肺健脾的基础上使肺气清肃下行，在分离发展变化中，将内升之津化为无形之气，为后续治疗打下基础。

方十二药物组成： 大枣　苍术　白术　枳壳　黄芩　白花蛇舌草　半枝莲

方解： 大枣补中益气，苍术、白术入脾胃和中，枳壳破积，黄芩清热进阴，白花蛇舌草、半枝莲抗癌。诸药合用，补中益气、强化肺气清肃下行的同时，促使内在之精从阴直达于阳。

每日两次，服用七日。

通过上方破积益气健胃，内在精气通过分离发展变化后又存在下元不足，下方应在强肺益气的基础上养阴，才能促使内在精气获得发展平衡，为后面治疗打下基础。

方十三药物组成： 贝母　党参　黄芪　陈皮　黄芩　白花蛇舌草　半枝莲　麦冬　生地黄　枸杞子

方解： 贝母入肺，党参、黄芪益营卫之气，陈皮行气，黄芩清热进阴，白花蛇舌草、半枝莲抗癌，麦冬、生地黄滋阴，枸杞子补肾，诸药合用，强化肺气清肃下行的同时，促使内在之精直达于上。

每日两次，服用七日。

通过上方益气养阴后内升之津停留在中焦，下方治疗应在养心安神、益气强肺的基础上引阴上济。

方十四药物组成： 酸枣仁　柏子仁　远志　贝母　党参　黄芪　陈皮　黄芩　白花蛇舌草　半枝莲　麦冬　生地黄　枸杞子

方解： 酸枣仁、柏子仁、远志入心，贝母入肺，党参、黄芪益营卫之气，陈皮行气，黄芩清热进阴，白花蛇舌草、半枝莲抗癌，麦冬、生地黄滋阴，枸杞子补肾。诸药合用，强化心肺合降的同时，促使内在之精直达于上。

每日两次，服用七日。

通过上方调理后内升之精停留在营卫，它既是精气生发的过渡，又往往是癌症转移的起源，下方治疗应将内升之阴化为无形之气，才能促使阴阳在对立发展中完成统一协调。

方十五药物组成： 大枣　苍术　白术　陈皮　黄芩　白花蛇舌草　半枝莲

方解：大枣补中益气，苍术、白术入脾胃和中，陈皮行气，黄芩清热进阴，白花蛇舌草、半枝莲抗癌。诸药合用，在补中益气、强化肺气清肃下行的同时，促使内在之精从阴直达于阳。

每日两次，服用七日。

病案

龚某，男，52岁，四川省阆中市人。初诊时间：7月26日。

患者于2014年12月经四川大学华西医院诊断为鼻咽癌伴双颈淋巴转移。经华西医院治疗后，患者精神状态仍然欠佳。后经人介绍前来我处。经详细诊断，患者面色发白，四肢无力，脉细数，双颈淋巴结仍然存在，中医以扶正培本为主，患者在长达半年放、化疗后元气已虚，中医诊断为阴虚，决定首方应以强肺破积养血滋阴守肝为治疗前提，促使内在闭塞之阴从肝肾经过分离发展变化中再次运行正常。因此笔者用自己所创的贝母四物汤，强制患者内闭之阴重新回升后从鼻塞中突破"层层关卡"由下回升中再经过脏腑发展中的变化后才能回归于脏腑内运行。

处方：贝母四物汤加减。贝母10g，枳实10g，当归20g，白芍20g，大黄10g，白花蛇舌草20g，半枝莲20g，麦冬20g，生地黄20g，枳壳15g，黄芩15g，三七15g，丹参15g，赤芍15g，玄参20g，玉竹15g，石斛15g，熟地黄20g，白芷15g，防风15g，金银花10g，连翘10g，小茴香10g。每日2次，服用7日。

方解：贝母入肺，枳实破积邪余之气，当归补血，白芷、防风疏风解表，预防感冒，白芍入足厥阴肝经，大黄降邪余之浊，白花蛇舌草、半枝莲抗癌，麦冬、生地黄滋阴。诸药合用，在强化肺气清肃下行的同时，促使内在之阴从下生发回归于上。

二诊：8月2日。患者服后有一定效果下肢软弱稍微好转，淋巴结仍然存在。方二在方一的基础上强化肺气清肃下行，将内升之阴从下由阴回归于阳，为后期治疗打下基础。

处方：贝母益气化液汤加减。党参30g，黄芪20g，贝母10g，枳实10g，白花蛇舌草20g，半枝莲20g，麦冬20g，生地黄20g，枳壳15g，黄芩15g，三七15g，丹参15g，赤芍15g，玄参20g，玉竹15g，石斛15g，熟地黄20g，广藿香10g，鸡内金20g。每日2次，服用7日。

方解：党参、黄芪益营卫之气，贝母入肺，枳实破邪余之气，白花蛇舌草、半枝莲抗癌，麦冬、生地黄滋阴。诸药合用，强化肺气清肃下行的同时，促使内在之阴从下生发后回归于阳。

三诊：8月9日。患者服后又有一定效果，但上肢仍乏力。通过方二调阴上济后下元已虚，下方治疗应在强肺益气破积的基础上回补下元，才能取得一定的治疗效果，为后期治疗打下基础。

处方：贝母回元汤。贝母10g，党参30g，黄芪20g，怀山药30g，当归20g，白芍20g，大黄10g，枳实10g，麦冬20g，生地黄20g，白花蛇舌草20g，半枝莲20g，枳壳15g，黄芩15g，三七15g，丹参15g，赤芍15g，玄参20g，玉竹15g，石斛15g，熟地黄20g，前胡10g，苦杏仁15g。每日2次，服用7日。

方解：贝母入肺，党参、黄芪益营卫之气，怀山药补脾肾之阳，当归养血，白芍入足厥阴肝经，大黄降邪余之浊，前胡、苦杏仁止咳化痰，枳实破邪余之气，麦冬、生地黄滋阴，白花蛇舌草、半枝莲抗癌。诸药合用，在强化肺气清肃下行的同时，促使内在之阴直达于上。

四诊：8月24日。患者服后，有一定的效果，淋巴结仍然存在。

通过方三的治疗，内在生发之阴停留在下焦，为继续调剂生理发展平衡，再次治疗应在强肺益气、健脾补肾的基础上，使肾气获得新生，才能取得一定效果，为后期治疗打下基础。患者服后淋巴结仍然存在，精神面貌好转，但是上肢偏软，笔者认为通过前三剂治疗后虽正气获得好转，但肺气偏虚，故下方治疗应在补肺气的基础上阴阳两补，促使内在生发之阴引阴入阳。

处方：贝母补中地黄汤。贝母10g，党参30g，黄芪20g，苍术、白术各15g，怀山药30g，山萸肉20g，牡丹皮10g，白芍20g，大黄10g，枳实10g，白花蛇舌草20g，半枝莲20g，麦冬20g，生地黄15g，枳壳15g，黄芩15g，三七15g，丹参15g，赤芍15g，玄参20g，玉竹15g，石斛15g，熟地黄20g。每日2次，服用7日。

方解：贝母入肺，党参、黄芪益营卫之气，苍术、白术入脾胃和中，怀山药、山萸肉补肾，牡丹皮、白芍入足厥阴肝经，大黄降邪余之浊，枳实破邪余之气，麦冬、生地黄滋阴，白花蛇舌草、半枝莲抗癌。诸药合用，在强化肺气清肃下行的同时，促使内在之精直达于上，才能从癌症的逆境中将内在精气分化后回归于阳。

患者服方四后上肢已不酸软。通过上方治疗，内在精气停留在营卫，为了继续调剂生理发展平衡，下方应在宁心健脾益气养阴的基础上，使内升之阴通过心脾合降中从分离发展变化后再次回归于阳，仍然要回补下元，促得元阴获得回升才能取得一定效果。

五诊：8月28日。

处方：茯苓15g，党参30g，黄芪20g，砂仁15g，白豆蔻15g，人参30g，枳实10g，白花蛇舌草20g，半枝莲20g，麦冬20g，生地黄20g，熟地黄20g。每日2次，服用7日。

方解：茯苓宁心，党参、黄芪益营卫之气，砂仁、白豆蔻入脾胃和中，人参补元阴，枳实破邪余之气，白花蛇舌草、半枝莲抗癌，麦冬、生地黄、熟地黄滋阴。诸药合用，在通过心脾胃分离降浊升清后，强化肺气清肃下行，促使内在之精直达于上再次向阳升华。

六诊：9月4日。患者服后进一步好转，感觉头昏，患者颈部淋巴结仍然存在。

通过上方引阴回阳后，下元又存在虚损，下方治疗应在宁心强肺、益气补阴的基础上回补下元，才能取得一定效果，为后期治疗打下基础。

初方：茯苓15g，贝母10g，党参30g，黄芪20g，人参30g，怀山药30g，当归20g，枳实10g，白花蛇舌草20g，半枝莲15g，麦冬20g，生地黄20g。每日2次，服用7日。

方解：茯苓宁心，贝母入肺，党参、黄芪益营卫之气，人参补元阴，怀山药补脾肾之阳，当归补血，枳实破积邪余之气，白花蛇舌草、半枝莲抗癌，麦冬、生地黄滋阴。诸药合用，通过心脾合降后促使内在之精直达于上。

患者服后又获得一定好转，但淋巴结仍存在。

七诊：9月12日。经过上方阴阳气血同治后，内在精气停留在下焦，如不将内升之阴从阳气化，往往是癌症转移的起源，故此次治疗应在强心益气健脾破积的基础上，使内积之阴从分离发展变化中从阳气化后回归于阳，才能取得一定治疗效果。

处方：酸枣仁10g，柏子仁10g，党参30g，黄芪20g，砂仁15g，白豆蔻15g，黄连8g，枳实10g，白花蛇舌草20g，半枝莲20g，玄参20g，麦冬20g，天冬20g，玉竹15g，石斛15g，生地黄20g，枸杞子20g，人参50g晚上另服。每日2次，服用7日。

方解：酸枣仁、柏子仁养心安神，党参、黄芪益营卫之气，砂仁、白豆蔻入脾胃和中，黄连清热，枳实破积邪余之气，白花蛇舌草、半枝莲抗癌，玄参、麦冬、天冬、玉竹、石斛、生地黄、枸杞子补五脏之阴。诸药合用，在补五脏的基础上促使内在之精突破癌变后的逆转"关卡"，内在精气升华，才能转逆为顺。

八诊：9月28日。患者服后，头昏的症状已经减轻，患者淋巴结虽仍存在，但是已变得质软。通过上方化阴为阳后，此次再次亏损，下方治疗应在益气强肺破积的基础上引阴上济，方能取得一定治疗效果。

处方：天麻30g，贝母10g，党参30g，黄芪20g，枳实10g，白花蛇舌草20g，半枝莲20g，麦冬20g，生地黄20g，枸杞子20g。每日2次，服用7日。

方解：天麻益气，贝母入肺，党参、黄芪益营卫之气，枳实破邪余之气，白花蛇舌草、半枝莲抗癌，麦冬、生地黄滋阴，枸杞子补肾。诸药合用，强化肺气清肃下行的同时，促使内在之精直达于上。

九诊：10月6日。患者服后取得了明显的效果，淋巴结变得更软。方八将内升之阴化阴为阳后，本次治疗应将内升之津经过脏腑再次发展变化化为无形之气，才能为后期治疗打下基础。

处方：瓜蒌皮10g，天花粉10g，苍术、白术各15g，枳实10g，白花蛇舌草20g，半枝莲20g，黄芩15g。每日2次，服用7日。

方解：瓜蒌皮、天花粉润肺，苍术、白术入脾胃和中，枳实破积，黄芩清热进阴，白花蛇舌草、半枝莲抗癌。诸药合用，在调中的基础上强化肺气清肃下行，促使内升之精经过分离发展变化后重新获得分离，再次向上生化才能突破癌症堵塞内在精气生化的"层层关卡"，回归精气正常运行。

十诊：10月12日。患者服后精神稳定，但下肢又偏软。通过方九治疗后下元已虚，此次治疗应在强肺益气破积的基础上补阴，促使内升之津通过分离发展变化回阴上济。

处方：贝母10g，党参30g，黄芪20g，枳壳15g，白花蛇舌草20g，半枝莲20g，麦冬20g，生地黄20g。每日2次，服用7日。

方解：贝母入肺，党参、黄芪益营卫之气，枳壳破积滞，白花蛇舌草、半枝莲抗癌，麦冬、生地黄滋阴。此方在上方基础上破气之药退一层，才能促使强化肺气清肃下行的同时突破邪气的第一层"关卡"，促使内在之精直达于上，从而为后期治疗打下一定的基础。

十一诊：10月19日。患者服后上肢乏力的症状已消失，淋巴结变得更软。通过上方益气养阴后内升之津停留在中交，此次治疗应在养心安神、益气强肺的基础上引阴上济。

处方：酸枣仁10g，柏子仁10g，远志10g，贝母10g，党参30g，黄芪20g，枳壳15g，白花蛇舌草20g，半枝莲20g，麦冬20g，生地黄20g，枸杞子20g。每日2次，服用7日。

方解：酸枣仁、柏子仁养心安神，贝母入肺，党参、黄芪益营卫之气，枳壳破积滞，白花蛇舌草、半枝莲抗癌，玄参、生地黄滋阴，枸杞子补肾。诸药合用，通过心肺合降、强化肺气清肃下行的同时，促使内在之精直达于上。

十二诊：10月29日。患者服后双颈淋巴结已变软，隐约存在。通过上方内升之精停留在营卫，此次治疗应在养肺健脾的基础上，将内升之津化为无形之气，才能为后续治疗打下基础。

处方：大枣10g，枳壳15g，黄芩15，苍术、白术各15g，白花蛇舌草20g，半枝莲20g。每日1次，服用7日。

方解：大枣益气，枳壳破积，黄芩清热进阴，苍术、白术健脾和中，白花蛇舌草、半枝莲抗癌。诸药合用，在益气破积降逆健脾的基础上，促使内在之精在肺脾合降中将内升之阴化为无形之气，从而突破癌症的最后"关卡"，才能回归于阳。

患者服后又取得明显效果，淋巴结变得更软。

十三诊：11月9日。通过上方破积益气健胃，内在精气通过分离发展变化后又存在下元不足，下方应在强肺益气的基础上养阴，才能促使内在精气获得发展平衡，为后面治疗打下基础。

处方：贝母10g，党参30g，黄芪20g，陈皮10g，白花蛇舌草20g，半枝莲20g，麦冬20g，生地黄20g。每日2次，服用7日。

方解：贝母入肺，党参、黄芪益营卫之气，陈皮行气，白花蛇舌草、半枝莲抗癌，麦冬、生地黄滋阴。诸药合用，强化肺气清肃下行的同时，促使内在之精直达于上。此次方剂理气药再上方再退一层，从而促使内在精气获得全面回升。

十四诊：11月16日。患者淋巴结似有似无。通过上方益气养阴后内升之津停留在中焦，下方治疗应在养心安神益气强肺的基础上引阴上济。

处方：酸枣仁10g，柏子仁10g，贝母10g，党参30g，黄芪20g，白花蛇舌草20g，半枝莲20g，麦冬20g，生地黄20g，枸杞子20g，陈皮10g。每日2次，服用7日。

方解：酸枣仁、柏子仁养心安神，贝母入肺，党参、黄芪益营卫之气，白花蛇舌草、半枝莲抗癌，麦冬、生地黄滋阴，枸杞子补肾，陈皮行气。诸药合用，通过心肺合降强化肺气清肃下行的同时，促使内在之精直达于上。

十五诊：11月24日。患者服后已无症状，淋巴结已经消失。通过上方调理后内升之精停留在营卫，它既是精气生发的过渡，又往往是癌症转移的起源，下方治疗应将内升之阴化为无形之气，才能促使阴阳在对立发展中完成统一协调。

处方：大枣15g，陈皮10g，黄芩15g，苍术、白术各15g，白花蛇舌草20g，半枝莲20g。

方解：大枣益气，陈皮行气，黄芩清热进阴，苍术、白术健脾和中，白花蛇舌草、半枝莲抗癌。诸药合用，在益气健脾和胃的基础上，促使内在之精通过肺脾合降中将内升之阴化为无形之气，才能回归于阳。每日两次，服用七日。七日后停药，停药半月到我处复诊。患者双颈淋巴结已消失不见，且患者面色红润，自述已无任何不适。

让脏腑自行调理一段时间后，以达到阴阳脏腑功能平衡，也就是常说的"天人合一"。一般的癌症转移患者只有内在变化的发展中经过脏腑的迫降中，从癌症病变后的逆转变化中转逆为顺，才能使癌症从根本得到治疗。

这十五方剂看来没有特别之处，且配方看似平淡无奇，但它通过一系列方剂循序渐进的调理后，患者服后将不断向上升华的阴气化为无形之气回归于元阴元阳，从而促成脏腑阴阳协调发展并合为一体，达到治疗癌症的最终目的。

患者在我处治疗半年后，于2015年12月2日前去华西医院复查报告如下：双侧颈部及锁骨上区淋巴结、肝脏、胆道系统、胰腺、脾脏、肾脏未见明显异常。四川大学华西医院耳鼻喉镜检查报告单镜检所见：鼻咽部黏膜光滑，未见新生物；咽喉部未见异常。

溃疡型舌癌

溃疡型舌癌是因病程日久，治疗失误，造成局部或大面积溃烂。

溃疡型舌癌首方应在强肺养血滋阴的基础上，促使内在之阴从下获得生发后上济于阳，才能取得一定治疗效果。

首方应以贝母四物汤强化内在之精从下获得生发，从分离发展变化中从阴向阳过渡，可取得一定效果。

方一药物组成： 贝母　枳壳　当归　白芍　大黄　白花蛇舌草　半枝莲　黄芩　玉竹　石斛　生地黄

方解：贝母入肺，枳壳破积，当归补血，大黄降邪余之浊，白花蛇舌草、半枝莲抗癌，黄芩清热进阴，玉竹、石斛、生地黄滋阴。诸药合用，强化肺气清肃下行的同时，促使内在之阴从下生发回归于上。

每日两次，服用七日。

方二应在方一滋阴的基础上强肺益气破积，促使内在生发之阴在经过肺气肃降时化升为阳，才能为后期治疗打下基础。

方二药物组成： 贝母　党参　黄芪　枳壳　黄芩　白花蛇舌草　半枝莲　玉竹　石斛　生地黄　枸杞子

方解：贝母入肺，党参、黄芪益营卫之气，枳壳破积，黄芩清热进阴，白花蛇舌草、半枝莲抗癌，玉竹、石斛、生地黄滋阴。诸药合用，强化肺气清肃下行的同时，促使内在之精从阴直达于阳。

每日两次，服用七日。

通过上方化阴为阳后，下元已虚，再治时应在强肺益气的基础上回补下元，才能促使内在精气从下获得新的生发，为后期治疗打下基础。

方三药物组成： 贝母　党参　黄芪　怀山药　当归　白芍　大黄　白花蛇舌草　半枝莲　玉竹　石斛　生地黄　枸杞子　枳壳　黄芩

方解：贝母入肺，党参、黄芪益营卫之气，怀山药补脾肾之阳，大黄降邪余之浊，白花蛇舌草、半枝莲抗癌，玉竹、石斛、生地黄滋阴，枳壳破积，黄芩清热进阴。诸药合用，强化肺气清肃下行的同时，迫使内在生发之精从阴直达于阳。

每日两次，服用七日。

通过方三的治疗，内在生发之阴停留在下焦，为继续调剂生理发展平衡，再次治疗应在强肺益气、健脾补肾的基础上，使肾气获得新生，才能取得一定效果，为后期治疗打下基础。

方四药物组成： 贝母　党参　黄芪　苍术　白术　怀山药　山萸肉　牡丹皮　白芍　大黄　枳壳　黄芩　白花蛇舌草　半枝莲　玉竹　麦冬　生地黄　枸杞子

方解：贝母入肺，党参、黄芪益营卫之气，苍术、白术入脾胃和中，怀山药补脾肾之阳，山萸肉补肾，牡丹皮入血分，白芍入足厥阴肝经，大黄降邪余之浊，枳壳破积，黄芩清热进阴，白花蛇舌草、半枝莲抗癌，玉竹、麦冬、生地黄滋阴，枸杞子补肾。诸药合用，在脾胃分离的基础上，强化肺气清肃下行，促使内在之津直达于上。

每日两次，服用七日。

通过上方治疗，内在精气停留在营卫，为了继续调剂生理发展平衡，下方应在宁心健脾、益气养阴的基础上，使内升之阴在心脾合降中从分离发展变化后再次回归于阳，才能取得一定效果。

方五药物组成： 茯苓　党参　黄芪　砂仁　白豆蔻　枳壳　黄芩　白花蛇舌草　半枝莲　玉竹　麦冬　生地黄　枸杞子　人参

方解：茯苓宁心，党参、黄芪益营卫之气，砂仁、白豆蔻入脾胃和中，枳壳破积，黄芩清热进阴，白花蛇舌草、半枝莲抗癌，玉竹、麦冬、生地黄滋阴，枸杞子补肾，人参补元阴。诸药合用，在脾胃分离的基础上强化心脾气合降，促使内在之精从分离变化中回归于阳。

每日两次，服用七日。

通过上方引阴回阳后，下元又存在虚损，下方治疗应在宁心强肺益气补阴的基础上回补下元，才能取得一定效果，为后期治疗打下基础。

方六药物组成： 茯苓　贝母　党参　黄芪　怀山药　当归　枳壳　人参　黄芩　白花蛇舌草　半枝莲　玉竹　麦冬　生地黄　枸杞子

方解：茯苓宁心，贝母入肺，党参、黄芪益营卫之气，怀山药补脾肾之阳，当归补血，枳实破积，人参补元阴，黄芩清热进阴，白花蛇舌草、半枝莲抗癌，玉竹、麦冬、生地黄滋阴，枸杞子补肾。诸药合用，强化心肺气合降的同时，促使内在之精从阴直达于阳。

每日两次，服用七日。

经过上方阴阳气血同治后，内在精气停留在下焦，如不将内升之阴从阳气化，往往是癌症转移的起源，故下方治疗应在强心益气健脾破积的基础上，使内积之阴从分离发展变化中从阳气化后回归于阳，才能取得一定治疗效果。

方七药物组成：酸枣仁 柏子仁 党参 黄芪 砂仁 白豆蔻 黄连 枳壳 玄参 麦冬 玉竹 石斛 天冬 熟地黄 枸杞子 人参另服

方解：酸枣仁、柏子仁养心安神，党参、黄芪益营卫之气，砂仁、白豆蔻入脾胃和中，黄连清热，枳壳破积，玄参、麦冬、玉竹、石斛、天冬、熟地黄、枸杞子补五脏。诸药合用，在五脏同补的基础上强化心脾合降的同时，促使内在之精直达于上。

另用大剂量的人参与上方分开服，早上服主方，晚上服人参，每日各服一次，连服七日。

通过上方化阴为阳后，下元再次亏损，下方治疗应在益气强肺破积的基础上引阴上济，方能取得一定治疗效果。

方八药物组成：天麻 贝母 枳壳 黄芩 党参 黄芪 麦冬 生地黄 枸杞子 白花蛇舌草 半枝莲

方解：天麻益气，贝母入肺，枳实破积，黄芩清热进阴，党参、黄芪益营卫之气，麦冬、生地黄滋阴，枸杞子补肾，白花蛇舌草、半枝莲抗癌。诸药合用，强化肺气清肃下行的同时，促使内在之精从阴直达于上。

每日两次，服用七日。

方八将内升之阴化阴为阳后，下方治疗应将内升之津在脏腑再次发展变化中化为无形之气，才能为后期治疗打下基础。

方九： 瓜蒌皮　天花粉　苍术　白术　枳壳　黄芩　白花蛇舌草　半枝莲

方解：瓜蒌皮、天花粉润肺生津，苍术、白术入脾胃和中，枳壳破积，黄芩清热进阴，白花蛇舌草、半枝莲抗癌。诸药合用，强化肺气清肃下行的同时，促使内在之精直达于上。

每日两次，服用七日。

通过方九治疗后下元已虚，下方治疗应在强肺益气破积的基础上补阴，促使内升之津在分离发展变化中回阴上济。

方十： 贝母　党参　黄芪　陈皮　黄芩　白花蛇舌草　半枝莲　麦冬　生地黄　枸杞子

方解：贝母入肺，党参、黄芪益营卫之气，陈皮行气，黄芩清热进阴，白花蛇舌草、半枝莲抗癌，麦冬、生地黄滋阴，枸杞子补肾。诸药合用，强化肺气清肃下行的同时，促使内在之精直达于上。

每日两次，服用七日。

通过上方益气养阴后内升之津停留在中焦，下方治疗应在养心安神益气强肺的基础上引阴上济。

方十一： 酸枣仁　柏子仁　贝母　党参　黄芪　陈皮　黄芩　麦冬　生地黄　枸杞子　白花蛇舌草　半枝莲

方解：酸枣仁、柏子仁养心安神，贝母入肺，党参、黄芪益营卫之气，陈皮行气，黄芩清热进阴，麦冬、生地黄滋阴，枸杞子补肾，白花蛇舌草、半枝莲抗癌。诸药合用，强化心脾合降的同时，促使内在之精直达于阳。

每日两次，服用七日。

通过上方调理后内升之精停留在营卫，它既是精气生发的过渡，又往往是癌症转移的起源，下方治疗应将内升之阴化为无形之气，才能促使阴阳在对立发展中完成统一协调。

方十二：大枣 苍术 白术 陈皮 黄芩 白花蛇舌草 半枝莲

方解：大枣补中益气，苍术、白术入脾胃和中，陈皮行气，黄芩清热进阴，白花蛇舌草、半枝莲抗癌。诸药合用，在补中益气、强化肺气清肃下行的同时，促使内在之精从阴直达于阳。

每日两次，服用七日。七日后停药，让脏腑自行调理一段时间后，以达到阴阳平衡。

病案

刘某，男，63岁，仪陇县来仪乡大明六社人。

2005年1月以来，舌部疼痛，时好时发，8月份逐步加重，经某医院诊断为舌癌，治疗无效，前来求治。

初诊：9月中旬。患者自述，舌头疼痛，半年没治好。今年8月舌头好像长了一个坑，长约2厘米，宽1厘米，上面有一层白苔，刮不掉。患者面色赤黑，兼有头晕，脉率体温均正常，右寸、左关尺脉偏弱。治疗应以养阴降逆清热为主。

处方：贝母10g，木香15g，黄芩15g，丹参15g，赤芍15g，当归20g，白芍20g，玄参20g，麦冬20g，生地黄20g，大黄10g。

上方贝母配伍木香，强化肺气清肃下行，黄芩清热进阴，丹参、赤芍活血化瘀，当归、白芍、玄参、麦冬、生地黄守阴营，大黄降邪浊。诸药合用，可达到降逆、回阴的双重效果。

二诊：患者服后先上行，舌部刺痛减轻，溃烂面有所缩小，白色物未退。治以益气强肺养阴为主。

处方：贝母10g，陈皮10g，黄芩15g，党参30g，黄芪20g，丹参15g，赤芍15g，玄参20g，麦冬20g，生地黄20g。

三诊：患者一日两服，再诊时，疼痛有所减轻，溃烂面进一步缩小，白色物有所减退，为配合内在发展，再诊时以益气强肺，促进内在升发之阴从阳化为原则。

处方：贝母10g，陈皮10g，黄芩15g，党参30g，黄芪20g，丹参15g，赤芍20g。

上方贝母入肺经，党参、黄芪益营卫之气，配伍陈皮可强化肺气下行，黄芩清热进阴，丹参、赤芍活血化瘀。诸药合用，可在强化浊气下行的同时，促使内在升发之阴从阳气化后回归于上。

四诊：上方一日一服，患者服后，舌部溃烂及疼痛都有明显好转，为配合发展变化，用下方再治。

处方：茯苓15g，党参30g，黄芪20g，黄芩15g，贝母10g，陈皮10g，玄参20g，麦冬20g，生地黄30g，丹参15g，金银花10g。

五诊：上方一日两服，患者服后再诊时，舌部溃烂面消失，白色物进一步减退，疼痛基本消失，为配合内在发展变化，施用"肺脾合解增液汤"再治。

处方：瓜蒌皮10g，天花粉15g，陈皮10g，白术15g，黄芩15g，丹参15g，赤芍15g，金银花10g，连翘15g。

上方以瓜蒌皮天花粉入肺经，白术入脾，陈皮行气，丹参、赤芍活血化瘀，金银花、连翘清热解邪余之毒。诸药合用，在强化内升之阴从阳气化后达到化津为气的效果。

六诊：患者一日两服，再诊时，舌部溃烂面愈合，白色物消失，为配合内在发展，施用"补心生津汤"巩固疗效。

处方：酸枣仁10g，柏子仁10g，麦冬20g，贝母10g，党参30g，黄芪20g，陈皮10g，黄芩15g，玄参20g，天冬20g，生地黄30g。

七诊：上方以一日两服，7日后患者再诊，疗效巩固，以益气强肺，再强化内在生化之阴从阳气化。

处方：党参30g，黄芪20g，陈皮10g，黄芩15g贝母10g，金银花10g，连翘15g。

八诊：上方一日一服，再诊时以益气和中促进内生之精回归下元。

处方：党参30g，黄芪20g，陈皮10g，黄芩15g，白术15g，金银花10g。

九诊：上方以一日两服，为促进内在继续发展，再诊时以益气和中促进内闭之阴从阳回升。

处方：茯苓15g，党参30g，黄芪20g，陈皮10g，贝母10g，黄芩15g，金银花10g。

十诊：上方以7日为一疗程，患者服后疗效稳固，用下方作后期治疗。

处方：茯苓20g，党参30g，黄芪20g，陈皮10g，黄连10g，怀山药30g，白芍20g。

上方茯苓宁心，党参、黄芪益营卫之气，陈皮行气，怀山药补脾肾之阳，黄连清热进阴，白芍入肝升阴。诸药合用，可在益气补阳的基础上促进内在之阴从下由肝肾获得回升后，归于阳。

十一诊：上方一日一服，连服6日再治时，以益气回阳为原则，巩固疗效。

处方：党参30g，黄芪20g，陈皮10g，金银花15g，连翘15g，怀山药30g，当归20g。

患者服后，舌部病变获得痊愈，多年未见复发。

二十四、听力下降

听力下降是人体受内外因素影响，阴从肝肾生发时内在精气未经肾的周转越经直达于上，影响内在精气正常运行，阴盛于阳堵塞肾气生发和输布而造成听力下降。

治疗法则：调剂阴阳，促使阴阳发展平衡。

方一药物组成：远志 泽泻 牡丹皮 枳实 黄芩 苍术 白术 肉桂 附块 党参

方解：远志入心，泽泻利水，牡丹皮入血分，枳实破积，黄芩清热进阴，苍术、白术入脾胃和中，肉桂补肾阳，附块通肾经，党参补气。诸药合用，从新陈代谢分离中破阴升阳，促使内在之阳从阴不断分离中回归于阳。

每日两次，服用七日。七日后停药，让脏腑自行调理。

二十五、视力下降

视力下降多为内在之阴在某些内外因素的影响下，未通过脏腑正常的升清降浊而从肝直达于上。老年人是脏腑虚损后，在某些内外因素的影响下，内在之精从肝未经脏腑制约直达于上，导致视力下降。

治疗法则：强化滋阴，促使内在生化之阴通过脏腑一系列的合降中恢复正常。

急性（半月以内）服三日，慢性（半月以上）服七日。

方一药物组成： 贝母　当归　白芍　陈皮　黄芩　木贼　菊花　茵陈　大黄　生地黄　枸杞子

方解：贝母入肺，陈皮行气，当归养血，白芍入足厥阴肝经，生地黄、枸杞子滋阴，黄芩清热进阴，木贼疏风散热、解肌，菊花清目，茵陈除湿，大黄降邪余之浊。诸药合用，有强化肺气清肃下行的同时，促使内在之阴从下回归于上。

每日两次，服用七日。

方二在方一的基础上强肺益气养阴，促使内升之阴通过一系列分离发展变化回归于阳。

方二药物组成： 贝母　党参　黄芪　陈皮　黄芩　麦冬　玉竹　石斛　熟地黄　枸杞子　木贼　菊花　茵陈

方解：贝母入肺，党参、黄芪益营卫之气，陈皮行气，黄芩清热进阴，麦冬、玉竹、石斛、熟地黄、枸杞子补阴，木贼疏风散热、解肌，菊花清目，茵陈除湿，大黄降邪余之浊。诸药合用，在补阴的基础上，强化肺气清肃下行，促使内在之精从阴回归于阳。

每日两次，服用七日。

方三经过方二回阴上济后停留在营卫，下方治疗应在益气清热强肺的基础上，使内升之津从阳气化，通过分离发展变化后化为无形之气。

方三药物组成：党参 黄芪 陈皮 黄芩 瓜蒌皮 天花粉 木贼 菊花 茵陈

方解：党参、黄芪益营卫之气，陈皮行气，黄芩清热进阴，瓜蒌皮、天花粉润肺，木贼疏风散热、解肌，菊花清目，茵陈除湿。诸药合用，强化肺气清肃下行的同时，促使内在之精从阴回归于阳。

每日两次，服用七日。

通过方三治疗后下元阴偏虚，再治时应在强肺益气的基础上回补下元，才能促使脏腑协调发展。

方四药物组成：茯苓 党参 黄芪 陈皮 瓜蒌皮 天花粉 麦冬 玉竹 石斛 熟地黄 枸杞子 木贼 菊花 茵陈

方解：茯苓宁心，党参、黄芪益营卫之气，陈皮行气，瓜蒌皮、天花粉润肺，麦冬、玉竹、石斛、熟地黄、枸杞子补阴，木贼疏风散热、解肌，菊花清目，茵陈除湿。诸药合用，强化心肺清肃下行的同时，促使内在之精从阴回归于阳。

每日两次，服用七日。

通过上方治疗后，下元阴又偏虚，下方治疗应在益气强肺的基础上养阴上济。

方五药物组成：天麻 贝母 党参 黄芪 陈皮 木贼 菊花 茵陈 玉竹 石斛 熟地黄 枸杞子

方解：天麻益气，贝母入肺，党参、黄芪益营卫之气，陈皮行气，木贼疏风散热、解肌，菊花清目，茵陈除湿，玉竹、石斛、熟地黄滋阴，枸杞子补肾。诸药合用，强化肺气清肃下行的同时，促使内在之精从阴回归于阳。

每日两次，服用七日。

通过方五治疗后，内在之津停留在营卫，下方治疗应在养心安神益气健脾的基础上，促使内在之阴通过心脾分离发展变化后回归于阳。

方六药物组成：酸枣仁　柏子仁　远志　党参　黄芪　苍术　白术　玄参　麦冬　玉竹　石斛　熟地黄　枸杞子　木贼　菊花　茵陈

方解：酸枣仁、柏子仁、远志养心安神，党参、黄芪益营卫之气，苍术、白术入脾胃和中，玄参、麦冬、玉竹、石斛、熟地黄、枸杞子补阴，木贼疏风散热、解肌，菊花清目，茵陈除湿。诸药合用，通过脏腑相互生发后，内在生发之阴从阴向阳直达。

每日两次，服用七日。七日后停药，让脏腑自行调理一段时间后，以达到阴阳平衡。

脾胃部疾病

一、胃病

二、胃癌

三、胰腺炎

四、胰腺癌

一、胃病

胃病是许多与胃相关疾病的总称，需要辨证论治常见的胃病辨证有脾胃虚弱、胃阴不足、脾胃湿热、胃气不和、胃火旺等。其症状表现为上腹胃脘部不适、疼痛，饭后饱胀、嗳气、反酸，甚至恶心、呕吐等等。临床上常见的胃病有急性胃炎、慢性胃炎、胃溃疡、十二指肠溃疡、胃十二指肠复合溃疡、胃息肉、胃结石、胃的良恶性肿瘤，还有胃黏膜脱垂症、急性胃扩张、幽门梗阻等。

中气内虚型

中气虚，属气虚证的一种。

治疗法则：补中益气填肾，促使内在精气从肝肾回升后回归于中。

方一药物组成：党参　黄芪　砂仁　白豆蔻　怀山药　山萸肉　牡丹皮　白芍　大黄　陈皮　玉竹　石斛　熟地黄　黄芩

方解：党参、黄芪益营卫之气，砂仁、白豆蔻入脾胃和中，怀山药补脾肾之阳，山萸肉补肾，牡丹皮入血分，白芍入足厥阴肝经，大黄降邪余之浊，陈皮行气，玉竹、石斛、熟地黄滋阴，黄芩清热进阴。诸药合用，促使内在精气从肝肾生发后回归于中。

每日两次，服用七日。

方二在方一益气健脾、和中补肾的基础上，使内升之阴上行回归于营卫，为后期治疗打下基础。

方二药物组成：天麻　党参　黄芪　砂仁　白豆蔻　怀山药　山萸肉　牡丹皮　陈皮　黄芩　玉竹　石斛　熟地黄

方解：天麻益气，党参、黄芪益营卫之气，砂仁、白豆蔻入脾胃和中，怀山药补脾肾之阳，山萸肉补肾，牡丹皮入血分，陈皮行气，黄芩清热进阴，玉竹、石斛、熟地黄滋阴。诸药合用，在益气温阳和中的基础上，使内升之精回归于营卫。

每日两次，服用七日。

上方引阴上济后，下元可能出现亏损，再治时应在益气温阳的基础上回补下元，才能促使脏腑协调发展，为后期治疗打下基础。

方三药物组成： 天麻　人参　党参　黄芪　肉桂　当归　陈皮　黄芩　玉竹　石斛　熟地黄

方解： 天麻益气，人参补元阴，党参、黄芪益营卫之气，肉桂补脾肾之阳，当归补血，陈皮行气，黄芩清热进阴，玉竹、石斛、熟地黄滋阴。诸药合用，在益气补肾的基础上，促使内在之精回归于下元。

每日两次，服用七日。

上方回归于下元后，下方治疗应将内升之阴从阳，进入新的转折后才能为期治疗打下基础。

方四药物组成： 天麻　党参　黄芪　肉桂　山萸肉　牡丹皮　陈皮　黄芩　玉竹　石斛　熟地黄

方解： 天麻益气，党参、黄芪益营卫之气，肉桂补脾肾之阳，牡丹皮入血分，陈皮行气，黄芩清热进阴，玉竹、石斛、熟地黄滋阴。诸药合用，在强化内在生发之精从肾阴向肾阳过渡。

每日两次，服用七日。

内在生发之阴经过上方治疗后，下方治疗应在宁心益气健脾的基础上，促使内在生发之津经过心脾合降化阴为阳，为后期治疗打下基础。

方五药物组成： 茯苓　党参　黄芪　砂仁　白豆蔻　陈皮　玉竹　石斛　熟地黄　人参

方解：茯苓宁心，党参、黄芪益营卫之气，砂仁、白豆蔻入脾胃和中，陈皮行气，玉竹、石斛、熟地黄滋阴，人参补元阴。诸药合用，在脾胃分离的基础上强化心脾气合降的同时，促使内在之精直达于阳。

每日两次，服用七日。

通过上方治疗后下元偏虚，再治时应在宁心健脾益气的基础上回补下元，才能促使精气获得全面回升，为后期治疗打下基础。

方六药物组成：茯苓　党参　黄芪　砂仁　白豆蔻　怀山药　当归　陈皮　玉竹　石斛　熟地黄　人参

方解：茯苓宁心，党参、黄芪益营卫之气，砂仁、白豆蔻入脾胃和中，怀山药补脾肾之阳，当归补血，陈皮行气，玉竹、石斛、熟地黄滋阴，人参补元阴。诸药合用，在和中的基础上强化心脾合降，同时促使内在之精直达于阳。

每日两次，服用七日。

上方阴阳双补后，内在精气停留在下焦，为促使内在精气获得新的生发，再治时应在养心安神、健脾益气的基础上回补五脏之阴，促使内在精气从分离发展变化中回归于阳，从而使阴阳合二为一，达到最终治疗目的。

方七药物组成：酸枣仁　柏子仁　远志　党参　黄芪　砂仁　白豆蔻　黄连　玉竹　石斛　天冬　麦冬　熟地黄　玄参　陈皮

人参另服。

方解：酸枣仁、柏子仁养心安神，党参、黄芪益营卫之气，砂仁、白豆蔻入脾胃和中，黄连清热，玄参、玉竹、石斛、麦冬、天冬、熟地黄补五脏之阴，陈皮行气。诸药合用，在五脏同补的基础上强化心脾合降，同时促使内在之精直达于阳。

另用大剂量的人参与上方分开服，早上服主方，晚上服人参，每日各服一次，连服七日。病愈者应停药，未愈者则继续服用下列方剂。

下方治疗应在益气强肺的基础上养阴生津，促使内在之阴从下回升后回归于营卫。

方八药物组成： 天麻　贝母　党参　黄芪　陈皮　黄芩　玉竹　石斛　熟地黄

方解：天麻益气，贝母入肺，党参、黄芪益营卫之气，陈皮行气，黄芩清热进阴，玉竹、石斛、熟地黄滋阴。诸药合用，在分离发展变化中回归于阳。

每日两次，服用七日。

下方治疗应在益气、补肾之阴阳的同时侧重补肾阳，让内在生发之津通过一系列变化后回归于肾阳，达到最终治疗目的。

方九药物组成： 天麻　党参　黄芪　肉桂　山萸肉　牡丹皮　陈皮　黄芩　玉竹　石斛　熟地黄

方解：天麻益气，党参、黄芪益营卫之气，肉桂补脾肾之阳，山萸肉补肾，牡丹皮入血分，陈皮行气，黄芩清热进阴，玉竹、石斛、熟地黄滋阴。诸药合用，在强化肺气清肃下行的同时，促使内在之精从下回归于上。

每日两次，服用七日。七日后停药，让脏腑自行调理一段时间后，以达到阴阳平衡。

脾肾阳虚型

脾肾阳虚后阴阳相互失调从而使胃部产生以寒湿为主的一系列病理变化。

主症：口淡无味，脘腹胀疼，胃寒怕冷。

治疗原则：温补脾肾之阳，补气和中。

方一药物组成： 党参　黄芪　红、白豆蔻　肉桂　吴茱萸　山萸肉　白芍　大黄　陈皮

方解：党参、黄芪益营卫之气，红、白豆蔻温胃散寒，肉桂补脾肾之阳，吴茱萸去胃寒，山萸肉补肾，白芍入足厥阴肝经，大黄降邪余之浊，陈皮行气。诸药合用，在温胃散寒补肾的基础上，促使内在之阴从下回归于阳。

下方治疗应在益气温胃温阳的基础上回补下元。

方二药物组成： 天麻　党参　黄芪　红、白豆蔻　肉桂　吴茱萸　山萸肉　陈皮

方解：天麻益气，党参、黄芪益营卫之气，红、白豆蔻温胃散寒，肉桂补脾肾之阳，吴茱萸去胃寒，山萸肉补肾，陈皮行气。诸药合用，在温胃散寒补肾的基础上，强化内在之精回归于肾阳。

每日两次，服用七日。

经过方二引津上济后，下元亏损，再治时应在益气温阳养血滋阴的基础上回补元阳，为后期治疗打下基础。

方三药物组成： 党参　黄芪　肉桂　当归　玉竹　石斛　熟地黄　枸杞子　吴茱萸　小茴香　陈皮

方解：党参、黄芪益营卫之气，肉桂补脾肾之阳，当归补血，玉竹、石斛、熟地黄、枸杞子滋阴，吴茱萸去胃寒，山萸肉补肾，白芍入足厥阴肝经，大黄降邪余之浊，陈皮行气，小茴香和胃散寒，陈皮行气。诸药合用，在温胃散寒补肾的基础上，强化内升之津从下回升后直接回升于阳。

每日两次，服用七日。

通过方三治疗后，内在之津停留在下焦，下方治疗应在益气补肾温胃的基础上，促使内在生发之津回归于营卫，为后期治疗打下基础。

方四药物组成： 天麻　党参　黄芪　肉桂　山萸肉　玉竹　石斛　熟地黄　枸杞子　吴茱萸　小茴香　陈皮

方解：天麻益气，党参、黄芪益营卫之气，肉桂补脾肾之阳，山萸肉补肾，玉竹、石斛、熟地黄、枸杞子滋阴，吴茱萸去胃寒，小茴香和胃散寒，陈皮行气。诸药合用，在温胃散寒补肾的基础上，强化肺气清肃下行，同时促使内在之精直达营卫。

每日两次，服用七日。

通过方四治疗内升之津停留在下焦，再治时应在宁心健脾和中的基础上，促使内在之津在分离发展变化后回归于元阴。

方五药物组成： 茯苓　党参　黄芪　砂仁　白豆蔻　人参　玉竹　石斛　熟地黄　枸杞子　吴茱萸　小茴香　陈皮

方解：茯苓宁心，党参、黄芪益营卫之气，砂仁、白豆蔻入脾胃和中，人参补元阴，玉竹、石斛、熟地黄、枸杞子滋阴，吴茱萸散胃寒，小茴香和胃散寒，陈皮行气。诸药合用，在温胃散寒、补肾和中的基础上，强化心脾合降，促使内在之精直达于上。

每日两次，服用七日。

方五治疗后下元偏虚，为继续引阴上济，再治时应阴阳双补，才能为后期治疗打下基础。

方六药物组成： 茯苓　党参　黄芪　砂仁　白豆蔻　怀山药　当归　人参　玉竹　石斛　熟地黄　枸杞子　吴茱萸　小茴香　陈皮

方解：茯苓宁心，党参、黄芪益营卫之气，砂仁、白豆蔻入脾胃和中，怀山药补脾肾之阳，当归补血，玉竹、石斛、熟地黄、枸杞子滋阴，吴茱萸去胃寒，小茴香和胃散寒，陈皮行气。诸药合用，在温胃散寒、补肾和中的基础上，强化心脾合降，同时促使内在之精直达于上。

每日两次，服用七日。

通过方六阴阳双补后，内在精气停留在下焦，为促使内在精气获得新的生发，再治时应在养心安神、健脾益气的基础上回补五脏之阴，促使内在精气从分离发展变化中回归于阳，促成阴阳合二为一，达到最终治疗目的。

方七药物组成： 酸枣仁　柏子仁　党参　黄芪　砂仁　白豆蔻　黄连　陈皮　玉竹　石斛　麦冬　天冬　熟地黄　枸杞子　吴茱萸　小茴香

人参晚服。

方解：酸枣仁、柏子仁养心安神，党参、黄芪益营卫之气，砂仁、白豆蔻入脾胃和中，黄连清热，陈皮行气，玉竹、石斛、麦冬、天冬、熟地黄、枸杞子补五脏之阴，吴茱萸去胃寒，小茴香和胃散寒。诸药合用，在五脏同补的基础上，强化心脾合降的同时，促使内在之精直达于上。

另用大剂量的人参与上方分开服，早上服主方，晚上服人参，每日各服一次，连服七日。

中气下陷型

中气下陷型胃炎是由脾胃阴虚后所致阴阳升降失调，阴升受到一定限制，逐步产生中气下陷所出现的形体消瘦、多食易饥、下肢无力等病理变化。

主症：形体消瘦，食欲不振，食后饱胀，呃逆，上腹部疼痛，身体乏力，舌体胖大、苔白，脉沉无力。

治疗法则：补气填中，回补下元。

方一药物组成： 党参　黄芪　砂仁　白豆蔻　当归　白芍　玉竹　石斛　熟地黄　枸杞子　陈皮　大黄

方解：党参、黄芪益营卫之气，砂仁、白豆蔻入脾胃和中，当归补血，白芍入足厥阴肝经，玉竹、石斛、熟地黄、枸杞子滋阴，陈皮行气，大黄降邪余之浊。诸药合用，在补气和中的基础上，促使内在之阴从肝肾回升后归于中焦。

每日两次，服用七日。

方二应在方一补气填中的基础上，促使内在之阴在脾胃分离变化中回归于营卫。

方二药物组成： 天麻　党参　黄芪　砂仁　白豆蔻　怀山药　山萸肉　牡丹皮　陈皮　玉竹　石斛　熟地黄　枸杞子

方解：天麻补气，党参、黄芪益营卫之气，砂仁、白豆蔻入脾胃和中，怀山药补脾肾之阳，山萸肉补肾，牡丹皮入血分，陈皮行气，玉竹、石斛、熟地黄、枸杞子滋阴。诸药合用，在补气健脾的基础上，使内升之阴通过脾胃和解后回归于营卫。

每日两次，服用七日。

通过上方引阴上济后下元出现亏损，再治时应在益气温阳的基础上回补下元，才能促使脏腑协调发展，为后期治疗打下基础。

方三药物组成： 天麻　人参　党参　黄芪　肉桂　当归　玉竹　石斛　熟地黄　枸杞子　陈皮

方解：天麻补气，人参补元阴，党参、黄芪益营卫之气，肉桂补脾肾之阳，当归补血，玉竹、石斛、熟地黄、枸杞子滋阴，陈皮行气。诸药合用，在益气补肾的基础上，促使内在之精回归于下元。

每日两次，服用七日。

通过上方回归于下元后，下方治疗应将内升之阴从阳进入新的转折，为后期治疗打下基础。

方四药物组成： 天麻　党参　黄芪　肉桂　山萸肉　牡丹皮　玉竹　石斛　熟地黄　枸杞子　陈皮

方解：天麻补气，党参、黄芪益营卫之气，肉桂补脾肾之阳，山萸肉补肾，牡丹皮入血分，玉竹、石斛、熟地黄、枸杞子滋阴，陈皮行气。诸药合用，强化内在生发之精从肾阴向肾阳过渡。

每日两次，服用七日。

下方治疗应在宁心益气健脾的基础上，促使内在生发之津经过心脾合降化阴为阳，才能为后期治疗打下基础。

方五药物组成： 茯苓　党参　黄芪　砂仁　白豆蔻　人参　玉竹　石斛　熟地黄　枸杞子　陈皮

方解：茯苓宁心，党参、黄芪益营卫之气，砂仁、白豆蔻入脾胃和中，人参补元阴，玉竹、石斛、熟地黄、枸杞子滋阴，陈皮行气。诸药合用，在宁心健脾益气的基础上，使内升之阴从下直接回归于阳。

每日两次，服用七日。

上方治疗后，下元偏虚，再治时应在宁心健脾益气的基础上回补下元，才能促使精气获得全面回升，为后期治疗打下基础。

方六药物组成： 茯苓　党参　黄芪　砂仁　白豆蔻　人参　怀山药　当归　玉竹　石斛　熟地黄　枸杞子　陈皮

方解：茯苓宁心，党参、黄芪益营卫之气，砂仁、白豆蔻入脾胃和中，人参补元阴，怀山药补脾肾之阳，玉竹、石斛、熟地黄、枸杞子滋阴，陈皮行气。诸药合用，在和中的基础上强化内在之精从阴直达于阳。

每日两次，服用七日。

通过上方阴阳双补后，内在精气停留在下焦，为促使内在精气获得新的生发，再治时应在养心安神、健脾益气的基础上回补五脏之阴，促使内在精气从分离发展变化中回归于阳，从而达到阴阳合二为一，达到最终治疗目的。

方七药物组成： 酸枣仁　柏子仁　党参　黄芪　砂仁　白豆蔻　黄连　陈皮　玉竹　石斛　麦冬　天冬　熟地黄　枸杞子　吴茱萸　小茴香

人参晚服。

方解：酸枣仁、柏子仁养心安神，党参、黄芪益营卫之气，砂仁、白豆蔻入脾胃和中，黄连清热，陈皮行气，玉竹、石斛、麦冬、天冬、熟地黄、枸杞子补五脏之阴，吴茱萸去胃寒，小茴香和胃散寒。诸药合用，在五脏同补和中的基础上，强化心脾合降，同时促使内在之精直达于上。

另用大剂量的人参与上方分开服，早上服主方，晚上服人参，每日各服一次，连服七日。

胃气上逆型

胃气型胃炎是由中气内虚导致内在阴阳升降失调，内在精气在运行中产生气滞并积聚于中焦而产生脘腹胀痛、嗳气呃逆、食欲不振等系列病理变化。

主症：脘腹胀满，嗳气呃逆，食欲不振，食后更感脘腹胀痛不适，或恶心呕吐。

治疗法则：强化心脾合降，促使内闭之阴通过脾胃分离发展变化中回归于阳。

方一药物组成：茯苓　枳实　黄芩　砂仁　白豆蔻　当归　白芍　玉竹　石斛　熟地黄　枸杞子　厚朴　大腹皮

方解：茯苓宁心，枳实破邪瘀之气，黄芩清热进阴，砂仁、白豆蔻入脾胃和中，当归补血，白芍入足厥阴肝经，玉竹、石斛、熟地黄、枸杞子滋阴，厚朴消食健胃，大腹皮消腹胀。诸药合用，在宁心破积健脾的基础上，促使内在之阴从下回归于中焦。

每日两次，服用七日。

通过上方治疗后，内在之阴积聚于中焦，下方治疗应在润肺破积健脾的基础上将其化为无形之气。

方二药物组成：瓜蒌皮　天花粉　枳实　砂仁　白豆蔻　当归

方解：瓜蒌皮、天花粉润肺滋阴，枳实破邪瘀之气，砂仁、白豆蔻入脾胃和中，当归补血。诸药合用，促使内在生化之精通过肺脾合降，回归于营卫化为无形之气。

每日两次，服用七日。

通过方二治疗后，下元虚损，再治时应在益气健脾、和中破积的基础上，促使内在之阴从下回归于中焦。

方三药物组成：党参　黄芪　砂仁　白豆蔻　枳实　怀山药　山萸肉　白芍　大黄　牡丹皮　玉竹　石斛

方解：党参、黄芪益营卫之气，砂仁、白豆蔻入脾胃和中，枳实破邪瘀之气，怀山药补脾肾之阳，山萸肉补肾，白芍入足厥阴肝经，大黄降邪余之浊，牡丹皮入血分，玉竹、石斛滋阴。诸药合用，在健脾和中的基础上再次回归于中。

每日两次，服用七日。

通过方三治疗后下元不足，应再次回补下元，促使内在之阴通过脾胃合降回归于营卫，才能为后期治疗打下基础。

方四药物组成：贝母　党参　黄芪　枳实　山萸肉　白芍　大黄　砂仁　白豆蔻　玉竹　石斛　怀山药　牡丹皮

方解：贝母入肺，党参、黄芪益营卫之气，枳实破邪瘀之气，山萸肉补肾，白芍入足厥阴肝经，大黄降邪余之浊，砂仁、白豆蔻入脾胃和中，玉竹、石斛滋阴，怀山药补脾肾之阳，牡丹皮入血分。诸药合用，在和中的基础上，强化肺气清肃下行，促使内在之精直达于上。

每日两次，服用七日。

通过上方治疗后内升之阴停留在营卫，再治时应在宁心破积降逆的基础上，促使内在生发之阴经过脾胃合降再次回归于上。

方五药物组成：茯苓　党参　黄芪　砂仁　白豆蔻　枳实　人参　玉竹　石斛　熟地黄　枸杞子　大腹皮

方解：茯苓宁心，党参、黄芪益营卫之气，砂仁、白豆蔻入脾胃和中，枳实破邪瘀之气，人参补元阴，玉竹、石斛、熟地黄、枸杞子滋阴，大腹皮消腹胀。诸药合用，在宁心益气破积的基础上，促使内在生发之阴回归于元阴。

每日两次，服用七日。

通过方五治疗后下元又存在虚损，再治时应阴阳气血同补，才能为后期治疗打下基础。

方六药物组成：茯苓　党参　黄芪　砂仁　白豆蔻　人参　怀山药　当归　玉竹　石斛　熟地黄　枸杞子　枳实　大腹皮

方解：茯苓宁心，党参、黄芪益营卫之气，砂仁、白豆蔻入脾胃和中，人参补元阴，怀山药补脾肾之阳，当归补血，玉竹、石斛、熟地黄、枸杞子滋阴，大腹皮消腹胀。诸药合用，在气血阴阳同补的基础上，强化心脾合降，促使内在之精直达于上。

每日两次，服用七日。

通过上方阴阳双补后，内在精气停留在下焦，为促使内在精气获得新的生发，再治时应在养心安神、健脾益气的基础上回补五脏之阴，促使内在精气从分离发展变化中回归于阳。

方七药物组成：酸枣仁　柏子仁　党参　黄芪　砂仁　白豆蔻　黄连　枳实　玉竹　石斛　麦冬　天冬　熟地黄　枸杞子

人参晚上服。

方解：酸枣仁、柏子仁养心安神，党参、黄芪益营卫之气，砂仁、白豆蔻入脾胃和中，黄连清热，枳实破邪瘀之气，玉竹、石斛、麦冬、天冬、熟地黄、枸杞子补五脏之阴。诸药合用，强化内在生发之阴在分离发展变化中化为无形之气，回归于元阴元阳，达到最终治疗目的。

另用大剂量的人参与上方分开服，早上服主方，晚上服人参，每日各服一次，连服七日。

二、胃癌

胃癌是由于中气内虚，精气严重失调后导致脏腑精气逆转变化异常，再经过一系列变化后在胃部产生了积聚性变化的结果。

脾胃内在气化功能失职，所导致的逆转变化直接在胃部产生病理变化。

主症：胃胀、胃痛，痛时难忍，食少难消，来病突然，急速性加重。

治法：强化心脾清肃下行，健胃破积和中，养脏腑之阴。

方一药物组成：茯苓　枳实　砂仁　白豆蔻　黄芩　丹参　赤芍　当归　白芍　玉竹　石斛　熟地黄　枸杞子　白花蛇舌草　半枝莲

方解：茯苓宁心，枳实破邪瘀之气，砂仁、白豆蔻入脾胃和中，黄芩清热进阴，丹参、赤芍活血化瘀，当归补血，白芍入足厥阴肝经，玉竹、石斛、熟地黄、枸杞子滋阴，白花蛇舌草、半枝莲抗癌。诸药合用，在健脾破积、健胃和中的基础上，促使内在生发之阴在脏腑从分离变化中从下再次回归于阳。

慢性七日为一个疗程，急性三日为一个疗程。

经过上方治疗后内升之津停留在下焦，下方治疗应将内在生发之阴在分离发展变化中化为无形之气，为后期治疗打下基础。

方二药物组成：瓜蒌皮　天花粉　枳实　黄芩　砂仁　白豆蔻　白花蛇舌草半枝莲

方解：瓜蒌皮、天花粉润肺滋阴，枳实破邪瘀之气，黄芩清热进阴，砂仁、白豆蔻入脾胃和中，白花蛇舌草、半枝莲抗癌。诸药合用，在和中的基础上，强化肺气清肃下行，促使内在之津通过分离发展变化中化阴为阳。

慢性七日为一个疗程，急性三日为一个疗程。

通过上方治疗后下元虚损，再治时应在益气健脾破积的基础上回补下元，才能为后期治疗打下基础。

方三药物组成：党参　黄芪　砂仁　白豆蔻　牡丹皮　枳实　怀山药　山萸肉白芍　大黄　玉竹　石斛　熟地黄　枸杞子　白花蛇舌草　半枝莲

方解：党参、黄芪益营卫之气，砂仁、白豆蔻入脾胃和中，枳实破邪瘀之气，牡丹皮入血分，怀山药补脾肾之阳，山萸肉补肾，白芍入足厥阴肝经，大黄降邪余之浊，玉竹、石斛、熟地黄、枸杞子滋阴，白花蛇舌草、半枝莲抗癌。诸药合用，有强化内在精气从下获得新的回升，才能为后期治疗打下基础。

慢性七日为一个疗程，急性三日为一个疗程。

通过方三补中益气治疗后，内在精气停留在中焦，再治时应将内存之阴通过强肺益气破积治疗后回归于阳，为后续治疗打下基础。

服用方三后，效果明显者用方四①。

方四①药物组成： 贝母　牡丹皮　白芍　枳实　白花蛇舌草　半枝莲　大黄

方解：贝母入肺，牡丹皮入血分，白芍入足厥阴肝经，枳实破邪瘀之气，大黄降邪余之浊，白花蛇舌草、半枝莲抗癌。诸药合用，强化肺气清肃下行的同时，促使内在之精直达于上。

慢性七日为一个疗程，急性三日为一个疗程。

某些患者服用方三后，脉数增快，下肢软弱，下元虚损，再治时应在益气强肺和中的基础上回补下元，才能为后期治疗打下基础，故用方四②。

方四②药物组成： 贝母　党参　黄芪　砂仁　白豆蔻　牡丹皮　枳实　怀山药山萸肉　白芍　大黄　玉竹　石斛　熟地黄　枸杞子　白花蛇舌草　半枝莲

方解：贝母入肺，党参、黄芪益营卫之气，砂仁、白豆蔻入脾胃和中，枳实破邪瘀之气，牡丹皮入血分，怀山药补脾肾之阳，山萸肉补肾，白芍入足厥阴肝经，大黄降邪余之浊，玉竹、石斛、熟地黄、枸杞子滋阴，白花蛇舌草、半枝莲抗癌。诸药合用，有强化内在精气从下获得新的回升，才能为后期治疗打下基础。

慢性七日为一个疗程，急性三日为一个疗程。

服用方四①或方四②后，再治时共用方五，以宁心益气破积和中的基础上回补元阴。

方五药物组成： 茯苓　党参　黄芪　枳实　砂仁　白豆蔻　人参　白花蛇舌草半枝莲

方解：茯苓宁心，党参、黄芪益营卫之气，枳实破邪瘀之气，砂仁、白豆蔻入脾胃和中，人参补元阴，白花蛇舌草、半枝莲抗癌。诸药合用，在和中的基础上，强化心脾合降，促使内在之精回归于阳。

每日两次，服用七日。

经过方五治疗后，下元已虚，再治时应在上方加怀山药、当归组成十全大补汤，才能促使内在精气回升，为下方治疗打下基础。

方六药物组成： 茯苓　党参　黄芪　枳实　砂仁　白豆蔻　人参　怀山药　当归　白花蛇舌草　半枝莲

方解：茯苓宁心，党参、黄芪益营卫之气，枳实破邪瘀之气，砂仁、白豆蔻入脾胃和中，人参补元阴，怀山药补脾肾之阳，当归补血，白花蛇舌草、半枝莲抗癌。诸药合用，有促使内在元气从下获得巩固后，才能为后期根本性治疗打下基础。

每日两次，服用七日。

通过上方十全大补汤治疗后，内在生发之阴停留在下焦，再治时应强心健脾益气，补五脏之阴，促使内在精气在分离发展变化中化为无形之气，才能达到最终治疗目的。

方七药物组成： 酸枣仁　柏子仁　党参　黄芪　砂仁　白豆蔻　黄连　枳实　玉竹　石斛　麦冬　天冬　熟地黄　枸杞子　丹参　赤芍　白花蛇舌草　半枝莲　人参晚上服。

方解：酸枣仁、柏子仁养心安神，党参、黄芪益营卫之气，砂仁、白豆蔻入脾胃和中，黄连清热，枳实破邪瘀之气，玉竹、石斛、麦冬、天冬、熟地黄、枸杞子补五脏之阴，丹参、赤芍活血化瘀，白花蛇舌草、半枝莲抗癌。诸药合用，在五脏同补和中的基础上，强化心脾合降，促使内在之精直达于上。

另用大剂量的人参与上方分开服，早上服主方，晚上服人参，每日各服一次，连服七日。服七日后停药，随症治疗。

病案

曹某，男，60岁，仪陇县保平乡人。初诊时间：2000年3月19日。

1998年冬，因胃痛腹胀，经多方治疗无效，后经北京某医院治疗无效，又经北京某肿瘤医院诊断为胃癌，手术切除后，因血压过低，仅化疗三次，于

2000年3月复发，重危。经人介绍，前来我处求治。1999年3月24日镜检诊断：胃体癌，胃窦小弯已受侵。1999年3月26日。超声诊断：胃体后坐偏小弯倒座增厚性改变Ca。1999年4月5日行胃癌根治术。患者近半月来出现胃部胀痛，症状和手术前基本相同，患者面色赤黑，四肢无力，头晕，口干不多饮，舌质淡，脉沉细，体温、脉率基本正常。

处方：四君地黄汤。茯苓15g，党参30g，黄芪20g，黄芩15g，牡丹皮10g，枳实15g，怀山药30g，砂仁15g，白豆蔻15g，玉竹15g，熟地黄30g，山萸肉20g，白芍20g，枸杞子20g。

方解：茯苓、党参、黄芪、砂仁、白豆蔻有补中益气之功，配伍牡丹皮，枳实入气血，同时有破邪瘀之气，怀山药补脾肾之阳，熟地黄、枸杞子、山萸肉补肾阴不足，白芍入肝升阴。诸药合用，可补益中气，在获得生化的同时，从下由肝肾获得回升后，逐步由经络转归于上。

二诊：3月26日。各症状有所减轻，呈头晕，下肢偏软，无力，用下方再治。

处方：茯苓15g，党参30g，黄芪20g，枳实15g，黄芩15g，砂仁15g，白豆蔻15g，丹参20g，赤芍15g，熟地黄30g，枸杞子20g，人参25g。

方解：茯苓、党参、黄芪补营卫之气，配伍枳实，破邪余之积，同时可强化治上，砂仁、白豆蔻健胃和中，丹参赤芍活血行瘀，熟地黄、枸杞子、人参滋阴调元阴不足。诸药合用，可在强化中气从下由阴逐步上行时，配和中气回升，同时可合解上方，阴阳两补，由内在生发之阴，达到阴从阳化的效果。

三诊：4月3日。患者服后，诸症减轻。

处方：茯苓15g，党参30g，黄芪20g，枳实15g，黄芩15g，砂仁15g，白豆蔻15g，怀山药30g，当归20g，熟地黄30g，枸杞子20g，人参30g。

方解：从药物上看，不过多怀山药、当归，但实际上与上方完全不同，它属于十全大补回精汤，阴阳双补，重在治下元。大多数癌症患者一旦复发，多由下元损伤，导致阴阳失调，治疗后，当内在之阴重新获得回升，必须经过阴阳两治，才能巩固疗效。

四诊：4月9日。患者面色红润，脉象有力，但出现头晕，脘腹略有胀满感，笔者认为，经过上几个疗程，强化回补下元后，内在精气虽然已经获得重新升化，但积聚于下焦或中焦，本疗程必须把积聚于下焦还处于回升中的精气继续向上运行，才能达到治疗的目的。因此，笔者施用为四疗程的主要方剂：

处方：单十带脏方加减。茯苓15g，泽泻15g，牡丹皮10g，枳实15g，黄芩15g，党参30g，黄芪20g，白术15g，白芍20g，玉竹15g，黄精15g，砂仁15g，白豆蔻15g，怀山药30g，山萸肉20g，枸杞子20g，熟地黄30g。

方解：泽泻、牡丹皮、枳实、黄芩合用，具有可为内在精气回升排除内外之障碍，枳实有破邪瘀之气，白术、白芍、玉竹、黄精、怀山药、熟地黄、山萸肉、枸杞子合用，具有五脏同补，再配伍茯苓宁心，党参、黄芪补营卫之气。诸药合用，可在强化心脾的基础上，把内在处于不断回升的精气从下再逐步回升于心脾。

五诊：4月16日。除略感乏力外，无不适感。再使用三诊方，即"十全大补回精汤"重服1剂后，表现良好。

六诊：4月26日。患者面色红润，脉象有力，无不适。为了巩固疗效，不至于邪气分化（即癌症转移），用下方再治。

处方：酸枣仁10g，柏子仁10g，远志15g，枳实15g，黄连10g，党参30g，黄芪20g，砂仁15g，白豆蔻15g，天冬20g，麦冬20g，玉竹15g，石斛15g，熟地黄30g，枸杞子30g。

另用大剂量人参50g错时服用。

方解：酸枣仁、柏子仁、远志入心，配伍党参、黄芪入营卫，砂仁、白豆蔻和中，枳实化邪瘀之气，同时具有强化心阳回升之功，方中再配伍天冬、麦冬、玉竹、石斛、熟地黄、枸杞子具有补五脏之阴，黄连清热进阴。诸药合用，使内在所发之阴带强制性回归于心脾，以巩固疗效，达到治疗目的。所谓错时服，即早上服方剂药，傍晚服人参，此例患者本属阴虚，在上方调阳的同时，不另服人参，当心阳回升时，便是阴虚演变开始。

七诊：患者服后，再诊时无任何症状，属正常变化。笔者认为，内在精气运行已暂时必展平衡，暂停治疗，让脏腑进行自调。

八诊：2000年6月3日。患者由于劳累过度，又感到脘腹部发胀，不适，再诊时，体温、脉搏、脉象均属正常，用下方作为主方。

处方：茯苓15g，党参30g，黄芪20g，牡丹皮10g，枳壳15g，黄芩15g，怀山药30g，砂仁15g，白豆蔻15g，玉竹15g，石斛15g，山萸肉20g，枸杞子20g，白芍20g。

上方系"四君地黄汤"，患者服后，又获得很好的效果。

九诊：7月2日。患者服胀已减，脉平，再用下方作为后期治疗。

处方：瓜蒌皮15g，天花粉15g，枳壳15g，黄芩15g，砂仁15g，白豆蔻15g，丹参20g，赤芍15g。

方解：上方系化解方，此例患者通过一系列调阴和阴阳两补后，脏腑已经产生了一股不断向上发展的内升之阴，必须经过合解化解后，方能完成阴阳在对立发展中达到统一协调。方中瓜蒌皮、天花粉入肺，以增强肺气清肃下行，黄芩清热进阴，砂仁、白豆蔻入脾胃，配伍枳壳行气，有强化肺气合降之功。诸药合用，可在强化补中益肾后，使脏腑已经回升的精气通过肺脾合降后，化为无形之气，回归元阴、元阳。达到痊愈的目的。患者服后，至今二十多年未见复发，目前已能从事体力劳动。

三、胰腺炎

胰腺炎是人体受到内外因素的影响，阴阳失衡，导致胰腺出现水肿、充血，或出血、坏死的病理现象。临床上出现腹痛、腹胀、恶心、呕吐、发热等症状。治疗法则是调剂阴阳，通过内在生化促使阴阳发展平衡，从而达到治愈的目的。

中医在治疗胰腺炎方面是通过辨证施治，比较常见的一种证型是胃肠湿热，所以用通腑泄浊的方法；还有一部分患者是肝胆湿热型，通过清肝利胆通腑来治疗胰腺炎。

方一药物组成：茯苓　青皮　陈皮　黄芩　砂仁　白豆蔻　当归　白芍　玉竹　石斛　熟地黄　枸杞子

方解：茯苓宁心，青皮、陈皮行气，黄芩清热进阴，砂仁、白豆蔻入脾胃和中，当归补血，白芍入足厥阴肝经，玉竹、石斛、熟地黄、枸杞子滋阴。诸药合用，在宁心健脾的基础上，促使内在之阴从下经过分离性发展变化的同时回归于中焦。

每日两次，服用七日。

通过上方治疗后内在之阴积聚于中焦，下方治疗应在润肺破积健脾的基础上化为无形之气。

方二药物组成：瓜蒌皮　天花粉　青皮　陈皮　黄芩　砂仁　白豆蔻　当归

方解：瓜蒌皮、天花粉润肺滋阴，青皮、陈皮行气，黄芩清热进阴，砂仁、白豆蔻入脾胃和中，当归补血。诸药合用，促使内在生化之精在肺脾合降中回归于营卫，化为无形之气。

每日两次，服用七日。

通过方二治疗后，下元虚损，再治时应在益气健脾和中的基础上，促使内在之阴从下回归于中焦。

方三药物组成：党参　黄芪　砂仁　白豆蔻　青皮　陈皮　黄芩　怀山药　山萸肉　白芍　大黄　牡丹皮　玉竹　石斛

方解：党参、黄芪益营卫之气，砂仁、白豆蔻入脾胃和中，青皮、陈皮行气，黄芩清热进阴，怀山药补脾肾之阳，山萸肉补肾，白芍入足厥阴肝经，牡丹皮入血分，玉竹、石斛滋阴。诸药合用，在健脾和中的基础上使内在之阴再次回归于中。

每日两次，服用七日。

通过方三治疗后下元不足，应再次回补下元，促使内在之阴通过脾胃合降回归于营卫，才能为后期治疗打下基础。

方四药物组成：贝母　党参　黄芪　黄芩　青皮　陈皮　山萸肉　白芍　大黄　砂仁　白豆蔻　玉竹　石斛　怀山药　牡丹皮

方解：贝母入肺，党参、黄芪益营卫之气，黄芩清热进阴，青皮、陈皮行气，山萸肉补肾，白芍入足厥阴肝经，大黄降邪余之浊，砂仁、白豆蔻入脾胃和中，玉竹、石斛滋阴，怀山药补脾肾之阳，牡丹皮入血分。诸药合用，在和中的基础上强化肺气清肃下行，促使内在生发之阴经过肺脾合降回归于营卫。

每日两次，服用七日。

通过上方治疗后内升之阴停留在营卫，再治时应在宁心益气的基础上，促使内在生发之阴经过脾胃合降时化之为阳，才能回归于上。

方五药物组成：茯苓　党参　黄芪　砂仁　白豆蔻　青皮　陈皮　黄芩　人参　玉竹　石斛　熟地黄　枸杞子

方解：茯苓宁心，党参、黄芪益营卫之气，砂仁、白豆蔻入脾胃和中，青皮、陈皮行气，黄芩清热进阴，人参补元阴，玉竹、石斛、熟地黄、枸杞子滋阴。诸药合用，在宁心益气的基础上，促使内在生发之阴化为无形之气回归于元阴。

每日两次，服用七日。

通过上方治疗后下元又存在虚损，再治时应阴阳气血同补，才能为后期治疗打下基础。

方六药物组成：茯苓　党参　黄芪　砂仁　白豆蔻　人参　怀山药　当归　玉竹　石斛　熟地黄　枸杞子　青皮　陈皮　黄芩

方解：茯苓宁心，党参、黄芪益营卫之气，砂仁、白豆蔻入脾胃和中，人参补元阴，怀山药补脾肾之阳，当归补血，玉竹、石斛、熟地黄、枸杞子滋阴，青皮、陈皮行气，黄芩清热进阴。诸药合用，在气血阴阳同补的基础上，强化心脾合降，促使内在精气巩固后，为后期治疗打下基础。

每日两次，服用七日。

通过上方阴阳双补后，内在精气停留在下焦，为促使内在精气获得新的生发，再治时应在养心安神、健脾益气的基础上回补五脏之阴，促使内在精气从分离发展变化中回归于阳。

方七药物组成： 酸枣仁　柏子仁　党参　黄芪　砂仁　白豆蔻　黄连　青皮　陈皮　玉竹　石斛　麦冬　天冬　熟地黄　枸杞子

人参晚上另服。

方解：酸枣仁、柏子仁养心安神，党参、黄芪益营卫之气，砂仁、白豆蔻入脾胃和中，黄连清热，青皮、陈皮行气，玉竹、石斛、麦冬、天冬、熟地黄、枸杞子补五脏之阴。诸药合用，在五脏同补和中的基础上，强化心脾合降，促使内在之精直达于上。

另用大剂量的人参与上方分开服，早上服主方，晚上服人参，每日各服一次，连服七日。有促使阴阳在内在变化中促成阴阳合二为一，达到最终的治疗目的。

四、胰腺癌

胰腺癌在中医临床多属于"积聚""黄疸"范畴。祖国医学认为肝气郁结，气机不畅，故见腹痛、脘腹不适、胀满；肝气犯脾，脾气虚弱，故见食欲不振、消瘦乏力、腹泻；脾虚生湿，湿郁化热，热毒内蓄，则发为黄疸，病程迁延日久，气滞血瘀，热毒内结，则见腹块。胰腺癌的主要症状是上腹部不舒服。有些患者可能会出现消化不良，食欲不好，或者一段时间内不明原因地出现体重明显下降。部分患者会有疼痛，疼痛与否和肿瘤的位置以及大小有关系，或某些是腹部、腰部的疾病，必须与胰腺癌加以分别。肿瘤的疼痛有持续性加重，其他病没有持续性或加重，处于时起时伏。

治疗法则：强化心脾合降，促使内在精气从逆转中再次通过分离发展变化，经过脏腑一系列强制性调剂后回归到正常运行。

治疗首方应在宁心破积、健脾养阴的基础上，使内闭之阴通过脏腑从分离发展中再次发展平衡。

方一药物组成：茯苓　枳实　黄芩　砂仁　白豆蔻　当归　白芍　玉竹　石斛　熟地黄　枸杞子　白花蛇舌草　半枝莲

方解：茯苓宁心，枳实破邪瘀之气，黄芩清热进阴，砂仁、白豆蔻入脾胃和中，当归补血，白芍入足厥阴肝经，玉竹、石斛、熟地黄、枸杞子滋阴，白花蛇舌草、半枝莲抗癌。诸药合用，在宁心健脾、破积养阴的基础上，促使内在精气重新获得生发后回归于中焦。

每日两次，服用七日。

通过上方治疗后内在之阴积聚于中焦，下方治疗应在润肺破积健脾的基础上将内在生发之阴化为无形之气。

方二药物组成：瓜蒌皮　天花粉　枳实　砂仁　白豆蔻　当归　黄芩　白花蛇舌草　半枝莲

方解：瓜蒌、天花粉润肺滋阴，枳实破邪瘀之气，砂仁、白豆蔻入脾胃和中，当归补血，白花蛇舌草、半枝莲抗癌。诸药合用，有促使内在生化之精通过肺脾合降中化为无形之气。

每日两次，服用七日。

通过方二治疗后，下元虚损，再治时应在益气健脾、和中破积的基础上，促使内在之阴从下回归于中焦。

方三药物组成：党参　黄芪　砂仁　白豆蔻　枳实　怀山药　山萸肉　白芍　大黄　牡丹皮　玉竹　石斛　白花蛇舌草　半枝莲

方解：党参、黄芪益营卫之气，砂仁、白豆蔻入脾胃和中，枳实破邪瘀之气，怀山药补脾肾之阳，山萸肉补肾，白芍入足厥阴肝经，大黄降邪余之浊，牡丹皮入血分，玉竹、石斛滋阴，白花蛇舌草、半枝莲抗癌。诸药合用，在和中的基础上，强化肺气清肃下行，促使内在精气再次获得回升。

每日两次，服用七日。

通过上方治疗后，内在生发之津停留在中焦，再治时应在强肺破积守阴的基础上，促使内在生发之阴从分离发展变化中从下向阳直接过渡。

方四药物组成：贝母　枳实　白芍　大黄　黄芩　白花蛇舌草　半枝莲

方解：贝母入肺，枳实破邪瘀之气，白芍入足厥阴肝经，大黄降邪余之浊，黄芩清热进阴，白花蛇舌草、半枝莲抗癌。诸药合用，强化肺气清肃下行的同时，促使内在之精向阳直接过渡。

每日两次，服用七日。

通过上方治疗后，内在生发之津停留在营卫，再治时应在宁心益气、健胃破积的基础上回补元阴，才能为后期治疗打下基础。

方五药物组成：茯苓　党参　黄芪　砂仁　白豆蔻　枳实　人参　玉竹　石斛　熟地黄　枸杞子　白花蛇舌草　半枝莲

方解：茯苓宁心，党参、黄芪益营卫之气，砂仁、白豆蔻入脾胃和中，枳实破邪瘀之气，人参补元阴，玉竹、石斛、熟地黄、枸杞子滋阴，白花蛇舌草、半枝莲抗癌。诸药合用，在宁心益气破积的基础上，促使内在生发之阴回归于元阴。

每日两次，服用七日。

通过上方治疗后下元又存在虚损，再治时应阴阳气血同补，才能为后期治疗打下基础。

方六药物组成：茯苓　党参　黄芪　砂仁　白豆蔻　人参　怀山药　当归　玉竹　石斛　熟地黄　枸杞子　枳实　白花蛇舌草　半枝莲

方解：茯苓宁心，党参、黄芪益营卫之气，砂仁、白豆蔻入脾胃和中，人参补元阴，怀山药补脾肾之阳，当归补血，玉竹、石斛、熟地黄、枸杞子滋阴，枳实破邪瘀之气，白花蛇舌草、半枝莲抗癌。诸药合用，在气血阴阳同补的基础上，强化心脾合降，促使内在之精向阳过渡。

每日两次，服用七日。

通过上方阴阳双补后，内在精气停留在下焦，为促使内在精气获得新的生发，再治时应在养心安神、健脾益气的基础上回补五脏之阴，促使内在精气从分离发展变化中回归于阳。

方七药物组成：酸枣仁　柏子仁　党参　黄芪　砂仁　白豆蔻　黄连　枳实玉竹　石斛　麦冬　天冬　熟地黄　枸杞子　白花蛇舌草　半枝莲

人参晚服。

方解：酸枣仁、柏子仁养心安神，党参、黄芪益营卫之气，砂仁、白豆蔻入脾胃和中，黄连清热，枳实破邪瘀之气，玉竹、石斛、麦冬、天冬、熟地黄、枸杞子补五脏之阴，白花蛇舌草、半枝莲抗癌。诸药合用，在五脏同补和中的基础上，强化心脾合降，促使内在生发之阴向阳直接过渡。

另用大剂量的人参与上方分开服，早上服主方，晚上服人参，每日各服一次，连服七日。

通过上方治疗，内在精气从阴向阳生化后，下元又存在亏损，再治时应在益气强肺的基础上回补下元，才能为后期治疗打下基础。

方八药物组成：天麻　贝母　党参　黄芩　白花蛇舌草　半枝莲　枳实　黄芪玉竹　石斛　熟地黄　枸杞子　丹参

方解：天麻益气，贝母入肺，党参、黄芪益营卫之气，白花蛇舌草、半枝莲抗癌，枳实破邪瘀之气，黄芪补气，玉竹、石斛、熟地黄、枸杞子滋阴，丹参活血。诸药合用，在强肺益气破积的基础上，促使内在之阴从阴上济于阳。

每日两次，服用七日。

通过上方治疗，内在生发之津停留在营卫，再治时应在强肺破积清热的基础上，促使内在生发之阴化为无形之气，才能为后期治疗打下基础。

方九药物组成：瓜蒌皮 天花粉 枳实 黄芩 白花蛇舌草 半枝莲 丹参

方解：瓜蒌皮、天花粉润肺滋阴，枳实破邪瘀之气，黄芩清热进阴，白花蛇舌草、半枝莲抗癌，丹参活血。诸药合用，强化肺气清肃下行的同时，促使内在之精从分离发展变化中回归于阳。

每日两次，服用七日。

通过上方治疗，内在生发之津逐步减弱，再治时应在强肺益气的基础上再次滋阴上济，为后期治疗打下基础。

根据临床实践，内在精气生发从阴向阳过渡时，每向上进一层，行气药就退一层，能促使内升之阴越经向上生发，因此上方行气药用枳实，下方行气药只施用枳壳，由此类推，以下不再做详解。

方十药物组成：贝母 党参 黄芪 枳壳 黄芩 白花蛇舌草 半枝莲 丹参 赤芍 玉竹 石斛 熟地黄 枸杞子

方解：贝母入肺，党参、黄芪益营卫之气，黄芩清热进阴，枳壳破积，白花蛇舌草、半枝莲抗癌，丹参活血，赤芍活血行瘀，玉竹、石斛、熟地黄、枸杞子滋阴。诸药合用，在强肺益气的基础上，促使内在生发之阴从下回归后上济于阳。

每日两次，服用七日。

经过上方治疗后，内在生发之津停留在营卫，再治时应在养心安神、益气强肺的基础上，通过脏腑分离发展变化，使其回归于下元。

方十一药物组成：酸枣仁 柏子仁 党参 黄芪 贝母 枳壳 黄芩 玉竹 石斛 熟地黄 枸杞子 白花蛇舌草 半枝莲

方解：酸枣仁、柏子仁养心安神，党参、黄芪益营卫之气，贝母入肺，枳壳破积，黄芩清热进阴，玉竹、石斛、熟地黄、枸杞子滋阴，白花蛇舌草、半枝莲抗癌。该方将内在升发之阴化为无形之气，为后期治疗打下基础。

每日两次，服用七日。

通过上方治疗，内在生发之津停留在下焦，再治时应在益气健脾破积的基础上，促使内在生发之阴化为无形之气，再次为后期治疗打下基础。

方十二药物组成： 大枣　枳壳　黄芩　苍术　白术　白花蛇舌草　半枝莲　丹参　赤芍

方解：大枣补中益气，枳壳破积，黄芩清热，苍术、白术入脾胃和中，白花蛇舌草、半枝莲抗癌，丹参活血，赤芍活血行瘀。诸药合用，通过补中益气、强化肺气清肃下行，促使内在之精从阴向阳过渡。

每日两次，服用七日。

通过上方治疗后，内在生发之津停留在营卫，再治时应在强肺益气养阴的基础上，促使内在生发之阴回归于阳，为后期治疗打下基础。

方十三药物组成： 贝母　党参　黄芪　陈皮　黄芩　丹参　赤芍　玉竹　石斛　熟地黄　枸杞子　白花蛇舌草　半枝莲

方解：贝母入肺，党参、黄芪益营卫之气，陈皮行气，丹参活血，赤芍活血行瘀，玉竹、石斛、熟地黄、枸杞子滋阴，白花蛇舌草、半枝莲抗癌。诸药合用，在强化肺气清肃下行的同时，促使内在之精从阴向阳过渡。

每日两次，服用七日。

通过上方治疗，内在生发之阴积聚于营卫，再治时应在养心安神、益气强肺的基础上，促使内在生发之阴上济于阳。

方十四药物组成： 酸枣仁　柏子仁　党参　黄芪　贝母　陈皮　黄芩　玉竹　石斛　熟地黄　枸杞子　白花蛇舌草　半枝莲

方解：酸枣仁、柏子仁养心安神，党参、黄芪益营卫之气，贝母入肺，陈皮行气，黄芩清热进阴，玉竹、石斛、熟地黄、枸杞子滋阴，白花蛇舌草、半枝莲抗癌。诸药合用，在强化心脾合降的同时，促使内在之阴向阳过渡。

每日两次，服用七日。

通过上方治疗，内在生发之阴停留在营卫，再治时应益气健脾、行气清热，促使内升之阴在脏腑分离发展变化中化为无形之气，才能达到最终的治疗目的。

方十五药物组成： 大枣　陈皮　黄芩　苍术　白术　丹参　赤芍　白花蛇舌草　半枝莲

方解：大枣补中益气，陈皮行气，黄芩清热，苍术、白术入脾胃和中，丹参活血，赤芍活血行瘀，白花蛇舌草、半枝莲抗癌。诸药合用，通过补中益气、强化肺气清肃下行，促使内在之精从阴直达于阳。

每日两次，服用七日。七日后停药，让脏腑自行调理一段时间，以达到阴阳平衡。

肾部疾病

一、慢性肾小球肾炎

二、尿毒症

三、肾病综合征

四、肾结石（及膀胱结石、尿路结石）

五、肾萎缩

六、遗尿

七、膀胱癌

八、肾衰竭

九、前列腺增生

十、阳痿

十一、遗精

十二、痛经

十三、病理性白带

十四、闭经

十五、月经失调

十六、盆腔炎

十七、卵巢囊肿

十八、颈椎病

十九、肩周炎

二十、腰痛

二十一、腰椎间盘突出

二十二、强直性脊椎炎

二十三、坐骨神经痛

二十四、风湿关节炎

二十五、痛风

二十六、骨质增生

一、慢性肾小球肾炎

慢性肾小球肾炎，中医上属于水肿、虚劳、腰痛等范畴，中医以临床不同的特点来进行辨证治疗。慢性肾小球肾炎的患者多数起病隐匿，临床表现多样化，早期仅能通过尿液等相关检查提示异常，而无任何自觉症状，随着病情缓慢发展及加重，患者可能表现出乏力，疲倦感，腰酸痛，食欲减退，水肿可表现在脸部、手部、脚部和腹部，血压升高，肉眼可见可乐色或粉红色尿液，或检查镜下血尿。

其病机为人体受到内外因素的影响，脏腑阴阳发展不平衡，经过脏腑一系列慢性变化，肾脏系列严重失衡。

治疗法则：调剂肾脏重新获得生发，在内在精气运行后，脏腑阴阳获得发展平衡，肾病也在变化中获得治愈。

阴阳两虚型

由于急性肾小球肾炎在治疗中失误，逐步发展为慢性肾小球肾炎导致阴阳两虚，或病情发展急速导致肾阴阳两虚。

主症：四肢乏力，腰酸疼，下肢虚肿，脉缓，或左手关尺脉偏弱。

治疗法则：从阴求阳，补肾，利湿。

方一药物组成：肉桂　苍术　白术　陈皮　黄柏　茵陈　当归　白芍　熟地黄　枸杞子　人参　车前子　冬瓜皮

方解：肉桂补脾肾之阳，苍术、白术健脾和中，当归补血，白芍入足厥阴肝经，熟地黄、枸杞子滋阴，陈皮行气，黄柏清热进阴，茵陈清热利湿，车前子、冬瓜皮利湿消肿，人参补元阴。诸药合用，在温阳健脾的基础上，促使内在精气从肝肾回升，经过脏腑分离发展变化，回归于阳。

每日两次，服用七日。

方二在方一的基础上应以益气健脾利湿回补下元，获得新的生发，为后期治疗打下基础。

方二药物组成： 肉桂　苍术　白术　陈皮　黄柏　茵陈　党参　黄芪　当归　白芍　熟地黄　枸杞子　人参　车前子　冬瓜皮

方解：肉桂补脾肾之阳，苍术、白术健脾和中，党参、黄芪益营卫之气，当归补血，白芍入足厥阴肝经，熟地黄、枸杞子滋阴，陈皮行气，黄柏清热进阴，茵陈清热利湿，车前子、冬瓜皮利湿消肿，人参补元阴。诸药合用，在益气健脾的基础上，促使内在精气从肝肾回升后再次回归于阳。

每日两次，服用七日。

通过方二治疗后，内在生发之津停留在下焦，再治时应益气健脾、温阳补肾，促使内在生发之阴回归于上。

方三药物组成： 天麻　党参　黄芪　山萸肉　牡丹皮　白芍　肉桂　苍术　白术　陈皮　黄芩　熟地黄　枸杞子　车前子　冬瓜皮　茵陈

方解：天麻补气，党参、黄芪益营卫之气，山萸肉补肾，牡丹皮入血分，白芍入足厥阴肝经，肉桂补脾肾之阳，苍术、白术健脾和中，陈皮行气，黄芩清热进阴，熟地黄、枸杞子滋阴，车前子、冬瓜皮利湿消肿，茵陈清热利湿。诸药合用，在益气健脾补肾的基础上，促使内在生发之津回归于阳。

每日两次，服用七日。

通过方三治疗后，内在生发之津停留在营卫，方四再治时应在宁心益气、健脾养阴的基础上，使内升之阴在心脾合降中化阴为阳，为后期治疗打下基础。

方四药物组成： 茯苓　党参　黄芪　当归　白芍　山萸肉　牡丹皮　肉桂　苍术　白术　人参　陈皮　黄芩　熟地黄　枸杞子　车前子　冬瓜皮　茵陈

方解：茯苓宁心，肉桂补脾肾之阳，苍术、白术健脾和中，党参、黄芪益营卫之气，当归补血，白芍入足厥阴肝经，山萸肉补肾，牡丹皮入血分，熟地黄、枸杞子补肾，黄芩清热进阴，车前子、冬瓜皮利湿消肿，人参补元阴。诸药合用，在宁心益气健脾的基础上，促使内在生发之阴在分离发展变化中回归于元阴元阳。

每日两次，服用七日。

通过上方治疗后，下元仍偏虚，再治时应在重补元阳的基础上，促使内在之阴经过肾脏周转后回归正常运行。

方五药物组成：茯苓　党参　黄芪　当归　白芍　山萸肉　牡丹皮　肉桂　苍术　白术　人参　鹿茸　陈皮　黄芩　熟地黄　枸杞子　车前子　冬瓜皮　茵陈

方解：茯苓宁心，肉桂补脾肾之阳，苍术、白术健脾和中，党参、黄芪益营卫之气，当归补血，白芍入足厥阴肝经，山萸肉补肾，牡丹皮入血分，熟地黄、枸杞子，黄芩清热进阴，车前子、冬瓜皮利湿消肿，人参补元阴，鹿茸补元阳。诸药合用，在宁心益气、健脾补肾的基础上，促使内在精气从下回升后上济于阳。

每日两次，服用七日。

后期随症治疗。

气虚型

急性肾小球肾炎在治疗过程中反复复发，发展为慢性肾小球肾炎，导致阴阳两虚，同时因脏腑复杂变化而导致气虚。

治疗法则：补气和中，益肾滋阴助阳，清热利湿。

方一药物组成：茯苓　党参　黄芪　青皮　陈皮　苍术　白术　山萸肉　白芍茵陈　车前子　冬瓜皮　怀山药　麦冬　熟地黄　枸杞子

方解：茯苓宁心，党参、黄芪益营卫之气，青皮、陈皮行气，苍术、白术入脾胃和中，山萸肉补肾，白芍入足厥阴肝经，茵陈清湿热，车前子除湿利小便，冬瓜皮利尿消肿，怀山药补脾肾之阳，麦冬、熟地黄、枸杞子滋阴。诸药合用，在和中利湿消肿的基础上，促使内在之阴从下回升后在脏腑相互生发中再回归于中。

每日两次，服用七日。

通过上方阴阳两治后，阳升有余阴升不足，再治时应在宁心健脾益气的基础上回补元阴，才能促使内在之津通过再次分离发展变化中回归于阳。

方二药物组成： 茯苓　党参　黄芪　砂仁　白豆蔻　人参　陈皮　茵陈　玉竹石斛　熟地黄　枸杞子　车前子　冬瓜皮

方解： 茯苓宁心，党参、黄芪益营卫之气，砂仁、白豆蔻入脾胃和中，人参补元阴，陈皮行气，茵陈清湿热，玉竹、石斛、熟地黄、枸杞子滋阴，车前子除湿利小便，冬瓜皮利尿消肿。诸药合用，在利湿消肿的基础上强化心脾合降，促使内在之精在分离发展变化中回归于阳。

每日两次，服用七日。

上方治疗后，下元偏虚，再治时应在宁心益气健脾的基础上阴阳双补，才能为后期治疗打下基础。

方三药物组成： 茯苓　党参　黄芪　砂仁　白豆蔻　怀山药　当归　陈皮　黄芩　人参　车前子　冬瓜皮　茵陈　玉竹　石斛　熟地黄　枸杞子

方解： 茯苓宁心，党参、黄芪益营卫之气，砂仁、白豆蔻入脾胃和中，怀山药补脾肾之阳，当归补血，陈皮行气，黄芩清热进阴，人参补元阴，车前子除湿利小便，冬瓜皮利尿消肿，茵陈清湿热，玉竹、石斛、熟地黄、枸杞子滋阴。诸药合用，在清热利湿消肿的基础上，强化心脾合降，促使内在之精从阴阳两治中回补下元。

每日两次，服用七日。

通过上方治疗后，内升之阴停留在下焦，既是精气生发的开始，也是肾病向深处发展的起源，因此再治时应在强心健脾、益气滋阴补肾的基础上，促使内在之阴回归于阳。

方四药物组成：酸枣仁　柏子仁　远志　党参　黄芪　砂仁　白豆蔻　黄连　茵陈　陈皮　车前子　冬瓜皮　玉竹　天冬　麦冬　熟地黄　枸杞子　石斛

人参晚服。

方解：酸枣仁、柏子仁、远志养心安神，党参、黄芪益营卫之气，砂仁、白豆蔻入脾胃和中，黄连清热，茵陈清湿热，车前子除湿利小便，冬瓜皮利尿消肿，玉竹、石斛、麦冬、天冬、熟地黄、枸杞子补五脏之阴。诸药合用，在强心益气、健脾养阴的基础上，促使内在之阴转化为阳。

另用大剂量的人参与上方分开服，早上服主方，晚上服人参，每日各服一次，连服七日。

二、尿毒症

尿毒症是人体受到内外因素的影响，导致肾的脏腑功能严重失调，内在精气在一系列运行中产生了隔离变化，肾脏偏虚，人体产生的代谢物（指尿液或其他）不能正常运化，停滞体内所致的一系列病理变化。

气血两虚型

主症：头昏，脉缓，下肢浮肿或全身浮肿无力，行动缓慢，口淡无味。

治疗原则：益气健脾，补肾利湿。

方一药物组成：茯苓　党参　黄芪　牡丹皮　陈皮　怀山药　苍术　白术　茵陈　车前子　冬瓜皮　猪苓（随症加减）　山萸肉　玉竹　石斛　熟地黄　枸杞子　白芍　黄柏

方解：茯苓宁心，党参、黄芪益营卫之气，山萸肉补肾，苍术、白术健脾和中，怀山药补脾肾之阳，白芍入足厥阴肝经，牡丹皮入血分，玉竹、石斛、熟地黄、枸杞子滋阴，陈皮行气，黄柏清热进阴，茵陈清热利湿，车前子、冬瓜皮、猪苓利水渗湿。诸药合用，在宁心健脾、益气补肾的基础上，促使内在生发之阴通过心脾合降从下回归于阳。

每日两次，服用七日。

通过上方治疗后，内在之阴从下生发后存在元阴不足，再治时应在上方基础上重补元阴，才能为内在精气生发和后期治疗打下基础。

方二药物组成：茯苓　党参　黄芪　砂仁　白豆蔻　人参　陈皮　茵陈　玉竹　石斛　熟地黄　枸杞子　车前子　冬瓜皮　黄芩　猪苓

方解：茯苓宁心，党参、黄芪益营卫之气，砂仁、白豆蔻健脾和中，人参补元阴，陈皮行气，玉竹、石斛、熟地黄、枸杞子滋阴，黄芩清热进阴，茵陈清热利湿，车前子、冬瓜皮、猪苓利水渗湿。诸药合用，在宁心益气健脾的基础上，促使内在生发之津在心脾合降中回归于阳。

通过方二治疗后，下元生发不足，再治时应在上方基础上回补下元，才能取得一定治疗效果。

方三药物组成：茯苓　党参　黄芪　砂仁　白豆蔻　怀山药　当归　人参　陈皮　茵陈　玉竹　石斛　熟地黄　枸杞子　车前子　冬瓜皮　黄芩　猪苓

方解：茯苓宁心，党参、黄芪益营卫之气，砂仁、白豆蔻健脾和中，怀山药补脾肾之阳，当归养血，人参补元阴，陈皮行气，玉竹、石斛、熟地黄、枸杞子滋阴，黄芩清热进阴，茵陈清热利湿，车前子、冬瓜皮、猪苓利水渗湿。诸药合用，在宁心健脾益气的基础上阴阳双补，促使内在生发之阴从下获得回升，才能为后期治疗打下基础。

通过上方阴阳双补后，内在之津停留在下焦，再治时应在养心安神、健脾益气调阴的基础上，促使内在生发之津在分离发展变化中回归于元阴元阳。

方四药物组成：酸枣仁　柏子仁　远志　党参　黄芪　砂仁　白豆蔻　黄连　陈皮　玉竹　石斛　玄参　麦冬　天冬　熟地黄　枸杞子　车前子　冬瓜皮　猪苓　茵陈

人参晚另服。

方解：酸枣仁、柏子仁、远志安神镇静，党参、黄芪益营卫之气，砂仁、白豆蔻健脾和中，黄连清热进阴，陈皮行气，玉竹、石斛、玄参、麦冬、天冬、熟地黄、枸杞子补五脏之阴，茵陈清热利湿，车前子、冬瓜皮、猪苓利水渗湿。诸药合用，在养心安神、益气健脾的基础上，促使内在生发之阴在心脾分离发展变化中化为无形之气，才能达到最终治疗目的。

早上服用药，晚上服用人参，服用七日。

阴阳两虚型

病情时间长或因疾病发展急速导致阴阳两虚，内在精气生化受到一定障碍，在治疗中应从阳引阴，待内在阴阳发展平衡后，才能取得治疗效果。

方一药物组成：肉桂　苍术　白术　当归　白芍　人参　陈皮　黄芩　丹参赤芍　玄参　麦冬　玉竹　石斛　熟地黄　枸杞子　茵陈　泽泻　车前子　冬瓜皮（猪苓随症加减）

方解：肉桂补脾肾之阳，苍术、白术入脾胃和中，当归补血，白芍入足厥阴肝经，人参补元阴，陈皮行气，黄芩清热进阴，丹参、赤芍活血化瘀，玄参、麦冬、玉竹、石斛、熟地黄、枸杞子滋阴，茵陈清湿热，泽泻利水，车前子除湿利小便，冬瓜皮利尿消肿，若湿重加猪苓。诸药合用，在温阳健脾的基础上，促使内在精气从肝肾回升，在脏腑分离发展变化中回归于阳。

每日两次，服用七日，停八日。

通过方一从阴引阳后，下元虚损，再治时应气血阴阳同补，促使下元回升后，为后期治疗打下基础。

方二药物组成：肉桂　苍术　白术　党参　黄芪　当归　白芍　人参　陈皮黄芩　丹参　赤芍　玄参　麦冬　玉竹　石斛　熟地黄　枸杞子　茵陈　泽泻　车前子　冬瓜皮（猪苓随症加减）

方解：肉桂补脾肾之阳，苍术、白术入脾胃和中，党参、黄芪益营卫之气，当归补血，白芍入足厥阴肝经，人参补元阴，陈皮行气，黄芩清热进阴，丹参、赤芍活血化瘀，玄参、麦冬、玉竹、石斛、熟地黄、枸杞子滋阴，茵陈清湿热，泽泻利水，车前子除湿利小便，冬瓜皮利尿消肿，若湿重加猪苓。诸药合用，在益气健脾的基础上，促使内在精气从肝肾回升后再次回归于阳。

每日两次，服用七日，停八日。

通过方二治疗后，内在生发之津停留在下焦，再治时应益气健脾、温阳补肾，促使内在生发之阴在分离发展变化中回归于上。

方三药物组成： 天麻　党参　黄芪　山萸肉　牡丹皮　白芍　肉桂　苍术　白术　丹参　赤芍　玉竹　石斛　熟地黄　枸杞子　茵陈　泽泻　车前子　冬瓜皮（猪苓随症加减）

方解：天麻益气，党参、黄芪益营卫之气，山萸肉补肾，牡丹皮入血，白芍入足厥阴肝经，肉桂补脾肾之阳，苍术、白术入脾胃和中，丹参、赤芍活血化瘀，玉竹、石斛、熟地黄、枸杞子滋阴，茵陈清湿热，泽泻利水，车前子除湿利小便，冬瓜皮利尿消肿，若湿重加猪苓。诸药合用，在益气健脾补肾的基础上，促使内在生发之津回归于阳。

每日两次，服用七日，停八日。

通过方三治疗后，内在生发之津停留在营卫，再治时应在宁心益气、健脾养阴的基础上，使内升之阴在心脾合降中化阴为阳，为后期治疗打下基础。

方四药物组成： 人参　茯苓　党参　黄芪　当归　白芍　山萸肉　牡丹皮　肉桂　苍术　白术　陈皮　黄芩　丹参　赤芍　玉竹　石斛　麦冬　熟地黄　枸杞子　茵陈　泽泻　车前子　冬瓜皮（猪苓随症加减）

方解：人参补元阴，茯苓宁心，党参、黄芪益营卫之气，当归补血，白芍入足厥阴肝经，山萸肉补肾，牡丹皮入血，肉桂补脾肾之阳，苍术、白术入脾胃和中，陈皮行气，黄芩清热进阴，丹参、赤芍活血化瘀，玉竹、石斛、麦冬、熟地黄、枸杞子补五脏之阴，茵陈清湿热，泽泻利水，车前子除湿利小便，冬瓜皮利尿消肿，若湿重加猪苓。诸药合用，在宁心益气健脾的基础上，促使内在生发之阴在分离发展变化中回归于元阴元阳。

每日两次，服用七日，停八日。

通过上方治疗后，下元存在元阳不足，再治时应重补元阳，才能为后期治疗打下基础。

方五药物组成：人参　鹿茸　茯苓　党参　黄芪　当归　白芍　山萸肉　牡丹皮　肉桂　苍术　白术　陈皮　黄芩　丹参　赤芍　玉竹　石斛　麦冬　熟地黄　枸杞子　茵陈　泽泻　车前子　冬瓜皮（猪苓随症加减）

方解：人参补元阴，鹿茸补元阳，茯苓宁心，党参、黄芪益营卫之气，当归补血，白芍入足厥阴肝经，山萸肉补肾，牡丹皮入血，肉桂补脾肾之阳，苍术、白术入脾胃和中，陈皮行气，黄芩清热进阴，丹参、赤芍活血化瘀，玉竹、石斛、麦冬、熟地黄、枸杞子补阴，茵陈清湿热，泽泻利水，车前子除湿利小便，冬瓜皮利尿消肿，若湿重加猪苓。诸药合用，在宁心益气、健脾补肾的基础上，促使内在精气从下回升后上济于阳。

每日两次，服用七日，停八日。

服用以上五方后，基本痊愈者随症治疗，未愈者继续用下列方剂。

方六药物组成：人参　天麻　党参　黄芪　山萸肉　牡丹皮　白芍　肉桂　苍术　白术　丹参　赤芍　玉竹　石斛　熟地黄　枸杞子　茵陈　泽泻　车前子　冬瓜皮（猪苓随症加减）

方解：人参补元阴，天麻补气，党参、黄芪益营卫之气，山萸肉补肾，牡丹皮入血，白芍入足厥阴肝经，肉桂补脾肾之阳，苍术、白术入脾胃和中，丹参、赤芍活血化瘀，玉竹、石斛、熟地黄、枸杞子滋阴，茵陈清湿热，泽泻利水，车前子除湿利小便，冬瓜皮利尿消肿，若湿重加猪苓。诸药合用，在益气健脾补肾的基础上阴阳双补，促使内在生发之阴经过和解后回归于下元。

每日两次，服用七日。

通过上方治疗后内在生发阴生有余阳化不足，再治时在上方去人参作为下方，减轻脏腑的升阴之力，促使内在肾阴向阳直接过渡，从而为后期治疗打下基础。

方七药物组成： 天麻　党参　黄芪　山萸肉　牡丹皮　白芍　肉桂　苍术　白术　丹参　赤芍　玉竹　石斛　熟地黄　枸杞子　茵陈　泽泻　车前子　冬瓜皮（猪苓随症加减）

方解： 天麻补气，党参、黄芪益营卫之气，山萸肉补肾，牡丹皮入血，白芍入足厥阴肝经，肉桂补脾肾之阳，苍术、白术入脾胃和中，丹参、赤芍活血化瘀，玉竹、石斛、熟地黄、枸杞子滋阴，茵陈清湿热，泽泻利水，车前子除湿利小便，冬瓜皮利尿消肿，若湿重加猪苓。诸药合用，强化内在生发之阴通过从阴向阳过渡。

每日两次，服用七日，停八日。

通过上方治疗后，内在生发之阴停留在下焦，再治时应以益气健脾的基础上，促使内在生发之阴在分离发展变化中化之为阳，为后期治疗打下基础。

方八药物组成： 天麻　党参　黄芪　当归　白芍　肉桂　苍术　白术　黄芩　丹参　赤芍　茵陈　泽泻　车前子　冬瓜皮（猪苓随症加减）

方解： 天麻补气，党参、黄芪益营卫之气，当归补血，白芍入足厥阴肝经，肉桂补脾肾之阳，苍术、白术入脾胃和中，丹参、赤芍活血化瘀，茵陈清湿热，泽泻利水，车前子除湿利小便，冬瓜皮利尿消肿，若湿重加猪苓。诸药合用，在补中益气利湿消肿的基础上，促使内在之精在分离发展变化中回归于阳。

每日两次，服用七日，停八日。

通过上方治疗后，内升之津停留在下焦，再治时应以养心安神、益气补肾温阳的基础上，促使内在生化之阴在心脾合降中回归于元阳。

方九：酸枣仁　柏子仁　党参　黄芪　陈皮　黄芩　山萸肉　牡丹皮　白芍　肉桂　苍术　白术　丹参　玉竹　石斛　熟地黄　枸杞子　茵陈　泽泻　车前子　冬瓜皮（猪苓随症加减）

方解：酸枣仁、柏子仁养心安神，党参、黄芪益营卫之气，陈皮行气，黄芩清热进阴，山萸肉补肾，牡丹皮入血，白芍入足厥阴肝经，肉桂补脾肾之阳，苍术、白术入脾胃和中，丹参、赤芍活血化瘀，玉竹、石斛、熟地黄、枸杞子滋阴，茵陈清湿热，泽泻利水，车前子除湿利小便，冬瓜皮利尿消肿，若湿重加猪苓。诸药合用，在养心益气、健脾补肾的基础上，强化心脾合降，促使内在之精直达于阳。

每日两次，服用七日，停用八日。

服用上列方剂后痊愈者停药，未痊愈者请随症治疗。

三、肾病综合征

肾病综合征是人体受到内外因素的影响，阴阳发展出现严重不平衡，导致大量蛋白尿、低蛋白血症、高度水肿、高脂血症的一组临床证候。治疗法则是调剂人体阴阳，恢复人体的阴阳平衡，从而达到治愈的目的。

方一药物组成：茯苓　党参　黄芪　苍术　白术　怀山药　山萸肉　牡丹皮　白芍　车前子　冬瓜皮　茵陈　玉竹　石斛　熟地黄　枸杞子　陈皮

方解：茯苓宁心，党参、黄芪益营卫之气，苍术、白术入脾胃和中，怀山药补脾肾之阳，山萸肉补肾，白芍入足厥阴肝经，车前子除湿利小便，冬瓜皮利尿消肿，茵陈清湿热，玉竹、石斛、熟地黄、枸杞子滋阴，陈皮行气。诸药合用，在五脏同补、利湿消肿的基础上，强化肺气清肃下行，促使内在之阴从下回归于上。

每日两次，服用七日。

方二药物组成： 茯苓　党参　黄芪　砂仁　白豆蔻　人参　车前子　冬瓜皮　茵陈　玉竹　石斛　熟地黄　枸杞子　陈皮

方解： 茯苓宁心，党参、黄芪益营卫之气，砂仁、白豆蔻入脾胃和中，人参补元阴，车前子除湿利小便，冬瓜皮利尿消肿，茵陈清湿热，玉竹、石斛、熟地黄、枸杞子滋阴，陈皮行气。诸药合用，在五脏同补、利湿消肿的基础上，强化心脾，促使内在之精直达于上。

每日两次，服用七日。

方三药物组成： 茯苓　党参　黄芪　砂仁　白豆蔻　怀山药　当归　人参　车前子　冬瓜皮　茵陈　玉竹　石斛　熟地黄　枸杞子　陈皮

方解： 茯苓宁心，党参、黄芪益营卫之气，砂仁、白豆蔻入脾胃和中，怀山药补脾肾之阳，当归补血，人参补元阴，车前子除湿利小便，冬瓜皮利尿消肿，茵陈清湿热，玉竹、石斛、熟地黄、枸杞子滋阴，陈皮行气。诸药合用，在五脏同补、利湿消肿的基础上，强化心脾，促使内在之精直达于上。

每日两次，服用七日。

方四药物组成： 酸枣仁　柏子仁　党参　黄芪　砂仁　白豆蔻　黄连　陈皮　车前子　冬瓜皮　玉竹　石斛　熟地黄　枸杞子　茵陈

人参另服。

方解： 酸枣仁、柏子仁养心安神，党参、黄芪益营卫之气，砂仁、白豆蔻入脾胃和中，黄连清热进阴，陈皮行气，车前子除湿利小便，冬瓜皮利尿消肿，玉竹、石斛、麦冬、天冬、熟地黄、枸杞子补五脏之阴，茵陈清湿热。诸药合用，在五脏同补和中的基础上，强化心脾合降，促使内在之精直达于上。

另用大剂量的人参与上方分开服，早上服主方，晚上服人参，每日各服一次，连服七日。

四、肾结石（及膀胱结石、尿路结石）

肾结石是某些因素造成尿中晶体物质浓度升高或溶解度降低，呈过饱和状态，析出结晶并在局部生长、聚积，最终形成结石。膀胱结石是指来源于上尿路或继发于下尿路梗阻、感染、膀胱异物或神经源性膀胱等因素而形成的膀胱结石。尿路结石多来自其上的泌尿系统，特别是膀胱，也可发生在尿道憩室内。男性患者中结石主要嵌顿于前列腺部的尿道、尿道舟状窝或外尿道口。除尿道有分泌物及尿痛外，还可出现一逐渐增大且较硬的肿物，有明显压痛但无排尿梗阻症状。女性尿道憩室结石主要为下尿路感染症状，有尿频、尿急、排尿痛、脓尿及血尿的症状，有时有尿道排脓。

病机为人体受到内外因素的影响，阴阳发展出现严重不平衡。治疗法则是调剂人体阴阳，恢复人体机能而达到治愈的目的。

方一药物组成： 当归　白芍　枳实　黄芩　大黄　麦冬　玉竹　石斛　熟地黄　枸杞子　茵陈　鸡内金

方解：当归补血，白芍入足厥阴肝经，枳实破邪瘀之气，黄芩清热进阴，大黄降邪余之浊，麦冬、玉竹、石斛、熟地黄、枸杞子滋阴，茵陈除湿，鸡内金消积理气利湿。诸药合用，在五脏同补的基础上，强化肺气清肃下行，同时促使内在之阴回归于上。

每日两次，服用七日。

方二药物组成： 当归　枳实　黄芩　大黄　麦冬　玉竹　石斛　熟地黄　枸杞子　茵陈　鸡内金

方解：当归补血，枳实破邪瘀之气，黄芩清热进阴，大黄降邪余之浊，麦冬、玉竹、石斛、熟地黄、枸杞子滋阴，茵陈除湿，鸡内金消积理气利湿。诸药合用，在五脏同补的基础上，强化肺气清肃下行，促使内在之精从阴回归于阳。

每日两次，服用七日。

方三药物组成： 白芍 枳实 黄芩 大黄 茵陈 鸡内金

方解：白芍入足厥阴肝经，枳实破邪瘀之气，黄芩清热进阴，大黄降邪余之浊，茵陈除湿，鸡内金消积理气利湿。诸药合用，强化肺气清肃下行，促使内在之精从阴回归于阳。

每日两次，服用七日。

方四药物组成： 党参 黄芪 苍术 白术 怀山药 山萸肉 牡丹皮 白芍 大黄 枳实 玉竹 石斛 熟地黄 枸杞子 茵陈 鸡内金

方解：党参、黄芪益营卫之气，苍术、白术入脾胃和中，怀山药补脾肾之阳，山萸肉补肾，牡丹皮入血分，白芍入足厥阴肝经，大黄降邪余之浊，枳实破邪瘀之气，玉竹、石斛、熟地黄、枸杞子滋阴，茵陈除湿，鸡内金消积理气利湿。诸药合用，在五脏同补的基础上，强化肺气清肃下行，促使内在之精从阴回归于阳。

每日两次，服用七日。

方五药物组成： 贝母 牡丹皮 枳实 白芍 大黄 黄芩 茵陈 鸡内金

方解：贝母入肺，牡丹皮入血分，枳实破邪瘀之气，白芍入足厥阴肝经，黄芩清热进阴，大黄降邪余之浊，茵陈除湿，鸡内金消积理气利湿。诸药合用，强化肺气清肃下行，促使内在之精从阴回归于阳。

每日两次，服用七日。

方六药物组成： 茯苓 党参 黄芪 砂仁 白豆蔻 枳实 玉竹 石斛 熟地黄 枸杞子 鸡内金

方解：茯苓宁心，党参、黄芪益营卫之气，砂仁、白豆蔻入脾胃和中，枳实破邪瘀之气，玉竹、石斛、熟地黄、枸杞子滋阴，鸡内金消积理气利湿。诸药合用，在五脏同补的基础上，强化心脾合降，促使内在之精从阴回归于阳。

每日两次，服用七日。

方七药物组成： 茯苓　党参　黄芪　贝母　怀山药　当归　人参　枳实　黄芩　玉竹　石斛　熟地黄　枸杞子　茵陈　鸡内金

方解：茯苓宁心，党参、黄芪益营卫之气，贝母入肺，怀山药补脾肾之阳，当归补血，人参补元阴，枳实破邪瘀之气，玉竹、石斛、熟地黄、枸杞子滋阴，茵陈除湿，鸡内金消积理气利湿。诸药合用，在五脏同补的基础上，强化心脾合降，促使内在之精从阴回归于阳。

每日两次，服用七日。

方八药物组成： 酸枣仁　柏子仁　党参　黄芪　砂仁　白豆蔻　枳实　黄连　玉竹　石斛　熟地黄　枸杞子　茵陈　鸡内金

人参另服。

方解：酸枣仁、柏子仁养心安神，党参、黄芪益营卫之气，砂仁、白豆蔻入脾胃和中，枳实破邪瘀之气，黄连清热，玉竹、石斛、熟地黄、枸杞子滋阴，茵陈除湿，鸡内金消积理气利湿。诸药合用，在五脏同补的基础上，强化心脾合降，促使内在之精从阴回归于阳。

另用大剂量的人参与上方分开服，早上服主方，晚上服人参，每日各服一次，连服七日。

五、肾萎缩

肾萎缩通常是由慢性肾脏疾病发展而来，在中医上称为肾萎缩。是指各种原因导致肾单位丧失或肾脏血供不足，导致肾脏体积缩小、生理功能降低的一种病理现象。

其病机为人体受到内外因素的影响，阴阳发展出现严重不平衡。治疗法则是调剂人体阴阳，恢复人体机能而达到治愈的目的。

　　方一药物组成： 肉桂　贝母　当归　白芍　人参　陈皮　黄芩　玄参　麦冬　玉竹　石斛　熟地黄　枸杞子

　　方解：肉桂补脾肾之阳，贝母入肺，当归补血，白芍入足厥阴肝经，人参补元阴，陈皮行气，黄芩清热进阴，玄参、麦冬、玉竹、石斛、熟地黄、枸杞子滋阴。诸药合用，在五脏同补的基础上，强化肺气清肃下行，促使内在之阴从下回归于上。

　　每日两次，服用七日。

　　方二药物组成： 党参　黄芪　肉桂　贝母　当归　白芍　人参　陈皮　黄芩　玄参　麦冬　玉竹　石斛　熟地黄　枸杞子

　　方解：党参、黄芪益营卫之气，肉桂补脾肾之阳，贝母入肺，当归补血，白芍入足厥阴肝经，人参补元阴，陈皮行气，黄芩清热进阴，玄参、麦冬、玉竹、石斛、熟地黄、枸杞子滋阴。诸药合用，在补中益气的基础上，强化肺气清肃下行，促使内在之精直达于上。

　　每日两次，服用七日。

　　方三药物组成： 天麻　龟板　党参　黄芪　山萸肉　牡丹皮　白芍　肉桂　苍术　白术　陈皮　黄芩　玉竹　石斛　熟地黄　枸杞子

　　方解：天麻补气，龟板滋阴益肾，党参、黄芪益营卫之气，山萸肉补肾，牡丹皮入血分，白芍入足厥阴肝经，肉桂补脾肾之阳，苍术、白术入脾胃和中，陈皮行气，黄芩清热进阴，玉竹、石斛、熟地黄、枸杞子滋阴。诸药合用，在补中益气的基础上，强化肺气清肃下行，促使内在之精直达于上。

　　每日两次，服用七日。

　　方四药物组成： 人参　茯苓　党参　黄芪　肉桂　苍术　白术　当归　白芍

山萸肉　牡丹皮　陈皮　黄芩　玄参　麦冬　玉竹　石斛　熟地黄　枸杞子

　　方解：人参补元阴，茯苓宁心，党参、黄芪益营卫之气，肉桂补脾肾之阳，苍术、白术入脾胃和中，当归补血，白芍入足厥阴肝经，山萸肉补肾，牡丹皮入血分，陈皮行气，黄芩清热进阴，玄参、麦冬、玉竹、石斛、熟地黄、枸杞子滋阴。诸药合用，在补中益气的基础上，强化心脾合降，促使内在之精直达于上。

　　每日两次，服用七日。

　　方五药物组成：鹿茸　人参　茯苓　党参　黄芪　肉桂　苍术　白术　当归　白芍　山萸肉　牡丹皮　陈皮　黄芩　玄参　麦冬　玉竹　石斛　熟地黄　枸杞子

　　方解：鹿茸补元阳，人参补元阴，茯苓宁心，党参、黄芪益营卫之气，肉桂补脾肾之阳，苍术、白术入脾胃和中，当归补血，白芍入足厥阴肝经，山萸肉补肾，牡丹皮入血分，陈皮行气，黄芩清热进阴，玄参、麦冬、玉竹、石斛、熟地黄、枸杞子滋阴。诸药合用，在补中益气的基础上，强化心脾合降，促使内在之精直达于上。

　　每日两次，服用七日。

六、遗尿

　　遗尿就是在熟睡时不自主地排尿，小儿居多，也有个别成人有遗尿的病理现象。其病机为人体受到内外因素的影响，阴阳发展出现严重不平衡。治疗法则是调剂人体阴阳，恢复人体机能而达到治愈的目的。

　　方一药物组成：贝母　当归　白芍　大黄　陈皮　黄芩　玉竹　石斛　熟地黄　枸杞子

　　方解：贝母入肺，当归补血，白芍入足厥阴肝经，大黄降邪余之浊，陈皮行气，黄芩清热进阴，玉竹、石斛、熟地黄、枸杞子滋阴。诸药合用，在五脏同补的基础上，强化肺气清肃下行，促使内在之阴从下回归于上。

每日两次，服用七日。

方二药物组成：贝母 党参 黄芪 陈皮 黄芩 玉竹 石斛 熟地黄 枸杞子

方解：贝母入肺，党参、黄芪益营卫之气，陈皮行气，黄芩清热进阴，玉竹、石斛、熟地黄、枸杞子滋阴。诸药合用，在五脏同补的基础上，强化肺气清肃下行，促使内在之精直达于上。

每日两次，服用七日。

方三药物组成：党参 黄芪 苍术 白术 怀山药 山萸肉 牡丹皮 白芍 大黄 陈皮 黄芩 玉竹 石斛 熟地黄 枸杞子

方解：党参、黄芪益营卫之气，苍术、白术入脾胃和中，怀山药补脾肾之阳，山萸肉补肾，牡丹皮入血分，白芍入足厥阴肝经，大黄降邪余之浊，陈皮行气，黄芩清热进阴，玉竹、石斛、熟地黄、枸杞子滋阴。诸药合用，在五脏同补的基础上，强化心脾合降，促使内在之阴从下回归于上。

每日两次，服用七日。

七、膀胱癌

膀胱癌是指发生在膀胱黏膜上的恶性肿瘤。膀胱癌在中医上属"溺血""血淋"范畴。肝气郁结或肾虚气化不力等均可导致膀胱失司，出现尿频、尿急、血尿等。其病机是由于人体受到内外因素的影响，阴阳发展出现严重不平衡。治疗法则是调剂人体阴阳，恢复人体机能而达到治愈的目的。

方一药物组成：当归 白芍 枳实 大黄 玉竹 石斛 熟地黄 枸杞子 黄芩 白花蛇舌草 半枝莲

方解：当归补血，白芍入足厥阴肝经，枳实破邪瘀之气，大黄降邪余之浊，玉竹、石斛、熟地黄、枸杞子滋阴，黄芩清热进阴，白花蛇舌草、半枝莲抗癌。诸药合用，在五脏同补的基础上强化肺气清肃下行，同时促使内在之阴从下回归于上。

每日两次，服用七日。

方二药物组成：当归　枳实　大黄　玉竹　石斛　熟地黄　枸杞子　黄芩　白花蛇舌草　半枝莲

方解：当归补血，枳实破邪瘀之气，白芍入足厥阴肝经，大黄降邪余之浊，玉竹、石斛、熟地黄、枸杞子滋阴，黄芩清热进阴，白花蛇舌草、半枝莲抗癌。诸药合用，在五脏同补的基础上强化肺气清肃下行，同时促使内在之精直达于上。

每日两次，服用七日。

方三药物组成：白芍　枳实　大黄　黄芩　白花蛇舌草　半枝莲

方解：白芍入足厥阴肝经，枳实破邪瘀之气，大黄降邪余之浊，黄芩清热进阴，白花蛇舌草、半枝莲抗癌。诸药合用，强化肺气清肃下行，促使内在之精直达于上。

每日两次，服用七日。

方四药物组成：党参　黄芪　苍术　白术　怀山药　山萸肉　牡丹皮　白芍　大黄　枳实　黄芩　玉竹　石斛　熟地黄　枸杞子　白花蛇舌草　半枝莲

方解：党参、黄芪益营卫之气，苍术、白术入脾胃和中，怀山药、山萸肉补肾，牡丹皮入血，白芍入足厥阴肝经，大黄降邪余之浊，枳实破邪瘀之气滞，黄芩清热进阴，玉竹、石斛、熟地黄、枸杞子滋阴，白花蛇舌草、半枝莲抗癌。诸药合用，在五脏同补的基础上，强化肺气清肃下行，促使内在之精直达于上。

每日两次，服用七日。

方五药物组成：贝母　牡丹皮　枳实　白芍　大黄　黄芩　白花蛇舌草　半枝莲

方解：贝母入肺，牡丹皮入血分，枳实破邪瘀之气，白芍入足厥阴肝经，大黄降邪余之浊，黄芩清热进阴，白花蛇舌草、半枝莲抗癌。诸药合用，强化肺气清肃下行的同时，促使内在之精直达于上。

每日两次，服用七日。

方六药物组成：茯苓　党参　黄芪　砂仁　白豆蔻　枳实　人参　玉竹　石斛　熟地黄　枸杞子　白花蛇舌草　半枝莲

方解：茯苓宁心，党参、黄芪益营卫之气，砂仁、白豆蔻入脾胃和中，枳实破邪瘀之气，人参补元阴，玉竹、石斛、熟地黄、枸杞子滋阴，白花蛇舌草、半枝莲抗癌。诸药合用，在五脏同补的基础上，强化心脾合降，促使内在之精直达于上。

每日两次，服用七日。

方七药物组成：茯苓　党参　黄芪　贝母　人参　怀山药　当归　玉竹　石斛　熟地黄　枸杞子　枳实　白花蛇舌草　半枝莲

方解：茯苓宁心，党参、黄芪益营卫之气，贝母入肺，人参补元阴，怀山药补肾，当归补血，玉竹、石斛、熟地黄、枸杞子滋阴，枳实破邪瘀之气，白花蛇舌草、半枝莲抗癌。诸药合用，在五脏同补的基础上，强化心脾合降，促使内在之精直达于上。

每日两次，服用七日。

方八药物组成：酸枣仁　柏子仁　党参　黄芪　砂仁　白豆蔻　黄连　枳实　玉竹　石斛　麦冬　天冬　熟地黄　枸杞子　白花蛇舌草　半枝莲

人参晚上另服。

方解：酸枣仁、柏子仁养心安神，党参、黄芪益营卫之气，砂仁、白豆蔻入脾胃和中，黄连清热，枳实破邪瘀之气，玉竹、石斛、麦冬、天冬、熟地黄、枸杞子补五脏之阴，白花蛇舌草、半枝莲抗癌。诸药合用，在五脏同补和中的基础上强化心脾合降，同时促使内在之精直达于上。

另用大剂量的人参与上方分开服，早上服主方，晚上服人参，每日各服一次，连服七日。

方九药物组成： 瓜蒌皮　天花粉　枳实　黄芩　白花蛇舌草　半枝莲　丹参

方解：瓜蒌皮、天花粉润肺滋阴，枳实破邪瘀之气，黄芩清热进阴，白花蛇舌草、半枝莲抗癌，丹参活血。诸药合用，强化肺气清肃下行的同时，促使内在之精直达于上。

每日两次，服用七日。

方十药物组成： 贝母　党参　黄芪　枳壳　黄芩　白花蛇舌草　半枝莲　丹参　赤芍　玉竹　石斛　熟地黄　枸杞子

方解：贝母入肺，党参、黄芪益营卫之气，黄芩清热进阴，枳壳破积，白花蛇舌草、半枝莲抗癌，丹参活血，赤芍活血行瘀，玉竹、石斛、熟地黄、枸杞子滋阴。诸药合用，在五脏同补的基础上，强化肺气清肃下行，促使内在之精直达于上。

每日两次，服用七日。

方十一药物组成： 酸枣仁　柏子仁　党参　黄芪　贝母　枳壳　黄芩　玉竹　石斛　熟地黄　枸杞子　白花蛇舌草　半枝莲

方解：酸枣仁、柏子仁养心安神，党参、黄芪益营卫之气，贝母入肺，枳壳破积，黄芩清热进阴，玉竹、石斛、熟地黄、枸杞子滋阴，白花蛇舌草、半枝莲抗癌。诸药合用，在五脏同补的基础上，强化心脾合降，促使内在之精直达于上。

每日两次，服用七日。

方十二药物组成：大枣　枳壳　黄芩　苍术　白术　白花蛇舌草　半枝莲　丹参　赤芍

方解：大枣补中益气，枳壳破积，黄芩清热，苍术、白术入脾胃和中，白花蛇舌草、半枝莲抗癌，丹参活血，赤芍活血行瘀。诸药合用，在补中益气、强化肺气清肃下行的同时，促使内在之精从阴直达于阳。

每日两次，服用七日。

方十三药物组成：贝母　党参　黄芪　陈皮　黄芩　丹参　赤芍　玉竹　石斛　熟地黄　枸杞子　白花蛇舌草　半枝莲

方解：贝母入肺，党参、黄芪益营卫之气，陈皮行气，黄芩清热进阴，丹参活血，赤芍活血行瘀，玉竹、石斛、熟地黄、枸杞子滋阴，白花蛇舌草、半枝莲抗癌。诸药合用，在五脏同补的基础上，强化肺气清肃下行，促使内在之精从阴直达于阳。

每日两次，服用七日。

方十四药物组成：酸枣仁　柏子仁　党参　黄芪　贝母　陈皮　黄芩　玉竹　石斛　熟地黄　枸杞子　白花蛇舌草　半枝莲

方解：酸枣仁、柏子仁养心安神，党参、黄芪益营卫之气，贝母入肺，陈皮行气，黄芩清热进阴，玉竹、石斛、熟地黄、枸杞子滋阴，白花蛇舌草、半枝莲抗癌。诸药合用，在五脏同补的基础上，强化心脾合降，促使内在之精从阴直达于阳。

每日两次，服用七日。

方十五药物组成：大枣　陈皮　黄芩　苍术　白术　丹参　赤芍　白花蛇舌草　半枝莲

方解：大枣补中益气，陈皮行气，黄芩清热，苍术、白术入脾胃和中，丹参活血，赤芍活血行瘀，白花蛇舌草、半枝莲抗癌。诸药合用，在补中益气、强化肺气清肃下行的同时，促使内在之精从阴直达于阳。

每日两次，服用七日。七日后停药，让脏腑自行调理一段时间后，以达到阴阳平衡。

八、肾衰竭

根据肾衰竭的临床表现，可以归属中医"水肿""肾风""腰痛""癃闭"等范畴。肾衰竭是各种慢性肾脏疾病发展到后期引起的肾功能部分或者全部丧失的一种病理状态，主要原因为长期的肾脏病变，随着时间及疾病的进行，肾脏的功能逐渐下降，造成肾衰竭的发生。其病机是由于人体受到内外因素的影响，阴阳发展出现严重不平衡。治疗法则是调剂人体阴阳，恢复人体机能而达到治愈的目的。

方一药物组成：肉桂 苍术 白术 当归 白芍 人参 龟板 陈皮 黄芩 玄参 麦冬 玉竹 石斛 熟地黄 枸杞子 泽泻 车前子 冬瓜皮（猪苓随症加减）

方解：肉桂补脾肾之阳，苍术、白术入脾胃和中，当归补血，白芍入足厥阴肝经，人参补元阴，龟板滋阴益肾，陈皮行气，黄芩清热进阴，玄参、麦冬、玉竹、石斛、熟地黄、枸杞子滋阴，泽泻利水，车前子除湿利小便，冬瓜皮利尿消肿，如湿太重则加猪苓。诸药合用，在和中利湿消肿的基础上强化肺气清肃下行，促使内在之阴从下回归于上。

每日两次，服用七日，停八日。

方二药物组成：党参 黄芪 肉桂 苍术 白术 当归 白芍 人参 龟板 陈皮 黄芩 玄参 麦冬 玉竹 石斛 熟地黄 泽泻 车前子 冬瓜皮（猪苓随症加减）

方解：党参、黄芪益营卫之气，肉桂补脾肾之阳，苍术、白术入脾胃和中，当归补血，白芍入足厥阴肝经，人参补元阴，龟板滋阴益肾，陈皮行气，黄芩清热进阴，玄参、麦冬、玉竹、石斛、熟地黄、枸杞子滋阴，泽泻利水，车前子除湿利小便，冬瓜皮利尿消肿，如湿太重则加猪苓。诸药合用，在补中益气、利湿消肿的基础上，强化肺气清肃下行，促使内在之精直达于上。

每日两次，服用七日，停八日。

方三药物组成：天麻　龟板　党参　黄芪　山萸肉　牡丹皮　白芍　肉桂　苍术　白术　陈皮　玉竹　石斛　熟地黄　枸杞子　泽泻　车前子　冬瓜皮（猪苓随症加减）

方解：天麻益气，龟板滋阴益肾，党参、黄芪益营卫之气，山萸肉补肾，牡丹皮入血，白芍入足厥阴肝经，肉桂补脾肾之阳，苍术、白术入脾胃和中，陈皮行气，玉竹、石斛、熟地黄、枸杞子滋阴，泽泻利水，车前子除湿利小便，冬瓜皮利尿消肿，如湿太重则加猪苓。诸药合用，在五脏同补利湿消肿的基础上强化肺气清肃下行，促使内在之精直达于上。

每日两次，服用七日，停服八日。

方四药物组成：茯苓　党参　黄芪　当归　白芍　山萸肉　牡丹皮　陈皮　肉桂　苍术　白术　人参　玉竹　石斛　熟地黄　枸杞子　泽泻　车前子　冬瓜皮（猪苓随症加减）

方解：茯苓宁心，党参、黄芪益营卫之气，当归补血，白芍入足厥阴肝经，山萸肉补肾，牡丹皮入血，陈皮行气，肉桂补脾肾之阳，苍术、白术入脾胃和中，人参补元阴，玉竹、石斛、熟地黄、枸杞子滋阴，泽泻利水，车前子除湿利小便，冬瓜皮利尿消肿，如湿太重则加猪苓。诸药合用，在五脏同补利湿消肿的基础上强化心脾合降，促使内在之精直达于上。

每日两次，服用七日，停服八日。

方五药物组成：茯苓　党参　黄芪　当归　白芍　山萸肉　牡丹皮　陈皮　肉

桂 苍术 白术 人参 鹿茸 玉竹 石斛 熟地黄 枸杞子 泽泻 车前子 冬瓜皮 （猪苓随症加减）

方解：茯苓宁心，党参、黄芪益营卫之气，当归补血，白芍入足厥阴肝经，山萸肉补肾，牡丹皮入血，陈皮行气，肉桂补脾肾之阳，苍术、白术入脾胃和中，人参补元阴，鹿茸补元阳，玉竹、石斛、熟地黄、枸杞子滋阴，泽泻利水，车前子除湿利小便，冬瓜皮利尿消肿，如湿太重则加猪苓。诸药合用，在五脏同补利湿消肿的基础上强化心脾合降，促使内在之精直达于上。

每日两次，服用七日，停服八日。

九、前列腺增生

前列腺增生又称良性前列腺增生，是引起中老年男性排尿障碍最常见的一种良性疾病。主要表现为尿频、尿急、夜尿增多、排尿分叉和进行性排尿困难等症状。前列腺增生的发病率随年龄增加而增加。

病机为人体受到内外因素的影响，阴阳发展出现严重不平衡。

治疗法则是以调剂人体阴阳、滋补肾阴、清利小便为主，从而恢复人体机能而达到治愈的目的。

方一药物组成：当归 白芍 枳实 黄芩 大黄 麦冬 玉竹 石斛 熟地黄 枸杞子 茵陈 鸡内金

方解：当归补血，白芍入足厥阴肝经，枳实破邪瘀之气，黄芩清热进阴，大黄降邪余之浊，麦冬、玉竹、石斛、熟地黄、枸杞子滋阴，茵陈除湿，鸡内金消积理气利湿。诸药合用，在五脏同补的基础上，强化肺气清肃下行，促使内在之阴回归于上。

每日两次，服用七日。

方二药物组成：当归 枳实 黄芩 大黄 麦冬 玉竹 石斛 熟地黄 枸杞

子　茵陈　鸡内金

方解：当归补血，枳实破邪瘀之气，黄芩清热进阴，大黄降邪余之浊，麦冬、玉竹、石斛、熟地黄、枸杞子滋阴，茵陈除湿，鸡内金消积理气利湿。诸药合用，在五脏同补的基础上，强化肺气清肃下行，促使内在之精从阴回归于阳。

每日两次，服用七日。

方三药物组成：白芍　枳实　黄芩　大黄　茵陈　鸡内金

方解：白芍入足厥阴肝经，枳实破邪瘀之气，黄芩清热进阴，大黄降邪余之浊，茵陈除湿，鸡内金消积理气利湿。诸药合用，强化肺气清肃下行的同时，促使内在之精从阴回归于阳。

每日两次，服用七日。

方四药物组成：党参　黄芪　苍术　白术　怀山药　山萸肉　牡丹皮　白芍　枳实　大黄　熟地黄　枸杞子

方解：党参、黄芪益营卫之气，苍术、白术健脾和中，枳实破邪瘀之气，牡丹皮入血分，怀山药补脾肾之阳，山萸肉补肾，白芍入足厥阴肝经，大黄降邪余之浊，熟地黄、枸杞子滋阴。诸药合用，强化内在精气从下获得新的回升，为后期治疗打下基础。

方五药物组成：贝母　牡丹皮　枳实　白芍　大黄　黄芩　茵陈　鸡内金

方解：贝母入肺，牡丹皮入血分，枳实破邪瘀之气，白芍入足厥阴肝经，黄芩清热进阴，大黄降邪余之浊，茵陈除湿，鸡内金消积理气利湿。诸药合用，强化肺气清肃下行，同时促使内在之精从阴回归于阳。

每日两次，服用七日。

方六药物组成：茯苓　党参　黄芪　砂仁　白豆蔻　枳实　玉竹　石斛　熟地黄　枸杞子　鸡内金

方解：茯苓宁心，党参、黄芪益营卫之气，砂仁、白豆蔻入脾胃和中，枳实破邪瘀之气，玉竹、石斛、熟地黄、枸杞子滋阴，鸡内金消积理气利湿。诸药合用，在五脏同补的基础上，强化心脾合降，促使内在之精从阴回归于阳。

每日两次，服用七日。

方七药物组成： 茯苓　党参　黄芪　贝母　怀山药　当归　人参　枳实　黄芩　玉竹　石斛　熟地黄　枸杞子　茵陈　鸡内金

方解：茯苓宁心，党参、黄芪益营卫之气，贝母入肺，怀山药补脾肾之阳，当归补血，人参补元阴，枳实破邪瘀，玉竹、石斛、熟地黄、枸杞子滋阴，茵陈除湿，鸡内金消积理气利湿。诸药合用，在五脏同补的基础上，强化心脾合降，同时促使内在之精从阴回归于阳。

每日两次，服用七日。

方八药物组成： 酸枣仁　柏子仁　党参　黄芪　砂仁　白豆蔻　枳实　黄连　玉竹　石斛　熟地黄　枸杞子　茵陈　鸡内金

人参另服。

方解：酸枣仁、柏子仁养心安神，党参、黄芪益营卫之气，砂仁、白豆蔻入脾胃和中，枳实破邪瘀之气，黄连清热，玉竹、石斛、熟地黄、枸杞子滋阴，茵陈除湿，鸡内金消积理气利湿。诸药合用，在五脏同补的基础上，强化心脾合降的同时，促使内在之精从阴回归于阳。

另用大剂量的人参与上方分开服，早上服主方，晚上服人参，每日各服一次，连服七日。

十、阳痿

勃起功能障碍俗称阳痿，指男性不能持续获得或维持足够的阴茎勃起以完成满意的性生活。阳痿是男性最常见的性功能障碍之一，是一种影响身心健康的慢性疾病，不仅影响患者及其伴侣的生活质量，也可能是心血管疾病的早期症状和危险信号。其病机是人体受到内外因素的影响，阴阳发展出现严重不平衡。治疗法则是调剂人体阴阳，恢复人体机能而达到治愈的目的。

方一药物组成： 肉桂　苍术　白术　当归　白芍　人参　龟板　陈皮　黄芩　玄参　麦冬　玉竹　石斛　熟地黄　枸杞子　附子　淫羊藿

方解：肉桂补脾肾之阳，苍术、白术入脾胃和中，当归补血，白芍入足厥阴肝经，人参补元阴，龟板滋阴益肾，陈皮行气，黄芩清热进阴，玄参、麦冬、玉竹、石斛、熟地黄、枸杞子滋阴，附子温阳，淫羊藿补肾壮阳。诸药合用，在补中益气的基础上，强化肺气清肃下行，促使内在之阴从下回归于上。

每日两次，服用七日。

方二药物组成： 党参　黄芪　肉桂　苍术　白术　当归　白芍　人参　龟板　陈皮　黄芩　玄参　麦冬　玉竹　石斛　熟地黄　枸杞子　附子　淫羊藿

方解：党参、黄芪益营卫之气，肉桂补脾肾之阳，苍术、白术入脾胃和中，当归补血，白芍入足厥阴肝经，人参补元阴，龟板滋阴益肾，陈皮行气，黄芩清热进阴，玄参、麦冬、玉竹、石斛、熟地黄、枸杞子滋阴，附子温阳，淫羊藿补肾壮阳。诸药合用，在补中益气的基础上，强化肺气清肃下行，促使内在之精直达于上。

每日两次，服用七日。

方三药物组成： 天麻　龟板　党参　黄芪　山萸肉　牡丹皮　白芍　肉桂　苍术　白术　陈皮　黄芩　玉竹　石斛　熟地黄　枸杞子　附子　淫羊藿

方解：天麻补气，龟板滋阴益肾，党参、黄芪益营卫之气，山萸肉补肾，牡丹皮入血分，白芍入足厥阴肝经，肉桂补脾肾之阳，苍术、白术入脾胃和中，陈皮行气，黄芩清热进阴，玉竹、石斛、熟地黄、枸杞子滋阴，附子温阳，淫羊藿补肾壮阳。诸药合用，在补中益气的基础上，强化肺气清肃下行，促使内在之精直达于上。

每日两次，服用七日。

方四药物组成：人参　茯苓　党参　黄芪　肉桂　苍术　白术　当归　白芍　山萸肉　牡丹皮　陈皮　黄芩　玄参　麦冬　玉竹　石斛　熟地黄　枸杞子　附子　淫羊藿

方解：人参补元阴，茯苓宁心，党参、黄芪益营卫之气，肉桂补脾肾之阳，苍术、白术入脾胃和中，当归补血，白芍入足厥阴肝经，山萸肉补肾，牡丹皮入血分，陈皮行气，黄芩清热进阴，玄参、麦冬、玉竹、石斛、熟地黄、枸杞子滋阴，附子温阳，淫羊藿补肾壮阳。诸药合用，在补中益气的基础上，强化心脾合降，促使内在之精直达于上。

每日两次，服用七日。

方五药物组成：鹿茸　人参　茯苓　党参　黄芪　肉桂　苍术　白术　当归　白芍　山萸肉　牡丹皮　陈皮　黄芩　玄参　麦冬　玉竹　石斛　熟地黄　枸杞子　附子　淫羊藿

方解：鹿茸补元阳，人参补元阴，茯苓宁心，党参、黄芪益营卫之气，肉桂补脾肾之阳，苍术、白术入脾胃和中，当归补血，白芍入足厥阴肝经，山萸肉补肾，牡丹皮入血分，陈皮行气，黄芩清热进阴，玄参、麦冬、玉竹、石斛、熟地黄、枸杞子滋阴，附子温阳，淫羊藿补肾壮阳。诸药合用，在补中益气的基础上，强化心脾合降，促使内在之精直达于上。

每日两次，服用七日。

十一、遗精

遗精是在没有性生活时发生射精，分为梦遗和滑精。其病机为人体受到内外因素的影响，阴阳发展出现严重不平衡。治疗法则是调剂人体阴阳，恢复人体机能而达到治愈的目的。

方一药物组成：肉桂　贝母　当归　白芍　人参　陈皮　黄芩　玄参　麦冬
玉竹　石斛　熟地黄　枸杞子

方解：肉桂补脾肾之阳，贝母入肺，当归补血，白芍入足厥阴肝经，人参补元阴，陈皮行气，黄芩清热进阴，玄参、麦冬、玉竹、石斛、熟地黄、枸杞子滋阴。诸药合用，在五脏同补的基础上，强化肺气清肃下行，促使内在之阴从下回归于上。

每日两次，服用七日。

方二药物组成：党参　黄芪　肉桂　贝母　当归　白芍　人参　陈皮　黄芩
玄参　麦冬　玉竹　石斛　熟地黄　枸杞子

方解：党参、黄芪益营卫之气，肉桂补脾肾之阳，贝母入肺，当归补血，白芍入足厥阴肝经，人参补元阴，陈皮行气，黄芩清热进阴，玄参、麦冬、玉竹、石斛、熟地黄、枸杞子滋阴。诸药合用，在补中益气的基础上，强化肺气清肃下行，促使内在之精直达于上。

每日两次，服用七日。

方三药物组成：天麻　龟板　党参　黄芪　山萸肉　牡丹皮　白芍　肉桂　苍术　白术　陈皮　黄芩　玉竹　石斛　熟地黄　枸杞子

方解：天麻补气，龟板滋阴益肾，党参、黄芪益营卫之气，山萸肉补肾，牡丹皮入血分，白芍入足厥阴肝经，肉桂补脾肾之阳，苍术、白术入脾胃和中，陈皮行气，黄芩清热进阴，玉竹、石斛、熟地黄、枸杞子滋阴。诸药合用，在补中益气的基础上，强化肺气清肃下行，促使内在之精直达于上。

每日两次，服用七日。

方四药物组成：人参　茯苓　党参　黄芪　肉桂　苍术　白术　当归　白芍

山萸肉　牡丹皮　陈皮　黄芩　玄参　麦冬　玉竹　石斛　熟地黄　枸杞子

　　方解：人参补元阴，茯苓宁心，党参、黄芪益营卫之气，肉桂补脾肾之阳，苍术、白术入脾胃和中，当归补血，白芍入足厥阴肝经，山萸肉补肾，牡丹皮入血分，陈皮行气，黄芩清热进阴，玄参、麦冬、玉竹、石斛、熟地黄、枸杞子滋阴。诸药合用，在补中益气的基础上，强化心脾合降，促使内在之精直达于上。

　　每日两次，服用七日。

　　方五药物组成：鹿茸　人参　茯苓　党参　黄芪　肉桂　苍术　白术　当归　白芍　山萸肉　牡丹皮　陈皮　黄芩　玄参　麦冬　玉竹　石斛　熟地黄　枸杞子

　　方解：鹿茸补元阳，人参补元阴，茯苓宁心，党参、黄芪益营卫之气，肉桂补脾肾之阳，苍术、白术入脾胃和中，当归补血，白芍入足厥阴肝经，山萸肉补肾，牡丹皮入血分，陈皮行气，黄芩清热进阴，玄参、麦冬、玉竹、石斛、熟地黄、枸杞子滋阴。诸药合用，在补中益气的基础上，强化心脾合降，促使内在之精直达于上。

　　每日两次，服用七日。

十二、痛经

　　痛经是指行经前后或月经期出现下腹部疼痛、坠胀，伴有腰酸或其他不适，严重者可伴有恶心、呕吐、腹泻、头晕、乏力等症状，严重时面色发白、出冷汗。在中医学中，痛经这一症状主要是由外感及内伤这两大病因导致。其病机主要是邪伏精亏，经期气血变化迅速，致胞宫气血运行不畅，"不通则痛"，或胞宫失养，"不荣则痛"，故痛经发作。其病机为人体受到内外因素的影响，阴阳发展出现严重不平衡。治疗法则是调剂人体阴阳，恢复人体机能而达到治愈的目的。

方一药物组成：肉桂　苍术　白术　当归　白芍　人参　枳实　黄芩　玄参　麦冬　玉竹　石斛　熟地黄　枸杞子　三七　小茴香　乌药

方解：肉桂补脾肾之阳，苍术、白术入脾胃和中，当归补血，白芍入足厥阴肝经，人参补元阴，枳实破邪瘀之气，黄芩清热进阴，玄参、麦冬、玉竹、石斛、熟地黄、枸杞子滋阴，三七活血止痛，小茴香和胃散寒，乌药温肾散寒。诸药合用，在补中益气、散寒止痛的基础上，强化肺气清肃下行，促使内在之阴从下回归于上。

每日两次，服用七日。

方二药物组成：党参　黄芪　肉桂　苍术　白术　当归　白芍　人参　枳实　黄芩　玄参　麦冬　玉竹　石斛　熟地黄　枸杞子　三七　小茴香　乌药

方解：党参、黄芪益营卫之气，肉桂补脾肾之阳，苍术、白术入脾胃和中，当归补血，白芍入足厥阴肝经，人参补元阴，枳实破邪瘀之气，黄芩清热进阴，玄参、麦冬、玉竹、石斛、熟地黄、枸杞子滋阴，三七活血止痛，小茴香和胃散寒，乌药温肾散寒。诸药合用，在补中益气、散寒止痛的基础上，强化肺气清肃下行，促使内在之精直达于上。

每日两次，服用七日。

方三药物组成：党参　黄芪　山萸肉　牡丹皮　白芍　苍术　白术　枳实　黄芩　玉竹　石斛　熟地黄　枸杞子　三七　小茴香　乌药

方解：党参、黄芪益营卫之气，山萸肉补肾，牡丹皮入血，白芍入足厥阴肝经，苍术、白术入脾胃和中，枳实破邪瘀之气，黄芩清热进阴，玉竹、石斛、熟地黄、枸杞子滋阴，三七活血止痛，小茴香和胃散寒，乌药温肾散寒。诸药合用，在补中益气、散寒止痛的基础上，强化肺气清肃下行，促使内在之精直达于上。

每日两次，服用七日。

方四药物组成：贝母　枳实　白芍　大黄　三七　小茴香　乌药

方解：贝母入肺，枳实破邪瘀之气，白芍入足厥阴肝经，大黄降邪余之浊，三七活血止痛，小茴香和胃散寒，乌药温肾散寒。诸药合用，在散寒止痛的基础上，强化肺气清肃下行，促使内在之精直达于上。

每日两次，服用七日。

方五药物组成：茯苓　党参　黄芪　砂仁　白豆蔻　枳实　人参　黄芩　玉竹　石斛　熟地黄　枸杞子　三七　小茴香　乌药

方解：茯苓宁心，党参、黄芪益营卫之气，砂仁、白豆蔻入脾胃和中，枳实破邪瘀之气，人参补元阴，黄芩清热进阴，玉竹、石斛、熟地黄、枸杞子滋阴，三七活血止痛，小茴香和胃散寒，乌药温肾散寒。诸药合用，在五脏同补和中的基础上强化心脾合降，促使内在之精直达于上。

每日两次，服用七日。

方六药物组成：茯苓　党参　黄芪　贝母　怀山药　当归　枳实　人参　黄芩　玉竹　石斛　熟地黄　枸杞子　三七　小茴香　乌药

方解：茯苓宁心，党参、黄芪益营卫之气，贝母入肺，怀山药补脾肾之阳，当归补血，人参补元阴，黄芩清热进阴，玉竹、石斛、熟地黄、枸杞子滋阴，三七活血止痛，小茴香和胃散寒，乌药温肾散寒。诸药合用，在五脏同补、散寒止痛的基础上，强化心脾合降，促使内在之精直达于上。

每日两次，服用七日。

方七药物组成：酸枣仁　柏子仁　远志　党参　黄芪　砂仁　白豆蔻　黄连　枳实　麦冬　玉竹　石斛　熟地黄　枸杞子　天冬　三七　小茴香　乌药

人参晚另服。

方解：酸枣仁、柏子仁、远志养心安神，党参、黄芪益营卫之气，砂仁、白豆蔻入脾胃和中，黄连清热，枳实破邪瘀之气，玉竹、石斛、麦冬、天冬、熟地黄、枸杞子补五脏之阴，三七活血止痛，小茴香和胃散寒，乌药温肾散寒。诸药合用，在五脏同补、散寒止痛的基础上，强化心脾合降，促使内在之精直达于上。

另用大剂量的人参与上方分开服，早上服主方，晚上服人参，每日各服一次，连服七日。

十三、白带

由于女性受到内外因素的影响，阴阳发展出现严重不平衡，导致女性出现异常性白带。治疗法则是调剂人体阴阳，恢复人体机能而达到治愈的目的。

方一药物组成：贝母　当归　白芍　大黄　陈皮　玉竹　石斛　熟地黄　枸杞子　金银花　连翘

方解：贝母入肺，当归补血，白芍入足厥阴肝经，大黄降邪余之浊，陈皮行气，玉竹、石斛、熟地黄、枸杞子滋阴，金银花、连翘清热解毒。诸药合用，在五脏同补的基础上，强化肺气清肃下行，促使内在之阴从下回归于上。

每日两次，服用七日。

方二药物组成：贝母　党参　黄芪　陈皮　玉竹　石斛　熟地黄　枸杞子　金银花　连翘

方解：贝母入肺，党参、黄芪益营卫之气，陈皮行气，玉竹、石斛、熟地黄、枸杞子滋阴，金银花、连翘清热解毒。诸药合用，在五脏同补的基础上，强化肺气清肃下行，同时促使内在之精直达于上。

每日两次，服用七日。

方三药物组成：贝母　党参　黄芪　怀山药　当归　白芍　大黄　陈皮　玉竹　石斛　熟地黄　枸杞子　金银花　连翘

方解：贝母入肺，党参、黄芪益营卫之气，怀山药补脾肾之阳，当归补血，白芍入足厥阴肝经，大黄降邪余之浊，陈皮行气，玉竹、石斛、熟地黄、枸杞子滋阴，金银花、连翘清热解毒。诸药合用，在五脏同补的基础上，强化肺气清肃下行，促使内在之精直达于上。

每日两次，服用七日。

方四药物组成：贝母　党参　黄芪　苍术　白术　怀山药　山萸肉　牡丹皮白芍　大黄　玉竹　石斛　熟地黄　枸杞子　金银花　连翘　陈皮

方解：贝母入肺，党参、黄芪益营卫之气，苍术、白术入脾胃和中，怀山药补脾肾之阳，山萸肉补肾，牡丹皮入血分，白芍入足厥阴肝经，大黄降邪余之浊，玉竹、石斛、熟地黄、枸杞子滋阴，金银花、连翘清热解毒，陈皮行气。诸药合用，在五脏同补的基础上，强化肺气清肃下行，促使内在之精直达于上。

每日两次，服用七日。

方五药物组成：茯苓　党参　黄芪　砂仁　白豆蔻　人参　玉竹　石斛　熟地黄　枸杞子　金银花　连翘　陈皮　黄芩

方解：茯苓宁心，党参、黄芪益营卫之气，砂仁、白豆蔻入脾胃和中，人参补元阴，玉竹、石斛、熟地黄、枸杞子滋阴，金银花、连翘清热解毒，陈皮行气，黄芩清热进阴。诸药合用，在五脏同补的基础上，强化心肺合降，促使内在之精直达于上。

每日两次，服用七日。

方六药物组成：茯苓　贝母　党参　黄芪　怀山药　当归　人参　玉竹　石斛熟地黄　枸杞子　金银花　连翘　陈皮　黄芩

方解：茯苓宁心，贝母入肺，党参、黄芪益营卫之气，怀山药补肾，当归补血，人参补元阴，玉竹、石斛、熟地黄、枸杞子滋阴，金银花、连翘清热解毒，陈皮行气，黄芩清热进阴。诸药合用，在五脏同补的基础上，强化心肺合降，促使内在之精直达于上。

每日两次，服用七日。

方七药物组成：酸枣仁　柏子仁　远志　党参　黄芪　砂仁　白豆蔻　黄连麦冬　玉竹　石斛　熟地黄　枸杞子　天冬　金银花　连翘　陈皮

人参晚另服。

方解：酸枣仁、柏子仁远志安神，党参、黄芪益营卫之气，砂仁、白豆蔻入脾胃和中，黄连清热进阴，玉竹、石斛、麦冬、天冬、熟地黄、枸杞子补五脏之阴，金银花、连翘清热解毒，陈皮行气。诸药合用，在五脏同补的基础上，强化心肺合降，促使内在之精直达于上。

另用大剂量的人参与上方分开服，早上服主方，晚上服人参，每日各服一次，连服七日。停药，让脏腑自行调理一段时间，以达到阴阳平衡。

十四、闭经

闭经通常分为原发性和继发性两种。凡年过18岁仍未行经者称为原发性闭经；在月经初潮以后，正常绝经以前的任何时间内（妊娠或哺乳期除外），月经闭止超过6个月者称为继发性闭经。本文所论为继发性闭经，是由于人体受到内外因素的影响，阴阳发展出现严重不平衡，导致女性出现继发性闭经。治疗法则是调剂人体阴阳，恢复人体机能而达到治愈的目的。

阳虚型

主症：面色不华，胸闷胀，脉缓。

方一药物组成：茯苓　枳实　黄芩　砂仁　白豆蔻　当归　白芍　玉竹　石斛熟地黄　枸杞子

方解：茯苓宁心，枳实破邪瘀之气，黄芩清热进阴，砂仁、白豆蔻入脾胃和中，当归补血，白芍入足厥阴肝经，玉竹、石斛、熟地黄、枸杞子滋阴。诸药合用，在五脏同补和中的基础上，强化肺气清肃下行，同时促使内在之阴从下回归于上。

每日两次，服用七日。

方二药物组成： 瓜蒌皮　天花粉　枳实　砂仁　白豆蔻　当归

方解：瓜蒌皮、天花粉润肺滋阴，枳实破邪瘀之气，砂仁、白豆蔻入脾胃和中，当归补血。诸药合用，在和中的基础上，强化肺气清肃下行，促使内在之精直达于上。

每日两次，服用七日。

方三药物组成： 党参　黄芪　砂仁　白豆蔻　枳实　怀山药　山萸肉　白芍　大黄　牡丹皮　玉竹　石斛

方解：党参、黄芪益营卫之气，砂仁、白豆蔻入脾胃和中，枳实破邪瘀之气，怀山药补脾肾之阳，山萸肉补肾，白芍入足厥阴肝经，大黄降邪余之浊，牡丹皮入血分，玉竹、石斛滋阴。诸药合用，在和中的基础上，强化肺气清肃下行，促使内在之精直达于上。

每日两次，服用七日。

方四药物组成： 贝母　枳实　白芍　大黄　黄芩

方解：贝母入肺，枳实破邪瘀之气，白芍入足厥阴肝经，大黄降邪余之浊，黄芩清热进阴。诸药合用，强化肺气清肃下行，促使内在之精直达于上。

每日两次，服用七日。

方五药物组成： 茯苓　党参　黄芪　砂仁　白豆蔻　枳实　人参　玉竹　石斛　熟地黄　枸杞子

方解：茯苓宁心，党参、黄芪益营卫之气，砂仁、白豆蔻入脾胃和中，枳实破邪瘀之气，人参补元阴，玉竹、石斛、熟地黄、枸杞子滋阴。诸药合用，在五脏同补和中的基础上，强化心脾合降，促使内在之精直达于上。

每日两次，服用七日。

方六药物组成：茯苓　党参　黄芪　砂仁　白豆蔻　人参　怀山药　当归　玉竹　石斛　熟地黄　枸杞子　枳实

方解：茯苓宁心，党参、黄芪益营卫之气，砂仁、白豆蔻入脾胃和中，人参补元阴，怀山药补脾肾之阳，当归补血，玉竹、石斛、熟地黄、枸杞子滋阴，枳实破邪瘀之气。诸药合用，在五脏同补和中的基础上，强化心脾合降，促使内在之精直达于上。

每日两次，服用七日。

方七药物组成：酸枣仁　柏子仁　党参　黄芪　砂仁　白豆蔻　黄连　枳实　玉竹　石斛　麦冬　天冬　熟地黄　枸杞子

人参晚另服。

方解：酸枣仁、柏子仁养心安神，党参、黄芪益营卫之气，砂仁、白豆蔻入脾胃和中，黄连清热，枳实破邪瘀之气，玉竹、石斛、麦冬、天冬、熟地黄、枸杞子补五脏之阴。诸药合用，在五脏同补和中的基础上，强化心脾合降，促使内在之精直达于上。

另用大剂量的人参与上方分开服，早上服主方，晚上服人参，每日各服一次，连服七日。

阴虚型

方一药物组成：当归　白芍　枳实　大黄　玉竹　石斛　熟地黄　枸杞子　黄芩

方解：当归补血，白芍入足厥阴肝经，枳实破邪瘀之气，大黄降邪余之浊，玉竹、石斛、熟地黄、枸杞子滋阴，黄芩清热进阴。诸药合用，在五脏同补的基础上，强化肺气清肃下行，同时促使内在之阴从下回归于上。

每日两次，服用七日。

方二药物组成：当归　枳实　大黄　玉竹　石斛　熟地黄　枸杞子　黄芩

方解：当归补血，枳实破邪瘀之气，白芍入足厥阴肝经，大黄降邪余之浊，玉竹、石斛、熟地黄、枸杞子滋阴，黄芩清热进阴。诸药合用，在五脏同补的基础上，强化肺气清肃下行，同时促使内在之精直达于上。

每日两次，服用七日。

方三药物组成：白芍　枳实　大黄　黄芩

方解：白芍入足厥阴肝经，枳实破邪瘀之气，大黄降邪余之浊，黄芩清热进阴。诸药合用，强化肺气清肃下行，促使内在之精直达于上。

每日两次，服用七日。

方四药物组成：党参　黄芪　苍术　白术　怀山药　山萸肉　牡丹皮　白芍　大黄　枳实　黄芩　玉竹　石斛　熟地黄　枸杞子

方解：党参、黄芪益营卫之气，苍术、白术入脾胃和中，怀山药、山萸肉补肾，牡丹皮入血，白芍入足厥阴肝经，大黄降邪余之浊，枳实破邪瘀之气滞，黄芩清热进阴，玉竹、石斛、熟地黄、枸杞子滋阴。诸药合用，在五脏同补的基础上强化肺气清肃下行，促使内在之精直达于上。

每日两次，服用七日。

方五药物组成：贝母　牡丹皮　枳实　白芍　大黄　黄芩

方解：贝母入肺，牡丹皮入血分，枳实破邪瘀之气，白芍入足厥阴肝经，大黄降邪余之浊，黄芩清热进阴。诸药合用，强化肺气清肃下行，同时促使内在之精直达于上。

每日两次，服用七日。

方六药物组成：茯苓　党参　黄芪　砂仁　白豆蔻　枳实　人参　玉竹　石斛　熟地黄　枸杞子

方解：茯苓宁心，党参、黄芪益营卫之气，砂仁、白豆蔻入脾胃和中，枳实破邪瘀之气，人参补元阴，玉竹、石斛、熟地黄、枸杞子滋阴。诸药合用，在五脏同补的基础上，强化心脾合降，促使内在之精直达于上。

每日两次，服用七日。

方七药物组成： 茯苓　党参　黄芪　砂仁　白豆蔻　人参　怀山药　当归　玉竹　石斛　熟地黄　枸杞子　枳实

方解：茯苓宁心，党参、黄芪益营卫之气，砂仁、白豆蔻入脾胃和中，人参补元阴，怀山药补肾，当归补血，玉竹、石斛、熟地黄、枸杞子滋阴，枳实破邪瘀之气。诸药合用，在五脏同补的基础上强化心脾合降，同时促使内在之精直达于上。

每日两次，服用七日。

方八药物组成： 酸枣仁　柏子仁　党参　黄芪　砂仁　白豆蔻　黄连　枳实　玉竹　石斛　麦冬　天冬　熟地黄　枸杞子

人参晚另服。

方解：酸枣仁、柏子仁养心安神，党参、黄芪益营卫之气，砂仁、白豆蔻入脾胃和中，黄连清热，枳实破邪瘀之气，玉竹、石斛、麦冬、天冬、熟地黄、枸杞子补五脏之阴。诸药合用，在五脏同补和中的基础上，强化心脾合降，促使内在之精直达于上。

另用大剂量的人参与上方分开服，早上服主方，晚上服人参，每日各服一次，连服七日。

十五、月经失调

月经失调表现为月经周期或出血量的异常，或是月经前、经期时的腹痛及全身症状，或者是月经周期不稳定。其病机是由于人体受到内外因素的影响，阴阳发展出现不平衡。治疗法则是调剂人体阴阳，恢复人体机能而达到治愈的目的。

月经先期

方一药物组成：贝母　当归　白芍　大黄　陈皮　玉竹　石斛　熟地黄　枸杞子

方解：贝母入肺，当归补血，白芍入足厥阴肝经，大黄降邪余之浊，陈皮行气，玉竹、石斛、熟地黄、枸杞子滋阴。诸药合用，在五脏同补的基础上，强化肺气清肃下行，促使内在之阴从下回归于上。

每日两次，服用七日。

方二药物组成：贝母　党参　黄芪　陈皮　玉竹　石斛　熟地黄　枸杞子

方解：贝母入肺，党参、黄芪益营卫之气，陈皮行气，玉竹、石斛、熟地黄、枸杞子滋阴。诸药合用，在五脏同补的基础上，强化肺气清肃下行，促使内在之精直达于上。

每日两次，服用七日。

方三药物组成：贝母　党参　黄芪　怀山药　当归　白芍　大黄　陈皮　玉竹　石斛　熟地黄　枸杞子

方解：贝母入肺，党参、黄芪益营卫之气，怀山药补脾肾之阳，当归补血，白芍入足厥阴肝经，大黄降邪余之浊，陈皮行气，玉竹、石斛、熟地黄、枸杞子滋阴。诸药合用，在五脏同补的基础上，强化肺气清肃下行，促使内在之精直达于上。

每日两次，服用七日。

方四药物组成：贝母　党参　黄芪　苍术　白术　怀山药　山萸肉　牡丹皮　白芍　大黄　玉竹　石斛　熟地黄　枸杞子　陈皮

方解：贝母入肺，党参、黄芪益营卫之气，苍术、白术入脾胃和中，怀山药补脾肾之阳，山萸肉补肾，牡丹皮入血分，白芍入足厥阴肝经，大黄降邪余之浊，玉竹、石斛、熟地黄、枸杞子滋阴，陈皮行气。诸药合用，在五脏同补的基础上，强化肺气清肃下行，促使内在之精直达于上。

每日两次，服用七日。

方五药物组成：茯苓　党参　黄芪　砂仁　白豆蔻　人参　玉竹　石斛　熟地黄　枸杞子　陈皮　黄芩

方解：茯苓宁心，党参、黄芪益营卫之气，砂仁、白豆蔻入脾胃和中，人参补元阴，玉竹、石斛、熟地黄、枸杞子滋阴，陈皮行气，黄芩清热进阴。诸药合用，在五脏同补的基础上，强化心肺合降，促使内在之精直达于上。

每日两次，服用七日。

方六药物组成：茯苓　贝母　党参　黄芪　怀山药　当归　人参　玉竹　石斛　熟地黄　枸杞子　陈皮　黄芩

方解：茯苓宁心，贝母入肺，党参、黄芪益营卫之气，怀山药补肾，当归补血，人参补元阴，玉竹、石斛、熟地黄、枸杞子滋阴，陈皮行气，黄芩清热进阴。诸药合用，在五脏同补的基础上，强化心肺合降，促使内在之精直达于上。

每日两次，服用七日。

方七药物组成：酸枣仁　柏子仁　远志　党参　黄芪　砂仁　白豆蔻　黄连　麦冬　玉竹　石斛　熟地黄　枸杞子　天冬　陈皮

人参晚另服。

方解：酸枣仁、柏子仁、远志安神，党参、黄芪益营卫之气，砂仁、白豆蔻入脾胃和中，黄连清热进阴，玉竹、石斛、麦冬、天冬、熟地黄、枸杞子补五脏之阴，陈皮行气。诸药合用，在五脏同补的基础上，强化心肺合降，促使内在之精直达于上。

另用大剂量的人参与上方分开服，早上服主方，晚上服人参，每日各服一次，连服七日。停药，让脏腑自行调理一段时间，以达到阴阳平衡。

月经后期

方一药物组成：肉桂　苍术　白术　当归　白芍　人参　陈皮　黄芩　玄参　麦冬　玉竹　石斛　熟地黄　枸杞子

方解：肉桂补脾肾之阳，苍术、白术入脾胃和中，当归补血，白芍入足厥阴肝经，人参补元阴，陈皮行气，黄芩清热进阴，玄参、麦冬、玉竹、石斛、熟地黄、枸杞子滋阴。诸药合用，在五脏同补的基础上强化肺气清肃下行，同时促使内在之阴从下回归于上。

每日两次，服用七日。

方二药物组成：党参　黄芪　肉桂　苍术　白术　当归　白芍　人参　陈皮　黄芩　玄参　麦冬　玉竹　石斛　熟地黄　枸杞子

方解：党参、黄芪益营卫之气，肉桂补脾肾之阳，苍术、白术入脾胃和中，当归补血，白芍入足厥阴肝经，人参补元阴，陈皮行气，黄芩清热进阴，玄参、麦冬、玉竹、石斛、熟地黄、枸杞子滋阴。诸药合用，在五脏同补的基础上强化肺气清肃下行，同时促使内在之阴从下回归于上。

每日两次，服用七日。

十六、盆腔炎

盆腔炎是指女性盆腔生殖器官及其周围的结缔组织及盆腔腹膜的炎症。慢性盆腔炎往往是急性期治疗不彻底迁延而来，其发病时间长，病情较顽固。其病机是由于人体受到内外因素的影响，阴阳发展出现严重不平衡。治疗法则是调剂人体阴阳，恢复人体机能而达到治愈的目的。

方一药物组成：贝母　当归　白芍　大黄　陈皮　玉竹　石斛　熟地黄　枸杞子

方解：贝母入肺，当归补血，白芍入足厥阴肝经，大黄降邪余之浊，陈皮行气，玉竹、石斛、熟地黄、枸杞子滋阴。诸药合用，在五脏同补的基础上强化肺气清肃下行，同时促使内在之阴从下回归于上。

每日两次，服用七日。

方二药物组成： 贝母　党参　黄芪　陈皮　玉竹　石斛　熟地黄　枸杞子

方解：贝母入肺，党参、黄芪益营卫之气，陈皮行气，玉竹、石斛、熟地黄、枸杞子滋阴。诸药合用，在五脏同补的基础上强化肺气清肃下行，同时促使内在之精直达于上。

每日两次，服用七日。

方三药物组成： 贝母　党参　黄芪　怀山药　当归　白芍　大黄　陈皮　玉竹　石斛　熟地黄　枸杞子

方解：贝母入肺，党参、黄芪益营卫之气，怀山药补脾肾之阳，当归补血，白芍入足厥阴肝经，大黄降邪余之浊，陈皮行气，玉竹、石斛、熟地黄、枸杞子滋阴。诸药合用，在五脏同补的基础上强化肺气清肃下行，促使内在之精直达于上。

每日两次，服用七日。

方四药物组成： 贝母　党参　黄芪　苍术　白术　怀山药　山萸肉　牡丹皮　白芍　大黄　玉竹　石斛　熟地黄　枸杞子　陈皮

方解：贝母入肺，党参、黄芪益营卫之气，苍术、白术入脾胃和中，怀山药补脾肾之阳，山萸肉补肾，牡丹皮入血分，白芍入足厥阴肝经，大黄降邪余之浊，玉竹、石斛、熟地黄、枸杞子滋阴，陈皮行气。诸药合用，在五脏同补的基础上强化肺气清肃下行，促使内在之精直达于上。

每日两次，服用七日。

方五药物组成： 茯苓　党参　黄芪　砂仁　白豆蔻　人参　玉竹　石斛　熟地黄　枸杞子　陈皮　黄芩

方解：茯苓宁心，党参、黄芪益营卫之气，砂仁、白豆蔻入脾胃和中，人参补元阴，玉竹、石斛、熟地黄、枸杞子滋阴，陈皮行气，黄芩清热进阴。诸药合用，在五脏同补的基础上强化心肺合降，促使内在之精直达于上。

每日两次，服用七日。

方六药物组成： 茯苓　贝母　党参　黄芪　怀山药　当归　人参　玉竹　石斛　熟地黄　枸杞子　陈皮　黄芩

方解：茯苓宁心，贝母入肺，党参、黄芪益营卫之气，怀山药补肾，当归补血，人参补元阴，玉竹、石斛、熟地黄、枸杞子滋阴，陈皮行气，黄芩清热进阴。诸药合用，在五脏同补的基础上强化心肺合降，促使内在之精直达于上。

每日两次，服用七日。

方七药物组成： 酸枣仁　柏子仁　远志　党参　黄芪　砂仁　白豆蔻　黄连　麦冬　玉竹　石斛　熟地黄　枸杞子　天冬　陈皮　人参晚另服

方解：酸枣仁、柏子仁、远志安神，党参、黄芪益营卫之气，砂仁、白豆蔻入脾胃和中，黄连清热进阴，玉竹、石斛、麦冬、天冬、熟地黄、枸杞子补五脏之阴，陈皮行气。诸药合用，在五脏同补的基础上强化心肺合降，促使内在之精直达于上。

另用大剂量的人参与上方分开服，早上服主方，晚上服人参，每日各服一次，连服七日。停药，让脏腑自行调理一段时间后，以达到阴阳平衡。

十七、卵巢囊肿（巧克力囊肿）

卵巢囊肿属中医"癥瘕""肠覃"等范畴。中医学认为其发生是由于妇女在经期或产后，或人流术后，忽视调养，或因七情所伤，或因六淫外邪内侵，致使肝脾等脏腑功能失调，湿浊、痰饮、瘀血阻滞胞脉，蓄积日久，形成卵巢囊肿。

方一药物组成：贝母　当归　白芍　大黄　枳实　丹参　赤芍　玉竹　石斛　熟地黄　枸杞子

方解：贝母入肺，当归补血，白芍入足厥阴肝经，大黄降邪余之浊，枳实破邪瘀之气，丹参、赤芍活血化瘀，玉竹、石斛、熟地黄、枸杞子滋阴。诸药合用，在五脏同补的基础上强化肺气清肃下行，促使内在之阴从下回归于上。

每日两次，服用七日。

方二药物组成：贝母　党参　黄芪　枳实　丹参　赤芍　玉竹　石斛　熟地黄　枸杞子

方解：贝母入肺，党参、黄芪益营卫之气，枳实破邪瘀之气，丹参、赤芍活血化瘀，玉竹、石斛、熟地黄、枸杞子滋阴。诸药合用，在五脏同补的基础上强化肺气清肃下行，促使内在之精直达于上。

每日两次，服用七日。

方三药物组成：贝母　党参　黄芪　怀山药　当归　白芍　大黄　枳实　丹参　赤芍　玉竹　石斛　熟地黄　枸杞子

方解：贝母入肺，党参、黄芪益营卫之气，怀山药补脾肾之阳，当归补血，白芍入足厥阴肝经，大黄降邪余之浊，枳实破邪瘀之气，丹参、赤芍活血化瘀，玉竹、石斛、熟地黄、枸杞子滋阴。诸药合用，在五脏同补的基础上强化肺气清肃下行，促使内在之精直达于上。

每日两次，服用七日。

方四药物组成：贝母　党参　黄芪　苍术　白术　怀山药　山萸肉　牡丹皮　白芍　大黄　玉竹　石斛　熟地黄　枸杞子　枳实　丹参　赤芍

方解：贝母入肺，党参、黄芪益营卫之气，苍术、白术入脾胃和中，怀山药

补脾肾之阳，山萸肉补肾，牡丹皮入血分，白芍入足厥阴肝经，大黄降邪余之浊，玉竹、石斛、熟地黄、枸杞子滋阴，枳实破邪瘀之气，丹参、赤芍活血化瘀。诸药合用，在五脏同补的基础上强化肺气清肃下行，促使内在之精直达于上。

每日两次，服用七日。

方五药物组成： 茯苓　党参　黄芪　砂仁　白豆蔻　人参　玉竹　石斛　熟地黄　枸杞子　枳实　丹参　赤芍　黄芩

方解：茯苓宁心，党参、黄芪益营卫之气，砂仁、白豆蔻入脾胃和中，人参补元阴，玉竹、石斛、熟地黄、枸杞子滋阴，枳实破邪瘀之气，丹参、赤芍活血化瘀，黄芩清热进阴。诸药合用，在五脏同补的基础上强化心肺合降，促使内在之精直达于上。

每日两次，服用七日。

方六药物组成： 茯苓　贝母　党参　黄芪　怀山药　当归　人参　玉竹　石斛　熟地黄　枸杞子　枳实　丹参　赤芍黄芩

方解：茯苓宁心，贝母入肺，党参、黄芪益营卫之气，怀山药补肾，当归补血，人参补元阴，玉竹、石斛、熟地黄、枸杞子滋阴，枳实破邪瘀之气，丹参、赤芍活血化瘀，黄芩清热进阴。诸药合用，在五脏同补的基础上，强化心肺合降，促使内在之精直达于上。

每日两次，服用七日。

方七药物组成： 酸枣仁　柏子仁　远志　党参　黄芪　砂仁　白豆蔻　黄连　麦冬　玉竹　石斛　熟地黄　枸杞子　天冬　枳实　丹参　赤芍

人参晚另服。

方解：酸枣仁、柏子仁、远志安神，党参、黄芪益营卫之气，砂仁、白豆蔻入脾胃和中，黄连清热进阴，玉竹、石斛、麦冬、天冬、熟地黄、枸杞子补五脏之阴，枳实破邪瘀之气，丹参、赤芍活血化瘀。诸药合用，在五脏同补的基础上强化心肺合降，促使内在之精直达于上。

另用大剂量的人参与上方分开服，早上服主方，晚上服人参，每日各服一次，连服七日。停药，让脏腑自行调理一段时间后，以达到阴阳平衡。

十八、颈椎病

颈椎病又称颈椎综合征，是颈椎骨关节炎、增生性颈椎炎、颈神经根综合征、颈椎间盘脱出症的总称，是一种以退行性病理改变为基础的疾患。主要由于颈椎长期劳损、骨质增生，或椎间盘脱出、韧带增厚，致使颈椎脊髓、神经根或椎动脉受压，出现一系列功能障碍的临床综合征。表现为椎节失稳、松动；髓核突出或脱出；骨刺形成；韧带肥厚和继发的椎管狭窄等，刺激或压迫了邻近的神经根、脊髓、椎动脉及颈部交感神经等组织，引起一系列症状和体征。

其病机人体受到内外因素的影响，阴阳发展出现严重不平衡。治疗法则是调剂人体阴阳，恢复人体机能而达到治愈的目的。

方一药物组成： 肉桂　苍术　白术　当归　白芍　人参　龟板　陈皮　黄芩　玄参　麦冬　玉竹　石斛　熟地黄　枸杞子　羌活　独活　威灵仙　伸筋草

方解：肉桂补脾肾之阳，苍术、白术入脾胃和中，当归补血，白芍入足厥阴肝经，人参补元阴，龟板滋阴益肾，陈皮行气，黄芩清热进阴，玄参、麦冬、玉竹、石斛、熟地黄、枸杞子滋阴，羌活、独活散寒祛风、除湿止痛，威灵仙通络止痛，伸筋草舒筋活络。诸药合用，在补中益气、舒筋活络、散寒祛风、除湿止痛的基础上，强化肺气清肃下行，促使内在之阴从下回归于上。

每日两次，服用七日。

方二药物组成： 党参　黄芪　肉桂　苍术　白术　当归　白芍　人参　龟板　陈皮　黄芩　玄参　麦冬　玉竹　石斛　熟地黄　枸杞子　羌活　独活　威灵仙　伸筋草

方解：党参、黄芪益营卫之气，肉桂补脾肾之阳，苍术、白术入脾胃和中，当归补血，白芍入足厥阴肝经，人参补元阴，龟板滋阴益肾，陈皮行气，黄芩清热进阴，玄参、麦冬、玉竹、石斛、熟地黄、枸杞子滋阴，羌活、独活散寒祛风、除湿止痛，威灵仙通络止痛，伸筋草舒筋活络。诸药合用，在补中益气、舒筋活络、散寒祛风、除湿止痛的基础上，强化肺气清肃下行，促使内在之精直达于上。

每日两次，服用七日。

方三药物组成： 天麻　龟板　党参　黄芪　山萸肉　牡丹皮　白芍　肉桂　苍术　白术　陈皮　黄芩　玉竹　石斛　熟地黄　枸杞子　羌活　独活　威灵仙　伸筋草

方解：天麻补气，龟板滋阴益肾，党参、黄芪益营卫之气，山萸肉补肾，牡丹皮入血分，白芍入足厥阴肝经，肉桂补脾肾之阳，苍术、白术入脾胃和中，陈皮行气，黄芩清热进阴，玉竹、石斛、熟地黄、枸杞子滋阴，羌活、独活散寒祛风、除湿止痛，威灵仙通络止痛，伸筋草舒筋活络。诸药合用，在补中益气、舒筋活络、散寒祛风、除湿止痛的基础上，强化肺气清肃下行，促使内在之精直达于上。

每日两次，服用七日。

方四药物组成： 人参　茯苓　党参　黄芪　肉桂　苍术　白术　当归　白芍　山萸肉　牡丹皮　陈皮　黄芩　玄参　麦冬　玉竹　石斛　熟地黄　枸杞子　羌活　独活　威灵仙　伸筋草

方解：人参补元阴，茯苓宁心，党参、黄芪益营卫之气，肉桂补脾肾之阳，苍术、白术入脾胃和中，当归补血，白芍入足厥阴肝经，山萸肉补肾，牡丹皮入血分，陈皮行气，黄芩清热进阴，玄参、麦冬、玉竹、石斛、熟地黄、枸杞子滋阴，羌活、独活散寒祛风、除湿止痛，威灵仙通络止痛，伸筋草舒筋活络。诸药合用，在补中益气、舒筋活络、散寒祛风、除湿止痛的基础上，强化心脾合降，促使内在之精直达于上。

每日两次，服用七日。

方五药物组成：鹿茸　人参　茯苓　党参　黄芪　肉桂　苍术　白术　当归　白芍　山萸肉　牡丹皮　陈皮　黄芩　玄参　麦冬　玉竹　石斛　熟地黄　枸杞子　羌活　独活　威灵仙　伸筋草

方解：鹿茸补元阳，人参补元阴，茯苓宁心，党参、黄芪益营卫之气，肉桂补脾肾之阳，苍术、白术入脾胃和中，当归补血，白芍入足厥阴肝经，山萸肉补肾，牡丹皮入血分，陈皮行气，黄芩清热进阴，玄参、麦冬、玉竹、石斛、熟地黄、枸杞子滋阴，羌活、独活散寒祛风、除湿止痛，威灵仙通络止痛，伸筋草舒筋活络。诸药合用，在补中益气、舒筋活络、散寒祛风、除湿止痛的基础上，强化心脾合降，促使内在之精直达于上。

每日两次，服用七日。

方六药物组成：天麻　人参　党参　黄芪　山萸肉　牡丹皮　白芍　肉桂　苍术　白术　陈皮　黄芩　玉竹　石斛　熟地黄　枸杞子　羌活　独活　威灵仙　伸筋草

方解：天麻补气，人参补元阴，党参、黄芪益营卫之气，山萸肉补肾，牡丹皮入血分，白芍入足厥阴肝经，肉桂补脾肾之阳，苍术、白术入脾胃和中，陈皮行气，黄芩清热进阴，玉竹、石斛、熟地黄、枸杞子滋阴，羌活、独活散寒祛风湿止痛，威灵仙通络止痛，伸筋草舒筋活络。诸药合用，在补中益气、舒筋活络、散寒祛风、除湿止痛的基础上，强化肺气清肃下行，促使内在之精直达于上。

每日两次，服用七日。

方七药物组成：天麻　党参　黄芪　山萸肉　牡丹皮　白芍　肉桂　苍术　白术　陈皮　黄芩　玉竹　石斛　熟地黄　枸杞子　羌活　独活　威灵仙　伸筋草

方解：天麻补气，党参、黄芪益营卫之气，山萸肉补肾，牡丹皮入血分，白芍入足厥阴肝经，肉桂补脾肾之阳，苍术、白术入脾胃和中，陈皮行气，黄芩清热进阴，玉竹、石斛、熟地黄、枸杞子滋阴，羌活、独活散寒祛风、除湿止痛，威灵仙通络止痛，伸筋草舒筋活络。诸药合用，在补中益气、舒筋活络、散寒祛风湿、止痛的基础上，强化肺气清肃下行，促使内在之精直达于上。

每日两次，服用七日。

方八药物组成：天麻　当归　白芍　党参　黄芪　肉桂　苍术　白术　陈皮　黄芩　羌活　独活　威灵仙　伸筋草

方解：天麻补气，当归补血，白芍入足厥阴肝经，党参、黄芪益营卫之气，肉桂补脾肾之阳，苍术、白术入脾胃和中，陈皮行气，黄芩清热进阴，羌活、独活散寒祛风、除湿止痛，威灵仙通络止痛，伸筋草舒筋活络。诸药合用，在补中益气、舒筋活络、散寒祛风、除湿止痛的基础上，强化肺气清肃下行，促使内在之精直达于上。

每日两次，服用七日。

方九药物组成：酸枣仁　柏子仁　党参　黄芪　肉桂　苍术　白术　山萸肉　牡丹皮　白芍　玉竹　石斛　熟地黄　枸杞子　羌活　独活　威灵仙　伸筋草

方解：酸枣仁、柏子仁养心安神，党参、黄芪益营卫之气，肉桂补脾肾之阳，苍术、白术入脾胃和中，山萸肉补肾，牡丹皮入血分，白芍入足厥阴肝经，玉竹、石斛、熟地黄、枸杞子滋阴，羌活、独活散寒祛风、除湿止痛，威灵仙通络止痛，伸筋草舒筋活络。诸药合用，在补中益气、舒筋活络、散寒祛风、除湿止痛的基础上，强化心脾合降，促使内在之精直达于上。

每日两次，服用七日。

十九、肩周炎

肩周炎又称肩关节周围炎，俗称凝肩、五十肩。以肩部逐渐产生疼痛，夜间为甚，逐渐加重，肩关节活动功能受限而且日益加重，肩周炎是以肩关节疼痛和活动不便为主要症状的常见病症。

病机为人体受到内外因素的影响,阴阳发展出现严重不平衡。治疗法则是调剂人体阴阳,恢复人体机能而达到治愈的目的。

方一药物组成: 肉桂 苍术 白术 当归 白芍 人参 龟板 陈皮 黄芩 玄参 麦冬 玉竹 石斛 熟地黄 枸杞子 羌活 独活 威灵仙 伸筋草

方解: 肉桂补脾肾之阳,苍术、白术入脾胃和中,当归补血,白芍入足厥阴肝经,人参补元阴,龟板滋阴益肾,陈皮行气,黄芩清热进阴,玄参、麦冬、玉竹、石斛、熟地黄、枸杞子滋阴,羌活、独活散寒祛风湿止痛,威灵仙通络止痛,伸筋草舒筋活络。诸药合用,在补中益气、舒筋活络、散寒祛风湿止痛的基础上,强化肺气清肃下行,促使内在之阴从下回归于上。

每日两次,服用七日。

方二药物组成: 党参 黄芪 肉桂 苍术 白术 当归 白芍 人参 龟板 陈皮 黄芩 玄参 麦冬 玉竹 石斛 熟地黄 枸杞子 羌活 独活 威灵仙 伸筋草

方解: 党参、黄芪益营卫之气,肉桂补脾肾之阳,苍术、白术入脾胃和中,当归补血,白芍入足厥阴肝经,人参补元阴,龟板滋阴益肾,陈皮行气,黄芩清热进阴,玄参、麦冬、玉竹、石斛、熟地黄、枸杞子滋阴,羌活、独活散寒祛风湿、止痛,威灵仙通络止痛,伸筋草舒筋活络。诸药合用,在补中益气、舒筋活络、散寒祛风湿、止痛的基础上,强化肺气清肃下行,促使内在之精直达于上。

每日两次,服用七日。

方三药物组成: 天麻 龟板 党参 黄芪 山萸肉 牡丹皮 白芍 肉桂 苍术 白术 陈皮 黄芩 玉竹 石斛 熟地黄 枸杞子 羌活 独活 威灵仙 伸筋草

方解: 天麻补气,龟板滋阴益肾,党参、黄芪益营卫之气,山萸肉补肾,牡

丹皮入血分，白芍入足厥阴肝经，肉桂补脾肾之阳，苍术、白术入脾胃和中，陈皮行气，黄芩清热进阴，玉竹、石斛、熟地黄、枸杞子滋阴，羌活、独活散寒祛风湿、止痛，威灵仙通络止痛，伸筋草舒筋活络。诸药合用，在补中益气、舒筋活络、散寒祛风湿、止痛的基础上，强化肺气清肃下行，促使内在之精直达于上。

每日两次，服用七日。

方四药物组成： 人参　茯苓　党参　黄芪　肉桂　苍术　白术　当归　白芍　山萸肉　牡丹皮　陈皮　黄芩　玄参　麦冬　玉竹　石斛　熟地黄　枸杞子　羌活　独活　威灵仙　伸筋草

方解：人参补元阴，茯苓宁心，党参、黄芪益营卫之气，肉桂补脾肾之阳，苍术、白术入脾胃和中，当归补血，白芍入足厥阴肝经，陈皮行气，黄芩清热进阴，玄参、麦冬、玉竹、石斛、熟地黄、枸杞子滋阴，羌活、独活散寒祛风湿、止痛，威灵仙通络止痛，伸筋草舒筋活络。诸药合用，在补中益气、舒筋活络、散寒祛风湿、止痛的基础上，强化心脾合降，促使内在之精直达于上。

每日两次，服用七日。

方五药物组成： 鹿茸　人参　茯苓　党参　黄芪　肉桂　苍术　白术　当归　白芍　山萸肉　牡丹皮　陈皮　黄芩　玄参　麦冬　玉竹　石斛　熟地黄　枸杞子　羌活　独活　威灵仙　伸筋草

方解：鹿茸补元阳，人参补元阴，茯苓宁心，党参、黄芪益营卫之气，肉桂补脾肾之阳，苍术、白术入脾胃和中，当归补血，白芍入足厥阴肝经，山萸肉补肾，牡丹皮入血分，陈皮行气，黄芩清热进阴，玄参、麦冬、玉竹、石斛、熟地黄、枸杞子滋阴，羌活、独活散寒祛风湿、止痛，威灵仙通络止痛，伸筋草舒筋活络。诸药合用，在补中益气、舒筋活络、散寒祛风湿、止痛的基础上，强化心脾合降，促使内在之精直达于上。

每日两次，服用七日。

方六药物组成：天麻 人参 党参 黄芪 山萸肉 牡丹皮 白芍 肉桂 苍术 白术 陈皮 黄芩 玉竹 石斛 熟地黄 枸杞子 羌活 独活 威灵仙 伸筋草

方解：天麻补气，人参补元阴，党参、黄芪益营卫之气，山萸肉补肾，牡丹皮入血分，白芍入足厥阴肝经，肉桂补脾肾之阳，苍术、白术入脾胃和中，陈皮行气，黄芩清热进阴，玉竹、石斛、熟地黄、枸杞子滋阴，羌活、独活散寒祛风湿、止痛，威灵仙通络止痛，伸筋草舒筋活络。诸药合用，在补中益气、舒筋活络、散寒祛风湿、止痛的基础上，强化肺气清肃下行，促使内在之精直达于上。

每日两次，服用七日。

方七药物组成：天麻 党参 黄芪 山萸肉 牡丹皮 白芍 肉桂 苍术 白术 陈皮 黄芩 玉竹 石斛 熟地黄 枸杞子 羌活 独活 威灵仙 伸筋草

方解：天麻补气，党参、黄芪益营卫之气，山萸肉补肾，牡丹皮入血分，白芍入足厥阴肝经，肉桂补脾肾之阳，苍术、白术入脾胃和中，陈皮行气，黄芩清热进阴，玉竹、石斛、熟地黄、枸杞子滋阴，羌活、独活散寒祛风湿、止痛，威灵仙通络止痛，伸筋草舒筋活络。诸药合用，在补中益气、舒筋活络、散寒祛风湿、止痛的基础上，强化肺气清肃下行，促使内在之精直达于上。

每日两次，服用七日。

方八药物组成：天麻 当归 白芍 党参 黄芪 肉桂 苍术 白术 陈皮 黄芩 羌活 独活 威灵仙 伸筋草

方解：天麻补气，当归补血，白芍入足厥阴肝经，党参、黄芪益营卫之气，肉桂补脾肾之阳，苍术、白术入脾胃和中，陈皮行气，黄芩清热进阴，羌活、独活散寒祛风湿、止痛，威灵仙通络止痛，伸筋草舒筋活络。诸药合用，在补中益气、舒筋活络、散寒祛风湿、止痛的基础上，强化肺气清肃下行，促使内在之精直达于上。

每日两次，服用七日。

方九药物组成：酸枣仁　柏子仁　党参　黄芪　肉桂　苍术　白术　山萸肉　牡丹皮　白芍　玉竹　石斛　熟地黄　枸杞子　羌活　独活　威灵仙　伸筋草

方解：酸枣仁、柏子仁养心安神，党参、黄芪益营卫之气，肉桂补脾肾之阳，苍术、白术入脾胃和中，山萸肉补肾，牡丹皮入血分，白芍入足厥阴肝经，玉竹、石斛、熟地黄、枸杞子滋阴，羌活、独活散寒祛风湿、止痛，威灵仙通络止痛，伸筋草舒筋活络。诸药合用，在补中益气、舒筋活络、散寒祛风湿、止痛的基础上，强化心脾合降，促使内在之精直达于上。

每日两次，服用七日。

二十、腰痛

腰痛是以腰部一侧或两侧疼痛为主要症状的一种病症。引起腰痛的原因有很多，包括寒湿、湿热、先天不足、肾虚等因素。治疗法则为平衡阴阳。

方一药物组成：肉桂　苍术　白术　当归　白芍　人参　龟板　陈皮　黄芩　玄参　麦冬　玉竹　石斛　熟地黄　枸杞子　羌活　独活　威灵仙　伸筋草

方解：肉桂补脾肾之阳，苍术、白术入脾胃和中，当归补血，白芍入足厥阴肝经，人参补元阴，龟板滋阴益肾，陈皮行气，黄芩清热进阴，玄参、麦冬、玉竹、石斛、熟地黄、枸杞子滋阴，羌活、独活散寒祛风湿止痛，威灵仙通络止痛，伸筋草舒筋活络。诸药合用，在补中益气、舒筋活络、散寒祛风湿、止痛的基础上，强化肺气清肃下行，促使内在之阴从下回归于上。

每日两次，服用七日。

方二药物组成：党参　黄芪　肉桂　苍术　白术　当归　白芍　人参　龟板　陈皮　黄芩　玄参　麦冬　玉竹　石斛　熟地黄　枸杞子　羌活　独活　威灵仙　伸筋草

方解：党参、黄芪益营卫之气，肉桂补脾肾之阳，苍术、白术入脾胃和中，当归补血，白芍入足厥阴肝经，人参补元阴，龟板滋阴益肾，陈皮行气，黄芩清热进阴，玄参、麦冬、玉竹、石斛、熟地黄、枸杞子滋阴，羌活、独活散寒祛风湿止痛，威灵仙通络止痛，伸筋草舒筋活络。诸药合用，在补中益气、舒筋活络、散寒祛风、除湿止痛的基础上，强化肺气清肃下行，促使内在之精直达于上。

每日两次，服用七日。

方三药物组成： 天麻　龟板　党参　黄芪　山萸肉　牡丹皮　白芍　肉桂　苍术　白术　陈皮　黄芩　玉竹　石斛　熟地黄　枸杞子　羌活　独活　威灵仙　伸筋草

方解：天麻补气，龟板滋阴益肾，党参、黄芪益营卫之气，山萸肉补肾，牡丹皮入血分，白芍入足厥阴肝经，肉桂补脾肾之阳，苍术、白术入脾胃和中，陈皮行气，黄芩清热进阴，玉竹、石斛、熟地黄、枸杞子滋阴，羌活、独活散寒祛风湿止痛，威灵仙通络止痛，伸筋草舒筋活络。诸药合用，在补中益气、舒筋活络、散寒祛风、除湿止痛的基础上，强化肺气清肃下行的同时，促使内在之精直达于上。

每日两次，服用七日。

方四药物组成： 人参　茯苓　党参　黄芪　肉桂　苍术　白术　当归　白芍　山萸肉　牡丹皮　陈皮　黄芩　玄参　麦冬　玉竹　石斛　熟地黄　枸杞子　羌活　独活　威灵仙　伸筋草

方解：人参补元阴，茯苓宁心，党参、黄芪益营卫之气，肉桂补脾肾之阳，苍术、白术入脾胃和中，当归补血，白芍入足厥阴肝经，山萸肉补肾，牡丹皮入血分，陈皮行气，黄芩清热进阴，玄参、麦冬、玉竹、石斛、熟地黄、枸杞子滋阴，羌活、独活散寒祛风、除湿止痛，威灵仙通络止痛，伸筋草舒筋活络。诸药合用，在补中益气、舒筋活络、散寒祛风湿、止痛的基础上，强化心脾合降，促使内在之精直达于上。

每日两次，服用七日。

方五药物组成：鹿茸　人参　茯苓　党参　黄芪　肉桂　苍术　白术　当归　白芍　山萸肉　牡丹皮　陈皮　黄芩　玄参　麦冬　玉竹　石斛　熟地黄　枸杞子　羌活　独活　威灵仙　伸筋草

方解：鹿茸补元阳，人参补元阴，茯苓宁心，党参、黄芪益营卫之气，肉桂补脾肾之阳，苍术、白术入脾胃和中，当归补血，白芍入足厥阴肝经，山萸肉补肾，牡丹皮入血分，陈皮行气，黄芩清热进阴，玄参、麦冬、玉竹、石斛、熟地黄、枸杞子滋阴，羌活、独活散寒祛风、除湿止痛，威灵仙通络止痛，伸筋草舒筋活络。诸药合用，在补中益气、舒筋活络、散寒祛风湿、止痛的基础上，强化心脾合降，促使内在之精直达于上。

每日两次，服用七日。

方六药物组成：天麻　人参　党参　黄芪　山萸肉　牡丹皮　白芍　肉桂　苍术　白术　陈皮　黄芩　玉竹　石斛　熟地黄　枸杞子　羌活　独活　威灵仙　伸筋草

方解：天麻补气，人参补元阴，党参、黄芪益营卫之气，山萸肉补肾，牡丹皮入血分，白芍入足厥阴肝经，肉桂补脾肾之阳，苍术、白术入脾胃和中，陈皮行气，黄芩清热进阴，玉竹、石斛、熟地黄、枸杞子滋阴，羌活、独活散寒祛风、除湿止痛，威灵仙通络止痛，伸筋草舒筋活络。诸药合用，在补中益气、舒筋活络、散寒祛风、除湿止痛的基础上，强化肺气清肃下行，同时促使内在之精直达于上。

每日两次，服用七日。

方七药物组成：天麻　党参　黄芪　山萸肉　牡丹皮　白芍　肉桂　苍术　白术　陈皮　黄芩　玉竹　石斛　熟地黄　枸杞子　羌活　独活　威灵仙　伸筋草

方解：天麻补气，党参、黄芪益营卫之气，山萸肉补肾，牡丹皮入血分，白芍入足厥阴肝经，肉桂补脾肾之阳，苍术、白术入脾胃和中，陈皮行气，黄芩清热进阴，玉竹、石斛、熟地黄、枸杞子滋阴，羌活、独活散寒祛风、除湿止痛，威灵仙通络止痛，伸筋草舒筋活络。诸药合用，在补中益气、舒筋活络、散寒祛风、除湿止痛的基础上，强化肺气清肃下行，同时促使内在之精直达于上。

每日两次，服用七日。

方八药物组成：天麻　当归　白芍　党参　黄芪　肉桂　苍术　白术　陈皮　黄芩　羌活　独活　威灵仙　伸筋草

方解：天麻补气，当归补血，白芍入足厥阴肝经，党参、黄芪益营卫之气，肉桂补脾肾之阳，苍术、白术入脾胃和中，陈皮行气，黄芩清热进阴，羌活、独活散寒祛风、除湿止痛，威灵仙通络止痛，伸筋草舒筋活络。诸药合用，在补中益气、舒筋活络、散寒祛风湿止痛的基础上，强化肺气清肃下行，同时促使内在之精直达于上。

每日两次，服用七日。

方九：酸枣仁　柏子仁　党参　黄芪　肉桂　苍术　白术　山萸肉　牡丹皮　白芍　玉竹　石斛　熟地黄　枸杞子　羌活　独活　威灵仙　伸筋草

方解：酸枣仁、柏子仁养心安神，党参、黄芪益营卫之气，肉桂补脾肾之阳，苍术、白术入脾胃和中，山萸肉补肾，牡丹皮入血分，白芍入足厥阴肝经，玉竹、石斛、熟地黄、枸杞子滋阴，羌活、独活散寒祛风、除湿止痛，威灵仙通络止痛，伸筋草舒筋活络。诸药合用，在补中益气、舒筋活络、散寒祛风、除湿止痛的基础上，强化心脾合降，同时促使内在之精直达于上。

每日两次，服用七日。

二十一、腰椎间盘突出

腰椎间盘突出主要是因为腰椎间盘各部分（髓核、纤维环及软骨板），尤其是髓核，有不同程度的退行性改变后，在外力因素的作用下，椎间盘的纤维环破裂，髓核组织从破裂之处突出（或脱出）于后方或椎管内，导致相邻脊神经根遭受刺激或压迫，从而产生腰部疼痛，一侧下肢或双下肢麻木、疼痛等一系列临床症状。病机为人体受到内外因素的影响，阴阳发展出现严重不平衡。治疗法则是调剂人体阴阳，恢复人体机能而达到治愈的目的。

方一药物组成： 肉桂　苍术　白术　当归　白芍　人参　龟板　陈皮　黄芩　玄参　麦冬　玉竹　石斛　熟地黄　枸杞子　羌活　独活　威灵仙　伸筋草

方解：肉桂补脾肾之阳，苍术、白术入脾胃和中，当归补血，白芍入足厥阴肝经，人参补元阴，龟板滋阴益肾，陈皮行气，黄芩清热进阴，玄参、麦冬、玉竹、石斛、熟地黄、枸杞子滋阴，羌活、独活散寒祛风、除湿止痛，威灵仙通络止痛，伸筋草舒筋活络。诸药合用，在补中益气、舒筋活络、散寒祛风、除湿止痛的基础上，强化肺气清肃下行，促使内在之阴从下回归于上。

每日两次，服用七日。

方二药物组成： 党参　黄芪　肉桂　苍术　白术　当归　白芍　人参　龟板　陈皮　黄芩　玄参　麦冬　玉竹　石斛　熟地黄　枸杞子　羌活　独活　威灵仙　伸筋草

方解：党参、黄芪益营卫之气，肉桂补脾肾之阳，苍术、白术入脾胃和中，当归补血，白芍入足厥阴肝经，人参补元阴，龟板滋阴益肾，陈皮行气，黄芩清热进阴，玄参、麦冬、玉竹、石斛、熟地黄、枸杞子滋阴，羌活、独活散寒祛风、除湿止痛，威灵仙通络止痛，伸筋草舒筋活络。诸药合用，在补中益气、舒筋活络、散寒祛风、除湿止痛的基础上，强化肺气清肃下行，促使内在之精直达于上。

每日两次，服用七日。

方三药物组成： 天麻　龟板　党参　黄芪　山萸肉　牡丹皮　白芍　肉桂　苍术　白术　陈皮　黄芩　玉竹　石斛　熟地黄　枸杞子　羌活　独活　威灵仙　伸筋草

方解：天麻补气，龟板滋阴益肾，党参、黄芪益营卫之气，山萸肉补肾，牡

丹皮入血分，白芍入足厥阴肝经，肉桂补脾肾之阳，苍术、白术入脾胃和中，陈皮行气，黄芩清热进阴，玉竹、石斛、熟地黄、枸杞子滋阴，羌活、独活散寒祛风、除湿止痛，威灵仙通络止痛，伸筋草舒筋活络。诸药合用，在补中益气、舒筋活络、散寒祛风、除湿止痛的基础上，强化肺气清肃下行，促使内在之精直达于上。

每日两次，服用七日。

方四药物组成： 人参　茯苓　党参　黄芪　肉桂　苍术　白术　当归　白芍　山萸肉　牡丹皮　陈皮　黄芩　玄参　麦冬　玉竹　石斛　熟地黄　枸杞子　羌活　独活　威灵仙　伸筋草

方解：人参补元阴，茯苓宁心，党参、黄芪益营卫之气，肉桂补脾肾之阳，苍术、白术入脾胃和中，当归补血，白芍入足厥阴肝经，陈皮行气，黄芩清热进阴，玄参、麦冬、玉竹、石斛、熟地黄、枸杞子滋阴，羌活、独活散寒祛风、除湿止痛，威灵仙通络止痛，伸筋草舒筋活络。诸药合用，在补中益气、舒筋活络、散寒祛风、除湿止痛的基础上，强化心脾合降，促使内在之精直达于上。

每日两次，服用七日。

方五药物组成： 鹿茸　人参　茯苓　党参　黄芪　肉桂　苍术　白术　当归　白芍　山萸肉　牡丹皮　陈皮　黄芩　玄参　麦冬　玉竹　石斛　熟地黄　枸杞子　羌活　独活　威灵仙　伸筋草

方解：鹿茸补元阳，人参补元阴，茯苓宁心，党参、黄芪益营卫之气，肉桂补脾肾之阳，苍术、白术入脾胃和中，当归补血，白芍入足厥阴肝经，山萸肉补肾，牡丹皮入血分，陈皮行气，黄芩清热进阴，玄参、麦冬、玉竹、石斛、熟地黄、枸杞子滋阴，羌活、独活散寒祛风、除湿止痛，威灵仙通络止痛，伸筋草舒筋活络。诸药合用，在补中益气、舒筋活络、散寒祛风、除湿止痛的基础上，强化心脾合降，促使内在之精直达于上。

每日两次，服用七日。

方六药物组成：天麻　人参　党参　黄芪　山萸肉　牡丹皮　白芍　肉桂　苍术　白术　陈皮　黄芩　玉竹　石斛　熟地黄　枸杞子　羌活　独活　威灵仙　伸筋草

方解：天麻补气，人参补元阴，党参、黄芪益营卫之气，山萸肉补肾，牡丹皮入血分，白芍入足厥阴肝经，肉桂补脾肾之阳，苍术、白术入脾胃和中，陈皮行气，黄芩清热进阴，玉竹、石斛、熟地黄、枸杞子滋阴，羌活、独活散寒祛风、除湿止痛，威灵仙通络止痛，伸筋草舒筋活络。诸药合用，在补中益气、舒筋活络、散寒祛风、除湿止痛的基础上，强化肺气清肃下行，促使内在之精直达于上。

每日两次，服用七日。

方七药物组成：天麻　党参　黄芪　山萸肉　牡丹皮　白芍　肉桂　苍术　白术　陈皮　黄芩　玉竹　石斛　熟地黄　枸杞子　羌活　独活　威灵仙　伸筋草

方解：天麻补气，党参、黄芪益营卫之气，山萸肉补肾，牡丹皮入血分，白芍入足厥阴肝经，肉桂补脾肾之阳，苍术、白术入脾胃和中，陈皮行气，黄芩清热进阴，玉竹、石斛、熟地黄、枸杞子滋阴，羌活、独活散寒祛风、除湿止痛，威灵仙通络止痛，伸筋草舒筋活络。诸药合用，在补中益气、舒筋活络、散寒祛风、除湿止痛的基础上，强化肺气清肃下行，促使内在之精直达于上。

每日两次，服用七日。

方八药物组成：天麻　当归　白芍　党参　黄芪　肉桂　苍术　白术　陈皮　黄芩　羌活　独活　威灵仙　伸筋草

方解：天麻补气，当归补血，白芍入足厥阴肝经，党参、黄芪益营卫之气，肉桂补脾肾之阳，苍术、白术入脾胃和中，陈皮行气，黄芩清热进阴，羌活、独活散寒祛风、除湿止痛，威灵仙通络止痛，伸筋草舒筋活络。诸药合用，在补中益气、舒筋活络、散寒祛风、除湿止痛的基础上，强化肺气清肃下行，促使内在之精直达于上。

每日两次，服用七日。

方九药物组成： 酸枣仁　柏子仁　党参　黄芪　肉桂　苍术　白术　山萸肉　牡丹皮　白芍　玉竹　石斛　熟地黄　枸杞子　羌活　独活　威灵仙　伸筋草

方解：酸枣仁、柏子仁养心安神，党参、黄芪益营卫之气，肉桂补脾肾之阳，苍术、白术入脾胃和中，山萸肉补肾，牡丹皮入血分，白芍入足厥阴肝经，玉竹、石斛、熟地黄、枸杞子滋阴，羌活、独活散寒祛风、除湿止痛，威灵仙通络止痛，伸筋草舒筋活络。诸药合用，在补中益气、舒筋活络、散寒祛风、除湿止痛的基础上，强化心脾合降，促使内在之精直达于上。

每日两次，服用七日。

二十二、强直性脊椎炎

强直性脊椎炎是人体受到内外因素的影响，阴阳发展出现严重不平衡，导致骶髂关节、脊柱骨突、脊柱旁软组织及外周关节发生病变，临床主要表现为腰、背、颈、臀、髋部疼痛以及关节肿痛，严重者可发生脊柱畸形和关节强直。治疗法则是调剂人体阴阳，恢复人体机能而达到治愈的目的。

方一药物组成： 肉桂　苍术　白术　当归　白芍　人参　龟板　陈皮　黄芩　玄参　麦冬　玉竹　石斛　熟地黄　枸杞子　羌活　独活　威灵仙　伸筋草

方解：肉桂补脾肾之阳，苍术、白术入脾胃和中，当归补血，白芍入足厥阴肝经，人参补元阴，龟板滋阴益肾，陈皮行气，黄芩清热进阴，玄参、麦冬、玉竹、石斛、熟地黄、枸杞子滋阴，羌活、独活散寒祛风、除湿止痛，威灵仙通络止痛，伸筋草舒筋活络。诸药合用，在补中益气、舒筋活络、散寒祛风、除湿止痛的基础上，强化肺气清肃下行，同时促使内在之阴从下回归于上。

每日两次，服用七日。

方二药物组成：党参　黄芪　肉桂　苍术　白术　当归　白芍　人参　龟板　陈皮　黄芩　玄参　麦冬　玉竹　石斛　熟地黄　枸杞子　羌活　独活　威灵仙　伸筋草

方解：党参、黄芪益营卫之气，肉桂补脾肾之阳，苍术、白术入脾胃和中，当归补血，白芍入足厥阴肝经，人参补元阴，龟板滋阴益肾，陈皮行气，黄芩清热进阴，玄参、麦冬、玉竹、石斛、熟地黄、枸杞子滋阴，羌活、独活散寒祛风、除湿止痛，威灵仙通络止痛，伸筋草舒筋活络。诸药合用，在补中益气、舒筋活络、散寒祛风、除湿止痛的基础上，强化肺气清肃下行，促使内在之精直达于上。

每日两次，服用七日。

方三药物组成：天麻　龟板　党参　黄芪　山萸肉　牡丹皮　白芍　肉桂　苍术　白术　陈皮　黄芩　玉竹　石斛　熟地黄　枸杞子　羌活　独活　威灵仙　伸筋草

方解：天麻补气，龟板滋阴益肾，党参、黄芪益营卫之气，牡丹皮入血分，白芍入足厥阴肝经，肉桂补脾肾之阳，苍术、白术入脾胃和中，陈皮行气，黄芩清热进阴，玉竹、石斛、熟地黄、枸杞子滋阴，羌活、独活散寒祛风、除湿止痛，威灵仙通络止痛，伸筋草舒筋活络。诸药合用，在补中益气、舒筋活络、散寒祛风、除湿止痛的基础上，强化肺气清肃下行，促使内在之精直达于上。

每日两次，服用七日。

方四药物组成：人参　茯苓　党参　黄芪　肉桂　苍术　白术　当归　白芍　山萸肉　牡丹皮　陈皮　黄芩　玄参　麦冬　玉竹　石斛　熟地黄　枸杞子　羌活　独活　威灵仙　伸筋草

方解：人参补元阴，茯苓宁心，党参、黄芪益营卫之气，肉桂补脾肾之阳，苍术、白术入脾胃和中，当归补血，白芍入足厥阴肝经，山萸肉补肾，牡丹皮入血分，陈皮行气，黄芩清热进阴，玄参、麦冬、玉竹、石斛、熟地黄、枸杞子滋阴，羌活、独活散寒祛风、除湿止痛，威灵仙通络止痛，伸筋草舒筋活络。诸药合用，在补中益气、舒筋活络、散寒祛风、除湿止痛的基础上，强化心脾合降，同时促使内在之精直达于上。

每日两次，服用七日。

方五药物组成：鹿茸　人参　茯苓　党参　黄芪　肉桂　苍术　白术　当归　白芍　山萸肉　牡丹皮　陈皮　黄芩　玄参　麦冬　玉竹　石斛　熟地黄　枸杞子　羌活　独活　威灵仙　伸筋草

方解：鹿茸补元阳，人参补元阴，茯苓宁心，党参、黄芪益营卫之气，肉桂补脾肾之阳，苍术、白术入脾胃和中，当归补血，白芍入足厥阴肝经，山萸肉补肾，牡丹皮入血分，陈皮行气，黄芩清热进阴，玄参、麦冬、玉竹、石斛、熟地黄、枸杞子滋阴，羌活、独活散寒祛风湿止痛，威灵仙通络止痛，伸筋草舒筋活络。诸药合用，在补中益气、舒筋活络、散寒祛风、除湿止痛的基础上，强化心脾合降，促使内在之精直达于上。

每日两次，服用七日。

方六药物组成：天麻　人参　党参　黄芪　山萸肉　牡丹皮　白芍　肉桂　苍术　白术　陈皮　黄芩　玉竹　石斛　熟地黄　枸杞子　羌活　独活　威灵仙　伸筋草

方解：天麻补气，人参补元阴，党参、黄芪益营卫之气，山萸肉补肾，牡丹皮入血分，白芍入足厥阴肝经，肉桂补脾肾之阳，苍术、白术入脾胃和中，陈皮行气，黄芩清热进阴，玉竹、石斛、熟地黄、枸杞子滋阴，羌活、独活散寒祛风湿止痛，威灵仙通络止痛，伸筋草舒筋活络。诸药合用，在补中益气、舒筋活络、散寒祛风、除湿止痛的基础上，强化肺气清肃下行，促使内在之精直达于上。

每日两次，服用七日。

方七药物组成：天麻　党参　黄芪　山萸肉　牡丹皮　白芍　肉桂　苍术　白术　陈皮　黄芩　玉竹　石斛　熟地黄　枸杞子　羌活　独活　威灵仙　伸筋草

方解：天麻补气，党参、黄芪益营卫之气，山萸肉补肾，牡丹皮入血分，白芍入足厥阴肝经，肉桂补脾肾之阳，苍术、白术入脾胃和中，陈皮行气，黄芩清热进阴，玉竹、石斛、熟地黄、枸杞子滋阴，羌活、独活散寒祛风湿止痛，威灵仙通络止痛，伸筋草舒筋活络。诸药合用，在补中益气、舒筋活络、散寒祛风、除湿止痛的基础上，强化肺气清肃下行，促使内在之精直达于上。

每日两次，服用七日。

方八药物组成：天麻　当归　白芍　党参　黄芪　肉桂　苍术　白术　陈皮　黄芩　羌活　独活　威灵仙　伸筋草

方解：天麻补气，当归补血，白芍入足厥阴肝经，党参、黄芪益营卫之气，肉桂补脾肾之阳，苍术、白术入脾胃和中，陈皮行气，黄芩清热进阴，羌活、独活散寒祛风、除湿止痛，威灵仙通络止痛，伸筋草舒筋活络。诸药合用，在补中益气、舒筋活络、散寒祛风、除湿止痛的基础上，强化肺气清肃下行，促使内在之精直达于上。

每日两次，服用七日。

方九药物组成：酸枣仁　柏子仁　党参　黄芪　肉桂　苍术　白术　山萸肉　牡丹皮　白芍　玉竹　石斛　熟地黄　枸杞子　羌活　独活　威灵仙　伸筋草

方解：酸枣仁、柏子仁养心安神，党参、黄芪益营卫之气，肉桂补脾肾之阳，苍术、白术入脾胃和中，山萸肉补肾，牡丹皮入血分，白芍入足厥阴肝经，玉竹、石斛、熟地黄、枸杞子滋阴，羌活、独活散寒祛风湿止痛，威灵仙通络止痛，伸筋草舒筋活络。诸药合用，在补中益气、舒筋活络、散寒祛风湿、止痛的基础上，强化心脾合降，促使内在之精直达于上。

每日两次，服用七日。

二十三、坐骨神经痛

坐骨神经痛在中医中属"痹证""腰腿痛"范畴，病机多为外感风寒湿邪、肝肾不足、气血瘀滞，表现为坐骨神经分布区疼痛、麻木、活动受限。治法与腰椎间盘突出、腰肌劳损相同，请参阅。

方一药物组成： 肉桂　苍术　白术　当归　白芍　陈皮　黄芩　玉竹　石斛　熟地黄　枸杞子　羌活　独活　人参　龟板

方解：肉桂补脾肾之阳，苍术、白术入脾胃和中，当归补血，白芍入足厥阴肝经，玉竹、石斛、熟地黄、枸杞子滋阴，羌活、独活散寒祛风湿止痛，人参补元阴，龟板滋阴益肾。诸药合用，在补中益气、散寒祛风湿、止痛的基础上，强化肺气清肃下行，促使内在之阴从下回归于上。

每日两次，服用七日。

方二药物组成： 党参　黄芪　肉桂　苍术　白术　当归　白芍　陈皮　黄芩　玉竹　石斛　熟地黄　枸杞子　羌活　独活　人参　龟板

方解：党参、黄芪益营卫之气，肉桂补脾肾之阳，苍术、白术入脾胃和中，当归补血，白芍入足厥阴肝经，陈皮行气，黄芩清热进阴，玉竹、石斛、熟地黄、枸杞子滋阴，羌活、独活散寒祛风湿止痛，人参补元阴，龟板滋阴益肾。诸药合用，在补中益气、散寒祛风湿、止痛的基础上，强化肺气清肃下行，促使内在之精直达于上。

每日两次，服用七日。

方三药物组成： 党参　黄芪　肉桂　苍术　白术　山萸肉　牡丹皮　白芍　陈皮　黄芩　玉竹　石斛　熟地黄　枸杞子　羌活　独活　天麻　龟板

方解：党参、黄芪益营卫之气，肉桂补脾肾之阳，苍术、白术入脾胃和中，山萸肉补肾，牡丹皮入血分，白芍入足厥阴肝经，陈皮行气，黄芩清热进阴，玉竹、石斛、熟地黄、枸杞子滋阴，羌活、独活散寒祛风湿止痛，天麻补气，龟板滋阴益肾。诸药合用，在补中益气、散寒祛风湿、止痛的基础上，强化肺气清肃下行，促使内在之精直达于上。

每日两次，服用七日。

方四药物组成： 茯苓　党参　黄芪　当归　白芍　山萸肉　牡丹皮　肉桂　苍术　白术　陈皮　黄芩　玉竹　石斛　熟地黄　枸杞子　人参

方解：茯苓宁心，党参、黄芪益营卫之气，当归补血，白芍入足厥阴肝经，山萸肉补肾，肉桂补脾肾之阳，苍术、白术入脾胃和中，陈皮行气，黄芩清热进阴，玉竹、石斛、熟地黄、枸杞子滋阴，人参补元阴。诸药合用，在补中益气的基础上，强化心脾合降，促使内在之精直达于上。

每日两次，服用七日。

方五药物组成： 茯苓　党参　黄芪　当归　白芍　山萸肉　牡丹皮　肉桂　苍术　白术　陈皮　黄芩　玉竹　石斛　熟地黄　枸杞子　人参　鹿茸

方解：茯苓宁心，党参、黄芪益营卫之气，当归补血，白芍入足厥阴肝经，山萸肉补肾，牡丹皮入血分，肉桂补脾肾之阳，苍术、白术入脾胃和中，陈皮行气，黄芩清热进阴，玉竹、石斛、熟地黄、枸杞子滋阴，人参补元阴，鹿茸补元阳。诸药合用，在补中益气的基础上，强化心脾合降，促使内在之精直达于上。

每日两次，服用七日。

方六药物组成： 党参　黄芪　肉桂　苍术　白术　山萸肉　牡丹皮　白芍　陈皮　黄芩　玉竹　石斛　熟地黄　枸杞子　羌活　独活　天麻　人参

方解：党参、黄芪益营卫之气，肉桂补脾肾之阳，苍术、白术入脾胃和中，山萸肉补肾，牡丹皮入血分，白芍入足厥阴肝经，陈皮行气，黄芩清热进阴，玉竹、石斛、熟地黄、枸杞子滋阴,羌活、独活散寒祛风湿止痛,天麻补气,人参补元阴。诸药合用,在补中益气、散寒祛风湿、止痛的基础上,强化肺气清肃下行,促使内在之精直达于上。

每日两次,服用七日。

方七药物组成:党参 黄芪 肉桂 苍术 白术 山萸肉 牡丹皮 白芍 陈皮 黄芩 玉竹 石斛 熟地黄 枸杞子 羌活 独活 天麻

方解:党参、黄芪益营卫之气,肉桂补脾肾之阳,苍术、白术入脾胃和中,山萸肉补肾,牡丹皮入血分,白芍入足厥阴肝经,陈皮行气,黄芩清热进阴,玉竹、石斛、熟地黄、枸杞子滋阴,羌活、独活散寒祛风湿止痛,天麻补气。诸药合用,在补中益气、散寒祛风湿、止痛的基础上,强化肺气清肃下行的同时,促使内在之精直达于上。

每日两次,服用七日。

二十四、风湿关节炎

风湿性关节炎属于风湿病的一种,《黄帝内经》把风寒湿三气合称为痹。因为风湿病大多累及关节而引起疼痛,所以"风湿性关节炎"一词沿用至今。风湿关节炎泛指发生在人体关节及其周围组织,临床表现为关节的红、肿、热、痛、功能障碍及关节畸形,严重者导致关节残疾,影响患者生活质量。其病机是由于人体受到内外因素的影响,阴阳发展出现严重不平衡。风寒湿滞留于人体筋骨之内。治疗法则是调剂人体阴阳,恢复人体机能而达到治愈的目的。

方一药物组成:肉桂 苍术 白术 当归 白芍 陈皮 黄芩 玉竹 石斛 熟地黄 枸杞子 羌活 独活 人参 龟板

方解:肉桂补脾肾之阳,苍术、白术入脾胃和中,当归补血,白芍入足厥阴肝经,陈皮行气,黄芩清热进阴,玉竹、石斛、熟地黄、枸杞子滋阴,羌活、独活散寒祛风、除湿止痛，人参补元阴，龟板滋阴益肾。诸药合用，在五脏同补、散寒祛风、除湿止痛的基础上，强化肺气清肃下行，促使内在之阴从下回归于上。

每日两次，服用七日。

方二药物组成：党参 黄芪 肉桂 苍术 白术 当归 白芍 陈皮 黄芩 玉竹 石斛 熟地黄 枸杞子 羌活 独活 人参 龟板

方解：党参、黄芪益营卫之气，肉桂补脾肾之阳，苍术、白术入脾胃和中，当归补血，白芍入足厥阴肝经，陈皮行气，黄芩清热进阴，玉竹、石斛、熟地黄、枸杞子滋阴，羌活、独活散寒祛风湿止痛，人参补元阴，龟板滋阴益肾。诸药合用，在五脏同补、散寒祛风湿止痛的基础上，强化脾肺合降，促使内在之精直达于上。

每日两次，服用七日。

方三药物组成：党参 黄芪 肉桂 苍术 白术 山萸肉 牡丹皮 白芍 陈皮 黄芩 玉竹 石斛 熟地黄 枸杞子 羌活 独活 天麻 龟板

方解：党参、黄芪益营卫之气，肉桂补脾肾之阳，苍术、白术入脾胃和中，山萸肉补肾，牡丹皮入血分，白芍入足厥阴肝经，陈皮行气，黄芩清热进阴，玉竹、石斛、熟地黄、枸杞子滋阴，天麻补气，龟板滋阴益肾。诸药合用，在五脏同补、散寒祛风湿止痛的基础上，强化脾肺合降，促使内在之精直达于上。

每日两次，服用七日。

方四药物组成：茯苓 党参 黄芪 当归 白芍 山萸肉 牡丹皮 肉桂 苍术 白术 陈皮 黄芩 玉竹 石斛 熟地黄 枸杞子 人参

方解：茯苓宁心，党参、黄芪益营卫之气，当归补血，白芍入足厥阴肝经，山萸肉补肾，牡丹皮入血分，肉桂补脾肾之阳，苍术、白术入脾胃和中，陈皮行气，黄芩清热进阴，玉竹、石斛、熟地黄、枸杞子滋阴，人参补元阴。诸药合用，在五脏同补、散寒祛风湿止痛的基础上，强化心脾合降，同时促使内在之精直达于上。

每日两次，服用七日。

方五药物组成： 茯苓　党参　黄芪　当归　白芍　山萸肉　牡丹皮　肉桂　苍术　白术　陈皮　黄芩　玉竹　石斛　熟地黄　枸杞子　人参　鹿茸

方解：茯苓宁心，党参、黄芪益营卫之气，当归补血，白芍入足厥阴肝经，山萸肉补肾，牡丹皮入血分，肉桂补脾肾之阳，苍术、白术入脾胃和中，陈皮行气，黄芩清热进阴，玉竹、石斛、熟地黄、枸杞子滋阴，人参补元阴，鹿茸补元阳。诸药合用，在五脏同补的基础上强化心脾合降，促使内在之精直达于上。

每日两次，服用七日。

方六药物组成： 党参　黄芪　肉桂　苍术　白术　山萸肉　牡丹皮　白芍　陈皮　黄芩　玉竹　石斛　熟地黄　枸杞子　羌活　独活　天麻　人参

方解：党参、黄芪益营卫之气，肉桂补脾肾之阳，苍术、白术入脾胃和中，山萸肉补肾，牡丹皮入血分，白芍入足厥阴肝经，陈皮行气，黄芩清热进阴，玉竹、石斛、熟地黄、枸杞子滋阴，羌活、独活散寒祛风湿止痛，天麻补气，人参补元阴。诸药合用，在五脏同补散寒祛风湿止痛的基础上强化脾肺合降，促使内在之精直达于上。

每日两次，服用七日。

方七药物组成： 党参　黄芪　肉桂　苍术　白术　山萸肉　牡丹皮　白芍　陈皮　黄芩　玉竹　石斛　熟地黄　枸杞子　羌活　独活　天麻

方解：党参、黄芪益营卫之气，肉桂补脾肾之阳，苍术、白术入脾胃和中，山萸肉补肾，牡丹皮入血分，白芍入足厥阴肝经，陈皮行气，黄芩清热进阴，玉竹、石斛、熟地黄、枸杞子滋阴，羌活、独活散寒祛风、除湿止痛，天麻补气。诸药合用，在五脏同补、散寒祛风、除湿止痛的基础上，强化脾肺合降，促使内在之精直达于上。

每日两次，服用七日。

方八药物组成： 天麻　党参　黄芪　当归　白芍　肉桂　苍术　白术　陈皮　黄芩　羌活　独活

方解：天麻益气，党参、黄芪益营卫之气，当归补血，白芍入足厥阴肝经，肉桂补脾肾之阳，苍术、白术入脾胃和中，陈皮行气，黄芩清热进阴，羌活、独活散寒祛风湿止痛。诸药合用，在散寒祛风湿、止痛的基础上，强化脾肺合降，同时促使内在之精直达于上。

每日两次，服用七日。

方九药物组成： 酸枣仁　柏子仁　远志　党参　黄芪　山萸肉　牡丹皮　白芍　肉桂　苍术　白术　陈皮　黄芩　羌活　独活　玉竹　石斛　熟地黄　枸杞子

方解：酸枣仁、柏子仁、远志安神，党参、黄芪益营卫之气，山萸肉补肾，牡丹皮入血分，白芍入足厥阴肝经，肉桂补脾肾之阳，苍术、白术入脾胃和中，陈皮行气，黄芩清热进阴，羌活、独活散寒祛风湿止痛，玉竹、石斛、熟地黄、枸杞子滋阴。诸药合用，在五脏同补的基础上强化心脾合降，促使内在之精直达于上。

每日两次，服用七日。

二十五、痛风

痛风又称高尿酸血症，属于关节炎的一种，又称代谢性关节炎，是长期嘌呤代谢障碍、血尿酸增高引致组织损伤的一组疾病。急性痛风发作部位出现红、肿、热、剧烈疼痛，一般多在夜中发作，可使人从睡眠中惊醒。多发于人体各部位，关节剧烈疼痛，痛不欲生的"痛"，但1至7日后，痛像"风"一样吹过去了，所以叫"痛风"。

其病机是由于人体受到内外因素的影响，阴阳发展出现严重不平衡，导致人体降浊功能减退。治疗法则是调剂人体阴阳，恢复人体机能而达到治愈的目的。

方一药物组成： 肉桂　苍术　白术　当归　白芍　人参　鳖甲　陈皮　黄芩　玄参　麦冬　玉竹　石斛　熟地黄　枸杞子　羌活　独活　威灵仙　伸筋草　茵陈

方解：肉桂补脾肾之阳，苍术、白术入脾胃和中，当归补血，白芍入足厥阴肝经，人参补元阴，鳖甲滋阴潜阳，陈皮行气，黄芩清热进阴，玄参、麦冬、玉竹、石斛、熟地黄、枸杞子滋阴，羌活、独活散寒祛风湿、止痛，威灵仙通络止痛，伸筋草舒筋活络，茵陈除湿。诸药合用，在补中益气、舒筋活络、散寒祛风湿、止痛的基础上，强化肺气清肃下行，促使内在之阴从下回归于上。

每日两次，服用七日。

方二药物组成： 党参　黄芪　肉桂　苍术　白术　当归　白芍　人参　鳖甲　陈皮　黄芩　玄参　麦冬　玉竹　石斛　熟地黄　枸杞子　羌活　独活　威灵仙　伸筋草　茵陈

方解：党参、黄芪益营卫之气，肉桂补脾肾之阳，苍术、白术入脾胃和中，当归补血，白芍入足厥阴肝经，人参补元阴，鳖甲滋阴潜阳，陈皮行气，黄芩清热进阴，玄参、麦冬、玉竹、石斛、熟地黄、枸杞子滋阴，羌活、独活散寒祛风湿、止痛，威灵仙通络止痛，伸筋草舒筋活络，茵陈除湿。诸药合用，在补中益气、舒筋活络、散寒祛风湿止痛的基础上，强化肺气清肃下行，促使内在之阴从下回归于上。

每日两次，服用七日。

方三药物组成： 天麻　鳖甲　党参　黄芪　山萸肉　牡丹皮　白芍　肉桂　苍术　白术　陈皮　黄芩　玉竹　石斛　熟地黄　枸杞子　羌活　独活　威灵仙　伸筋草　茵陈

方解：天麻补气，鳖甲滋阴潜阳，党参、黄芪益营卫之气，山萸肉补肾，牡丹皮入血分，白芍入足厥阴肝经，肉桂补脾肾之阳，苍术、白术入脾胃和中，陈皮行气，黄芩清热进阴，玉竹、石斛、熟地黄、枸杞子滋阴，羌活、独活散寒祛风湿、止痛，威灵仙通络止痛，伸筋草舒筋活络，茵陈除湿。诸药合用，在补中益气、舒筋活络、散寒祛风湿、止痛的基础上，强化肺气清肃下行，促使内在之精直达于上。

每日两次，服用七日。

方四药物组成：人参　茯苓　党参　黄芪　肉桂　苍术　白术　当归　白芍　山萸肉　牡丹皮　陈皮　黄芩　玄参　麦冬　玉竹　石斛　熟地黄　枸杞子　羌活　独活　威灵仙　伸筋草　茵陈

方解：人参补元阴，茯苓宁心，党参、黄芪益营卫之气，肉桂补脾肾之阳，苍术、白术入脾胃和中，当归补血，白芍入足厥阴肝经，山萸肉补肾，牡丹皮入血分，陈皮行气，黄芩清热进阴，玄参、麦冬、玉竹、石斛、熟地黄、枸杞子滋阴，羌活、独活散寒祛风湿、止痛，威灵仙通络止痛，伸筋草舒筋活络，茵陈除湿。诸药合用，在补中益气、舒筋活络、散寒祛风湿、止痛的基础上，强化心脾合降，促使内在之精直达于上。

每日两次，服用七日。

方五药物组成：鹿茸　人参　茯苓　党参　黄芪　肉桂　苍术　白术　当归　白芍　山萸肉　牡丹皮　陈皮　黄芩　玄参　麦冬　玉竹　石斛　熟地黄　枸杞子　羌活　独活　威灵仙　伸筋草　茵陈

方解：鹿茸补元阳，人参补元阴，茯苓宁心，党参、黄芪益营卫之气，肉桂补脾肾之阳，苍术、白术入脾胃和中，当归补血，白芍入足厥阴肝经，山萸肉补肾，牡丹皮入血分，陈皮行气，黄芩清热进阴，玄参、麦冬、玉竹、石斛、熟地黄、枸杞子滋阴，羌活、独活散寒祛风湿、止痛，威灵仙通络止痛，伸筋草舒筋活络，茵陈除湿。诸药合用，在补中益气、舒筋活络、散寒祛风湿、止痛的基础上，强化心脾合降，促使内在之精直达于上。

每日两次，服用七日。

方六药物组成： 天麻　人参　党参　黄芪　山萸肉　牡丹皮　白芍　肉桂　苍术　白术　陈皮　黄芩　玉竹　石斛　熟地黄　枸杞子　羌活　独活　威灵仙　伸筋草　茵陈

方解：天麻补气，人参补元阴，党参、黄芪益营卫之气，山萸肉补肾，牡丹皮入血分，白芍入足厥阴肝经，肉桂补脾肾之阳，苍术、白术入脾胃和中，陈皮行气，黄芩清热进阴，玉竹、石斛、熟地黄、枸杞子滋阴，羌活、独活散寒祛风湿止痛，威灵仙通络止痛，伸筋草舒筋活络，茵陈除湿。诸药合用，在补中益气、舒筋活络、散寒祛风湿、止痛的基础上，强化肺气清肃下行，促使内在之精直达于上。

每日两次，服用七日。

方七药物组成： 天麻　党参　黄芪　山萸肉　牡丹皮　白芍　肉桂　苍术　白术　陈皮　黄芩　玉竹　石斛　熟地黄　枸杞子　羌活　独活　威灵仙　伸筋草　茵陈

方解：天麻补气，党参、黄芪益营卫之气，山萸肉补肾，牡丹皮入血分，白芍入足厥阴肝经，肉桂补脾肾之阳，苍术、白术入脾胃和中，陈皮行气，黄芩清热进阴，玉竹、石斛、熟地黄、枸杞子滋阴，羌活、独活散寒祛风湿止痛，威灵仙通络止痛，伸筋草舒筋活络，茵陈除湿。诸药合用，在补中益气、舒筋活络、散寒祛风湿、止痛的基础上，强化肺气清肃下行，促使内在之精直达于上。

每日两次，服用七日。

方八药物组成： 天麻　当归　白芍　党参　黄芪　肉桂　苍术　白术　陈皮　黄芩　羌活　独活　威灵仙　伸筋草

方解：天麻补气，当归补血，白芍入足厥阴肝经，党参、黄芪益营卫之气，肉桂补脾肾之阳，苍术、白术入脾胃和中，陈皮行气，黄芩清热进阴，羌活、独活散寒祛风湿止痛，威灵仙通络止痛，伸筋草舒筋活络。诸药合用，在补中益气、舒筋活络、散寒祛风湿、止痛的基础上，强化肺气清肃下行，促使内在之精直达于上。

每日两次，服用七日。

二十六、骨质增生

骨质增生又称退化性关节炎、骨关节炎及肥大性关节炎等，是指由于关节退行性变，以致关节软骨被破坏而引起的慢性关节病。骨质疏松在临床当中主要属于痹证的范畴，痹证的病因相当广泛，既有外感的因素，也有内伤的因素。骨质疏松主要是内伤导致，在中医理论当中多数是归结为虚痹的范畴。

其病机人体受到内外因素的影响，阴阳发展出现严重不平衡。治疗法则是调剂人体阴阳，恢复人体机能而达到治愈的目的。

方一药物组成： 肉桂　苍术　白术　当归　白芍　人参　龟板　陈皮　黄芩　玄参　麦冬　玉竹　石斛　熟地黄　枸杞子　羌活　独活　威灵仙　伸筋草

方解： 肉桂补脾肾之阳，苍术、白术入脾胃和中，当归补血，白芍入足厥阴肝经，人参补元阴，龟板滋阴益肾，陈皮行气，黄芩清热进阴，玄参、麦冬、玉竹、石斛、熟地黄、枸杞子滋阴，羌活、独活散寒祛风湿止痛，威灵仙通络止痛，伸筋草舒筋活络。诸药合用，在补中益气、舒筋活络、散寒祛风湿、止痛的基础上，强化肺气清肃下行，促使内在之阴从下回归于上。

每日两次，服用七日。

方二药物组成： 党参　黄芪　肉桂　苍术　白术　当归　白芍　人参　龟板　陈皮　黄芩　玄参　麦冬　玉竹　石斛　熟地黄　枸杞子　羌活　独活　威灵仙　伸筋草

方解：党参、黄芪益营卫之气，肉桂补脾肾之阳，苍术、白术入脾胃和中，当归补血，白芍入足厥阴肝经，人参补元阴，龟板滋阴益肾，陈皮行气，黄芩清热进阴，玄参、麦冬、玉竹、石斛、熟地黄、枸杞子滋阴，羌活、独活散寒祛风湿止痛，威灵仙通络止痛，伸筋草舒筋活络。诸药合用，在补中益气、舒筋活络、散寒祛风湿、止痛的基础上，强化肺气清肃下行，促使内在之精直达于上。

每日两次，服用七日。

方三药物组成：天麻　龟板　党参　黄芪　山萸肉　牡丹皮　白芍　肉桂　苍术　白术　陈皮　黄芩　玉竹　石斛　熟地黄　枸杞子　羌活　独活　威灵仙　伸筋草

方解：天麻补气，龟板滋阴益肾，党参、黄芪益营卫之气，山萸肉补肾，牡丹皮入血分，白芍入足厥阴肝经，肉桂补脾肾之阳，苍术、白术入脾胃和中，陈皮行气，黄芩清热进阴，玉竹、石斛、熟地黄、枸杞子滋阴，羌活、独活散寒祛风湿止痛，威灵仙通络止痛，伸筋草舒筋活络。诸药合用，在补中益气、舒筋活络、散寒祛风湿、止痛的基础上，强化肺气清肃下行，促使内在之精直达于上。

每日两次，服用七日。

方四药物组成：人参　茯苓　党参　黄芪　肉桂　苍术　白术　当归　白芍　山萸肉　牡丹皮　陈皮　黄芩　玄参　麦冬　玉竹　石斛　熟地黄　枸杞子　羌活　独活　威灵仙　伸筋草

方解：人参补元阴，茯苓宁心，党参、黄芪益营卫之气，肉桂补脾肾之阳，苍术、白术入脾胃和中，当归补血，白芍入足厥阴肝经，陈皮行气，黄芩清热进阴，玄参、麦冬、玉竹、石斛、熟地黄、枸杞子滋阴，羌活、独活散寒祛风湿、止痛，威灵仙通络止痛，伸筋草舒筋活络。诸药合用，在补中益气、舒筋活络、散寒祛风湿、止痛的基础上，强化心脾合降，促使内在之精直达于上。

每日两次，服用七日。

方五药物组成：鹿茸　人参　茯苓　党参　黄芪　肉桂　苍术　白术　当归　白芍　山萸肉　牡丹皮　陈皮　黄芩　玄参　麦冬　玉竹　石斛　熟地黄　枸杞子　羌活　独活　威灵仙　伸筋草

方解：鹿茸补元阳，人参补元阴，茯苓宁心，党参、黄芪益营卫之气，肉桂补脾肾之阳，苍术、白术入脾胃和中，当归补血，白芍入足厥阴肝经，山萸肉补肾，牡丹皮入血分，陈皮行气，黄芩清热进阴，玄参、麦冬、玉竹、石斛、熟地黄、枸杞子滋阴，羌活、独活散寒祛风湿、止痛，威灵仙通络止痛，伸筋草舒筋活络。诸药合用，在补中益气、舒筋活络、散寒祛风湿、止痛的基础上，强化心脾合降，促使内在之精直达于上。

每日两次，服用七日。

方六药物组成：天麻　人参　党参　黄芪　山萸肉　牡丹皮　白芍　肉桂　苍术　白术　陈皮　黄芩　玉竹　石斛　熟地黄　枸杞子　羌活　独活　威灵仙　伸筋草

方解：天麻补气，人参补元阴，党参、黄芪益营卫之气，山萸肉补肾，牡丹皮入血分，白芍入足厥阴肝经，肉桂补脾肾之阳，苍术、白术入脾胃和中，陈皮行气，黄芩清热进阴，玉竹、石斛、熟地黄、枸杞子滋阴，羌活、独活散寒祛风湿、止痛，威灵仙通络止痛，伸筋草舒筋活络。诸药合用，在补中益气、舒筋活络、散寒祛风湿止痛的基础上，强化肺气清肃下行，同时促使内在之精直达于上。

每日两次，服用七日。

方七药物组成：天麻　党参　黄芪　山萸肉　牡丹皮　白芍　肉桂　苍术　白术　陈皮　黄芩　玉竹　石斛　熟地黄　枸杞子　羌活　独活　威灵仙　伸筋草

方解：天麻补气，党参、黄芪益营卫之气，山萸肉补肾，牡丹皮入血分，白芍入足厥阴肝经，肉桂补脾肾之阳，苍术、白术入脾胃和中，陈皮行气，黄芩清热进阴，玉竹、石斛、熟地黄、枸杞子滋阴，羌活、独活散寒祛风湿、止痛，威灵仙通络止痛，伸筋草舒筋活络。诸药合用，在补中益气、舒筋活络、散寒祛风湿、止痛的基础上，强化肺气清肃下行，促使内在之精直达于上。

每日两次，服用七日。

方八药物组成： 天麻　当归　白芍　党参　黄芪　肉桂　苍术　白术　陈皮　黄芩　羌活　独活　威灵仙　伸筋草

方解：天麻补气，当归补血，白芍入足厥阴肝经，党参、黄芪益营卫之气，肉桂补脾肾之阳，苍术、白术入脾胃和中，陈皮行气，黄芩清热进阴，羌活、独活散寒祛风湿止痛，威灵仙通络止痛，伸筋草舒筋活络。诸药合用，在补中益气、舒筋活络、散寒祛风湿止痛的基础上强化肺气清肃下行，促使内在之精直达于上。

每日两次，服用七日。

方九药物组成： 酸枣仁　柏子仁　党参　黄芪　肉桂　苍术　白术　山萸肉　牡丹皮　白芍　玉竹　石斛　熟地黄　枸杞子　羌活　独活　威灵仙　伸筋草

方解：酸枣仁、柏子仁养心安神，党参、黄芪益营卫之气，肉桂补脾肾之阳，苍术、白术入脾胃和中，山萸肉补肾，牡丹皮入血分，白芍入足厥阴肝经，玉竹、石斛、熟地黄、枸杞子滋阴，羌活、独活散寒祛风湿、止痛，威灵仙通络止痛，伸筋草舒筋活络。诸药合用，在补中益气、舒筋活络、散寒祛风湿、止痛的基础上，强化心脾合降，促使内在之精直达于上。

每日两次，服用七日。

肝部疾病

一、重症型黄疸性肝炎

二、乙型病毒性肝炎

三、肝硬化

四、肝癌

五、巨块型肝癌

六、胆囊炎

七、胆囊癌

八、胆结石

九、白血病

一、重症型黄疸性肝炎

重症型黄疸性肝炎为黄疸性肝炎中的急性或亚急性肝坏死、慢性肝炎并发肝细胞大块坏死，在中医属急黄的范围。初起可有恶寒、发热、疲乏、纳差、呕吐，随即出现全身黄染，并逐渐加深，甚至涕、泪、汗、唾及小便均黄如柏汁，高热烦渴，胸满腹胀，衄血，便血，肌肤出现斑疹，烦躁不安，甚至神昏谵语，舌质红绛、苔黄腻，脉弦滑而数。

其病机是由于人体受到内外因素的影响，阴阳发展出现严重不平衡。治疗法则是调剂人体阴阳，恢复人体机能而达到治愈的目的。

湿闭型

方一药物组成： 茯苓　枳壳　苍术　白术　牡丹皮　白芍　黄柏　栀子　茵陈　大黄

方解：茯苓宁心，枳壳破积，苍术、白术入脾胃和中，牡丹皮入血分，白芍入足厥阴肝经，黄柏清下焦湿热，栀子清热，茵陈除湿，大黄降邪余之浊。诸药合用，在补中清热除湿的基础上，强化肺气清肃下行，促使内在之阴从下回归于上。

每日两次，服用七日。

方二药物组成： 茯苓　苍术　白术　枳壳　黄连　栀子　茵陈

方解：茯苓宁心，苍术、白术入脾胃和中，枳壳破积，黄连清热进阴，栀子清热，茵陈除湿。诸药合用，在补中清热除湿的基础上，强化脾肺合降，促使内在之精从直达于上。

每日两次，服用七日。

方三药物组成：茯苓　瓜蒌皮　天花粉　枳壳　黄连　栀子　茵陈

方解：茯苓宁心，瓜蒌皮、天花粉润肺滋阴，枳壳破积，黄连清热进阴，栀子清热，茵陈除湿。诸药合用，强化心肺合降的同时，促使内在之精从直达于上。

每日两次，服用七日。

方四药物组成：茯苓　党参　黄芪　枳壳　玉竹　石斛　熟地黄　枸杞子　栀子　茵陈

方解：茯苓宁心，党参、黄芪益营卫之气，枳壳破积滞，玉竹、石斛、熟地黄、枸杞子滋阴，栀子清热，茵陈除湿。诸药合用，在滋补五脏、清热除湿的基础上，强化心肺合降，促使内在之精从直达于上。

每日两次，服用七日。

方五药物组成：酸枣仁　柏子仁　远志　党参　黄芪　枳壳　玉竹　石斛　熟地黄　枸杞子　栀子　茵陈

方解：酸枣仁、柏子仁、远志安神，党参、黄芪益营卫之气，枳壳破积滞，玉竹、石斛、熟地黄、枸杞子滋阴，栀子清热，茵陈除湿。诸药合用，在滋补五脏、清热除湿的基础上，强化心肺合降，促使内在之精从直达于上。

每日两次，服用七日。

阴闭型

方一药物组成：贝母　枳壳　当归　白芍　玉竹　石斛　熟地黄　枸杞子　大黄　栀子　茵陈

方解：贝母入肺，枳壳破积，当归补血，白芍入足厥阴肝经，玉竹、石斛、熟地黄、枸杞子滋阴，大黄降邪余之浊，栀子清热，茵陈除湿。诸药合用，在清热除湿的基础上，强化肺气清肃下行，促使内在之阴从下回归于上。

每日两次，服用七日。

方二药物组成：贝母　党参　黄芪　玉竹　石斛　熟地黄　枸杞子　枳壳　栀子　茵陈

方解：贝母入肺，党参、黄芪益营卫之气，玉竹、石斛、熟地黄、枸杞子滋阴，枳壳破积，栀子清热，茵陈除湿。诸药合用，在清热除湿的的基础上，强化肺气清肃下行，促使内在之精直达于上。

每日两次，服用七日。

方三药物组成：贝母　党参　黄芪　怀山药　枳壳　当归　白芍　玉竹　石斛　熟地黄　枸杞子　大黄　栀子　茵陈

方解：贝母入肺，党参、黄芪益营卫之气，怀山药补脾肾之阳，枳壳破积，当归补血，白芍入足厥阴肝经，玉竹、石斛、熟地黄、枸杞子滋阴，大黄降邪余之浊，栀子清热，茵陈除湿。诸药合用，在清热除湿的的基础上，强化肺气清肃下行，同时促使内在之精直达于上。

每日两次，服用七日。

阳闭型

方一药物组成：茯苓　泽泻　牡丹皮　木香（枳壳）　黄柏　栀子　茵陈　大黄

方解：茯苓宁心，泽泻利水，牡丹皮入血分，木香行气（枳壳破积），黄柏清下焦湿热，栀子清热，茵陈除湿，大黄降邪余之浊。诸药合用，在清热除湿的的基础上强化肺气清肃下行，促使内在之精直达于上。

每日两次，服用七日。

阴阳两闭型

单十代脏方药物组成：茯苓　泽泻　牡丹皮　木香（枳壳）　白芍　大黄　怀山药

方解：茯苓宁心，泽泻利水，牡丹皮入血分，木香行气（枳壳破积），白芍入足厥阴肝经，大黄降邪余之浊，怀山药补脾肾之阳。诸药合用，在清热除湿的基础上强化心肺合降，促使内在之精直达于上。

每日两次，服用七日。

重症型黄疸性肝炎所致肝萎缩

追根养阴汤药物组成：茯苓　泽泻　牡丹皮　木香　黄芪　天冬　麦冬　玉竹　石斛　熟地黄　枸杞子

方解：茯苓宁心，泽泻利水，牡丹皮入血分，木香行气，黄芪补气，天冬、麦冬滋心肺之阴，玉竹、石斛、熟地黄、枸杞子滋阴。诸药合用，在清热除湿的基础上强化心肺合降，促使内在之精直达于上。

药每日一次，大剂量茵陈每日服三次，服用两日。

两日后换用下方。

单十代脏方药物组成：茯苓　泽泻　牡丹皮　木香（枳壳）　白芍　大黄　怀山药

方解：茯苓宁心，泽泻利水，牡丹皮入血分，木香行气（枳壳破积），白芍入足厥阴肝经，大黄降邪余之浊，怀山药补脾肾之阳。诸药合用，在除湿降浊的基础上强化心肺合降，促使内在之精直达于上。

该方服用两日后，换下方。

即用灭原汤药物组成：茯苓　泽泻　牡丹皮　木香　黄芩　怀山药　当归　白芍　大黄　山萸肉　党参　黄芪　玉竹　石斛　熟地黄　枸杞子　茵陈　金钱草

方解：茯苓宁心，泽泻利水，牡丹皮入血分，木香行气，黄芩清热进阴，怀山药补脾肾之阳，当归补血，白芍入足厥阴肝经，大黄降邪余之浊，山萸肉补肝肾，党参、黄芪益营卫之气，玉竹、石斛、熟地黄、枸杞子滋阴，茵陈除湿，金钱草利湿退黄。诸药合用，在清热除湿退黄的基础上，强化心肺合降，同时促使内在之精直达于上。

每日两次，服用七日。

重症型黄疸性肝炎所致肝昏迷

单十方药物组成：茯苓　泽泻　牡丹皮　木香　黄芩　大黄　茵陈

方解：茯苓宁心，泽泻利水，牡丹皮入血分，木香行气，黄芩清热进阴，大黄降邪余之浊，茵陈除湿。诸药合用，在清热除湿的基础上，强化心肺合降，促使内在之精直达于上。

每日服用一次，人如果处于昏迷状态，则每十五分钟用白糖水送服一次，十二小时后则用下方。

单十加阴方药物组成：茯苓　泽泻　牡丹皮　木香　黄芩　大黄　茵陈　玉竹　石斛　熟地黄　枸杞子

方解：茯苓宁心，泽泻利水，牡丹皮入血分，木香行气，黄芩清热进阴，大黄降邪余之浊，茵陈除湿，玉竹、石斛、熟地黄、枸杞子滋阴。诸药合用，在清热除湿的基础上强化心肺合降，促使内在之精直达于上。

该方服用两日，即用灭原汤。

灭原汤药物组成：茯苓　泽泻　牡丹皮　木香　黄芩　怀山药　当归　白芍　大黄　山萸肉　党参　黄芪　玉竹　石斛　熟地黄　枸杞子　大黄　茵陈　金钱草

方解：茯苓宁心，泽泻利水，牡丹皮入血分，木香行气，黄芩清热进阴，怀山药补脾肾之阳，当归补血，白芍入足厥阴肝经，大黄降邪余之浊，山萸肉补肝肾，党参、黄芪益营卫之气，玉竹、石斛、熟地黄、枸杞子滋阴，大黄降邪余之浊，茵陈除湿，金钱草利湿退黄。诸药合用，在清热除湿退黄的基础上，强化心肺合降，促使内在之精直达于上。

每日两次，服用七日。

二、乙型病毒性肝炎

乙型病毒性肝炎，是由乙型肝炎病毒引起的肝脏炎性病变，根据病情发展速度可分为急性、慢性乙型肝炎，但前者在临床上现已少见，老百姓常说的"乙肝"通常指慢性乙型肝炎。

其病机是由于人体受到内外因素的影响，阴阳发展出现严重不平衡。治疗法则是调剂人体阴阳，恢复人体机能而达到治愈的目的。

1.急性乙型肝炎：可表现为黄疸型和无黄疸型。黄疸型可有比较典型的临床表现，如低热、乏力、食欲减退、恶心、呕吐、厌油、腹胀、肝区疼痛、尿黄如茶水样等等，部分患者甚至可出现一过性大便颜色变浅、皮肤瘙痒、肝区压痛及叩痛等，而无黄疸型多较隐匿，症状轻，似有轻度乏力、纳差、恶心等不适，恢复较快，常常体检化验时才被发现。

2.慢性乙型肝炎：根据病情可分为轻、中、重三种。

轻度：病情较轻，可反复出现乏力、头晕、食欲有所减退、厌油、尿黄、肝区不适、睡眠欠佳、肝稍大有轻触痛，可有轻度脾大。部分病例症状、体征缺如。肝功能指标仅1或2项轻度异常。

中度：症状、体征、实验室检查居于轻度和重度之间。

重度：有明显或持续的肝炎症状，如乏力、纳差、腹胀、尿黄、便溏等，伴肝病面容、肝掌、蜘蛛痣、脾大，谷丙转氨酶和（或）天冬氨酸氨基转移酶反复或持续升高，白蛋白降低、丙种球蛋白明显升高。

方一药物组成： 茯苓　南沙参　苍术　白术　白芍　大黄　玉竹　石斛　熟地黄　枸杞子　陈皮　茵陈　金钱草

方解：茯苓宁心，南沙参化湿浊，苍术、白术入脾胃和中，白芍入足厥阴肝经，大黄降邪余之浊，玉竹、石斛、熟地黄、枸杞子滋阴，陈皮行气，茵陈除湿，金钱草利湿退黄。诸药合用，在除湿退黄的基础上，强化心脾合降，促使内

在之阴从下回归于上。

每日两次，服用三日。

方二药物组成： 茯苓　陈皮　苍术　白术　黄连　茵陈　金钱草

方解：茯苓宁心，陈皮行气，苍术、白术入脾胃和中，黄连清热进阴，茵陈除湿，金钱草利湿退黄。诸药合用，在除湿退黄的基础上，强化心脾合降，促使内在之精直达于上。

每日两次，服用三日。

方三药物组成： 茯苓　瓜蒌皮　天花粉　苍术　白术　黄连

方解：茯苓宁心，瓜蒌皮、天花粉润肺滋阴，苍术、白术入脾胃和中，黄连清热进阴。诸药合用，在补中润肺清热的基础上，强化心脾合降，促使内在之精直达于上。

每日两次，服用七日。

方四药物组成： 茯苓　党参　黄芪　砂仁　白豆蔻　陈皮　玉竹　石斛　熟地黄　枸杞子　茵陈　金钱草

方解：茯苓宁心，党参、黄芪益营卫之气，砂仁、白豆蔻入脾胃和中，陈皮行气，玉竹、石斛、熟地黄、枸杞子滋阴，茵陈除湿，金钱草利湿退黄。诸药合用，在除湿退黄的基础上，强化心脾合降，促使内在之精直达于上。

每日两次，服用七日。

方五药物组成： 酸枣仁　柏子仁　党参　黄芪　陈皮　玉竹　石斛　熟地黄　枸杞子　茵陈　金钱草

方解：酸枣仁、柏子仁养心安神，党参、黄芪益营卫之气，陈皮行气，玉竹、石斛、熟地黄、枸杞子滋阴，茵陈除湿，金钱草利湿退黄。诸药合用，在除湿退黄的基础上，强化心肺合降，促使内在之精直达于上。

每日两次，服用七日。

三、肝硬化

肝硬化是由不同病因引起的广泛性肝细胞变性坏死、结节性再生、肝脏弥漫性纤维化伴肝小叶结构破坏和假小叶形成，为多种慢性肝病晚期阶段的共同结局。肝硬化发展到肝功能失代偿期，临床主要表现为肝细胞功能障碍和门脉高压症，可并发消化道出血、自发性细菌性腹膜炎、肝性脑病、肝肾综合征以及原发性肝癌等。肝硬化的病因很多，如慢性病毒性肝炎、血吸虫感染、酒精中毒、药物与毒物损伤、胆道疾患、遗传代谢缺陷、自身免疫性损伤等。

肝硬化的起病和病程发展一般较慢，临床上分为肝功能代偿期和失代偿期。症状：代偿期可有轻度乏力、食欲减退、体重减轻、恶心、腹胀、腹泻等非特异性症状。失代偿期则出现黄疸，齿衄、鼻衄、瘀点、瘀斑等出血倾向，贫血，水肿、尿少。女性患者常出现月经失调、闭经、不孕，男性患者多见性欲减退。合并肝性脑病时可出现情感异常、昏睡、昏迷等精神症状。门脉高压可表现脾大、腹水和食管胃底静脉曲张破裂出血。10%~50%患者可出现胸水，以右侧多见。体征：面色晦黯，蜘蛛痣，肝掌；皮肤、巩膜有不同程度黄染；下肢水肿；肝脏边缘变钝，肝脏早期肿大，晚期因萎缩不能触及；胆汁瘀积与肝瘀血引起的肝硬化肝脏常明显肿大；约1/3患者脾脏肿大；多有腹壁静脉曲张。

其病机是由于人体受到内外因素的影响，阴阳发展出现严重不平衡。治疗法则是调剂人体阴阳，恢复人体机能而达到治愈的目的。

方一药物组成：茯苓　枳实　砂仁　白豆蔻　当归　白芍　玉竹　石斛　熟地黄　枸杞子　茵陈　金钱草　板蓝根

方解：茯苓宁心，枳实破邪瘀之气，砂仁、白豆蔻入脾胃和中，当归补血，白芍入足厥阴肝经，玉竹、石斛、熟地黄、枸杞子滋阴，茵陈除湿，金钱草利湿退黄，板蓝根清热解毒。诸药合用，在除湿退黄的基础上，强化心肺合降，促使

内在之阴从下生发于上。

每日两次，服用七日。

方二药物组成： 瓜蒌皮　天花粉　当归　枳实　砂仁　白豆蔻　茵陈　金钱草　板蓝根

方解：瓜蒌皮、天花粉润肺滋阴，当归补血，枳实破邪瘀之气，砂仁、白豆蔻入脾胃和中，茵陈除湿，金钱草利湿退黄，板蓝根清热解毒。诸药合用，在除湿退黄的基础上，强化脾肺合降，促使内在之精直达于上。

每日两次，服用七日。

方三药物组成： 党参　黄芪　砂仁　白豆蔻　怀山药　山萸肉　牡丹皮　白芍　大黄　枳实　玉竹　石斛　麦冬　熟地黄　枸杞子　茵陈　金钱草　板蓝根

方解：党参、黄芪益营卫之气，砂仁、白豆蔻入脾胃和中，怀山药、山萸肉补肾，牡丹皮入血分，白芍入足厥阴肝经，大黄降邪余之浊，玉竹、石斛、熟地黄、枸杞子滋阴，茵陈除湿，金钱草利湿退黄，板蓝根清热解毒。诸药合用，在除湿退黄的基础上，强化脾肺合降，促使内在之精直达于上。

每日两次，服用七日。

方四药物组成： 贝母　枳实　白芍　牡丹皮　大黄　茵陈　金钱草　板蓝根

方解：贝母入肺，枳实破邪瘀之气，白芍入足厥阴肝经，牡丹皮入血分，大黄降邪余之浊，茵陈除湿，金钱草利湿退黄，板蓝根清热解毒。诸药合用，在除湿退黄的基础上，强化肺气清肃下行，促使内在之精直达于上。

每日两次，服用七日。

方五药物组成： 茯苓　党参　黄芪　砂仁　白豆蔻　枳实　人参　鳖甲　玉竹　石斛　熟地黄　枸杞子　茵陈　金钱草　板蓝根

方解：茯苓宁心，党参、黄芪益营卫之气，砂仁、白豆蔻入脾胃和中，枳实破邪瘀之气，人参补元阴，鳖甲滋阴潜阳，玉竹、石斛、熟地黄、枸杞子滋阴，茵陈除湿，金钱草利湿退黄，板蓝根清热解毒。诸药合用，在除湿退黄的基础上，强化心脾合降，同时促使内在之精直达于上。

每日两次，服用七日。

方六药物组成：茯苓 党参 黄芪 砂仁 白豆蔻 怀山药 当归 枳实 人参 鳖甲 玉竹 石斛 熟地黄 枸杞子 茵陈 金钱草 板蓝根

方解：茯苓宁心，党参、黄芪益营卫之气，砂仁、白豆蔻入脾胃和中，怀山药补脾肾之阳，当归补血，枳实破邪瘀之气，人参补元阴，鳖甲滋阴潜阳，玉竹、石斛、熟地黄、枸杞子滋阴，茵陈除湿，金钱草利湿退黄，板蓝根清热解毒。诸药合用，在除湿退黄的基础上，强化心脾合降，同时促使内在之精直达于上。

每日两次，服用七日。

方七药物组成：酸枣仁 柏子仁 远志 党参 黄芪 砂仁 白豆蔻 黄连 枳实 玉竹 石斛 麦冬 熟地黄 枸杞子 天冬 茵陈 金钱草 板蓝根

人参晚另服。

方解：酸枣仁、柏子仁、远志养心安神，党参、黄芪益营卫之气，砂仁、白豆蔻入脾胃和中，黄连清热，枳实破邪瘀之气，玉竹、石斛、麦冬、天冬、熟地黄、枸杞子补五脏之阴，茵陈除湿，金钱草利湿退黄，板蓝根清热解毒。诸药合用，在除湿退黄的基础上，强化心脾合降，促使内在之精直达于上。

另用大剂量的人参与上方分开服，早上服主方，晚上服人参，每日各服一次，连服七日。喝七日后停八日。

方八药物组成：天麻 贝母 党参 黄芪 枳实 玉竹 石斛 麦冬 熟地黄 枸杞子 天冬 茵陈 金钱草 板蓝根

方解：天麻益气，贝母入肺，党参、黄芪益营卫之气，枳实破邪瘀之气，玉竹、石斛、麦冬、天冬、熟地黄、枸杞子补五脏之阴，茵陈除湿，金钱草利湿退黄，板蓝根清热解毒。诸药合用，在除湿退黄的基础上，强化肺气清肃下行，促使内在之精直达于上。

方九药物组成：瓜蒌皮　天花粉　枳实　苍术　白术　茵陈　金钱草　板蓝根

方解：瓜蒌皮、天花粉润肺滋阴，枳实破邪瘀之气，苍术、白术入脾胃和中，茵陈除湿，金钱草利湿退黄，板蓝根清热解毒。诸药合用，在除湿退黄的基础上，强化脾肺合降，促使内在之精直达于上。

每日两次，服用七日。

方十（双十方）药物组成：茯苓　泽泻　牡丹皮　枳实　党参　当归　怀山药　熟地黄　玉竹　石斛　白术　白芍　黄芪　黄精　茵陈　砂仁　白豆蔻　山萸肉　枸杞子

方解：茯苓宁心，泽泻利水，牡丹皮入血分，枳实破邪瘀之气，党参、黄芪益营卫之气，当归补血，怀山药补脾肾之阳，白术入脾胃，白芍入足厥阴肝经，黄精滋肺，玉竹、石斛、黄精、熟地黄、枸杞子补五脏之阴，砂仁、白豆蔻入脾胃和中，山萸肉补肾。诸药合用，在除湿退黄的基础上，强化心脾合降，促使内在之精直达于上。

每日两次，服用七日。服用七日停药一百一十二日后用下方灭源汤。

灭源汤药物组成：酸枣仁　柏子仁　远志　党参　黄芪　砂仁　白豆蔻　黄连　玉竹　石斛　熟地黄　枸杞子　天冬　当归　白芍　山萸肉　牡丹皮　人参　鹿茸　天麻　紫河车　茵陈

方解：酸枣仁、柏子仁、远志养心安神，党参、黄芪益营卫之气，砂仁、白豆蔻入脾胃和中，黄连清热，玉竹、石斛、天冬、熟地黄、枸杞子补五脏之阴，当归补血，白芍入足厥阴肝经，山萸肉补肾，牡丹皮入血分，人参补元阴，鹿茸补元阳，天麻益气，紫河车重补阴血，茵陈除湿。诸药合用，在五脏阴阳同补的基础上，强化心脾合降，促使内在之精直达于上。

每日两次，服用七日。服用七日，停药一百一十二日。

病案

唐某，男，50岁，巴中市玉山区金山乡人，在四川大学华西医院确诊为肝硬化并接受治疗，未见好转。

处方一：茯苓20g，枳实10g，砂仁15g，白豆蔻15g，当归20g，白芍20g，玉竹15g，石斛15g，熟地黄20g，枸杞子20g，泽泻15g，车前子10g，冬瓜皮10g，猪苓15g，茵陈20g，厚朴15g，大腹皮15g，白花蛇舌草20g，半枝莲20g。

方解：茯苓宁心，枳实破邪瘀之气，砂仁、白豆蔻入脾胃和中，当归补血，白芍入足厥阴肝经，玉竹、石斛、熟地黄、枸杞子滋阴，泽泻利水，车前子除湿利小便，冬瓜皮利尿消肿，猪苓利尿渗湿，茵陈除湿，厚朴消食健胃，大腹皮消腹胀，白花蛇舌草、半枝莲抗癌。诸药合用，在五脏同补和中的基础上强化肺气清肃下行，促使内在之阴从下回归于上。

每日两次，服用四日。换方二。

处方二：瓜蒌皮15g，天花粉15g，枳实10g，砂仁15g，白豆蔻15g，当归20g，泽泻15g，车前子10g，冬瓜皮10g，猪苓15g，茵陈20g，厚朴15g，大腹皮20g，白花蛇舌草20g，半枝莲20g。

方解：瓜蒌皮、天花粉润肺滋阴，枳实破邪瘀之气，砂仁、白豆蔻入脾胃和中，当归补血，泽泻利水，车前子除湿利小便，冬瓜皮利尿消肿，猪苓利尿渗湿，茵陈除湿，厚朴消食健胃，大腹皮消腹胀，白花蛇舌草、半枝莲抗癌。诸药合用，在和中的基础上强化肺气清肃下行，促使内在之精直达于上。

每日两次，服用七日。七日后服补中地黄汤。

处方三：补中地黄汤。党参30g，黄芪20g，山萸肉20g，枳实15g，白芍20g，怀山药30g，当归20g，玄参20g，麦冬20g，玉竹15g，石斛15g，熟地黄20g，枸杞子20g，大黄10g，泽泻15g，车前子10g，冬瓜皮10g，猪苓15g，茵陈20g，厚朴15g，大腹皮15g，白花蛇舌草20g，半枝莲20g。

方解：党参、黄芪益营卫之气，山萸肉补肾，枳实破邪瘀之气，白芍入足厥阴肝经，怀山药补脾肾之阳，当归补血，玄参、麦冬、玉竹、石斛、熟地黄、枸杞子滋阴，大黄降邪余之浊，泽泻利水，车前子除湿利小便，冬瓜皮利尿消肿，猪苓利尿渗湿，茵陈除湿，厚朴消食健胃，大腹皮消腹胀，白花蛇舌草、半枝莲抗癌。诸药合用，在和中的基础上强化肺气清肃下行，促使内在之精直达于上。

每日两次，服用七日。七日后继续服下方。

处方四：枳实10g，白芍20g，贝母10g，牡丹皮10g，泽泻15g，车前子10g，冬瓜皮10g，猪苓15g，茵陈20g，厚朴15g，大腹皮15g，白花蛇舌草20g，半枝莲20g。

方解：枳实破邪瘀之气，白芍入足厥阴肝经，贝母入肺，牡丹皮入血分，泽泻利水，车前子除湿利小便，冬瓜皮利尿消肿，猪苓利尿渗湿，茵陈除湿，厚朴消食健胃，大腹皮消腹胀，白花蛇舌草、半枝莲抗癌。诸药合用，在和中的基础上强化肺气清肃下行，促使内在之精直达于上。

每日两次，服用七日。七日后继续服下方。

处方五：四君子汤加减。茯苓20g，党参30g，黄芪20g，枳实15g，砂仁15g，白豆蔻15g，人参30g，鳖甲20g，泽泻15g，车前子10g，冬瓜皮10g，猪苓15g，茵陈20g，厚朴15g，大腹皮20g，白花蛇舌草15g，半枝莲20g。

方解：茯苓宁心，党参、黄芪益营卫之气，枳实破邪瘀之气，砂仁、白豆蔻入脾胃和中，人参补元阴，鳖甲滋阴潜阳，泽泻利水，车前子除湿利小便，冬瓜皮利尿消肿，猪苓利尿渗湿，茵陈除湿，厚朴消食健胃，大腹皮消腹胀，白花蛇舌草、半枝莲抗癌。诸药合用，在和中的基础上强化肺气清肃下行，促使内在之精直达于上。

每日两次，服用七日。七日后继续服下方。

处方六：十全大补汤加减。茯苓15g，党参30g，黄芪20g，枳实15g，砂仁15g，白豆蔻15g，人参30g，鳖甲20g，泽泻15g，车前子10g，冬瓜皮10g，猪苓15g，茵陈20g，厚朴15g，大腹皮15g，怀山药30g，当归20g，白花蛇舌草15g，半枝莲15g。

方解：茯苓宁心，党参、黄芪益营卫之气，枳实破邪瘀之气，砂仁、白豆蔻入脾胃和中，人参补元阴，鳖甲滋阴潜阳，泽泻利水，车前子除湿利小便，冬瓜皮利尿消肿，猪苓利尿渗湿，茵陈除湿，厚朴消食健胃，大腹皮消腹胀，白花蛇舌草、半枝莲抗癌。诸药合用，在和中的基础上强化肺气清肃下行，促使内在之精直达于上。

每日两次，服用七日。七日后继续服下方。

处方七：天王补心汤加减。酸枣仁10g，柏子仁10g，远志15g，党参30g，黄芪20g，砂仁15g，白豆蔻15g，玄参20g，麦冬20g，天冬20g，熟地黄20g，枸杞子20g，白花蛇舌草15g，半枝莲15g。人参50g、鳖甲20g，另服。

方解：酸枣仁、柏子仁养心安神，党参、黄芪益营卫之气，砂仁、白豆蔻入脾胃和中，玄参、玉竹、石斛、麦冬、天冬、熟地黄、枸杞子补五脏之阴，白花蛇舌草、半枝莲抗癌。诸药合用，在五脏同补和中的基础上，强化心脾合降，促使内在之精直达于上。

另用大剂量的人参、鳖甲与上方分开服，早上服主方，晚上服人参、鳖甲，每日各服一次，连服七日后停八日。

处方八：天麻30g，贝母10g，党参30g，黄芪20g，枳实10g，玄参20g，玉竹15g，石斛15g，麦冬20g，天冬20g，熟地黄20g，枸杞子30g，泽泻15g，车前子10g，冬瓜皮10g，猪苓15g，茵陈20g，厚朴15g，大腹皮15g，白花蛇舌草15g，半枝莲15g。

方解：天麻益气，贝母入肺，党参、黄芪益营卫之气，枳实破邪瘀之气，玄参、玉竹、石斛、麦冬、天冬、熟地黄、枸杞子补五脏之阴，泽泻利水，车前子除湿利小便，冬瓜皮利尿消肿，猪苓利尿渗湿，茵陈除湿，厚朴消食健胃，大腹皮消腹胀，白花蛇舌草、半枝莲抗癌。诸药合用，在五脏同补和中的基础上，强化肺气清肃下行，促使内在之精直达于上。

每日两次，服用七日。

处方九：双十方加减。茯苓20g，泽泻15g，牡丹皮10g，枳实15g，黄柏10g，茵陈20g，厚朴15g，大腹皮20g，怀山药30g，党参30g，当归20g，玉竹

15g，石斛15g，熟地黄20g，枸杞子30g，山萸肉20g，白术15g，白芍20g，黄精15g。

方解：茯苓宁心，泽泻利水，牡丹皮入血分，枳实破邪瘀之气，黄柏清下焦湿热，茵陈除湿，厚朴消食健胃，大腹皮消腹胀，怀山药补脾肾之阳，当归补血，玉竹、石斛、熟地黄、枸杞子滋阴，山萸肉补肾，白术补脾胃，白芍入足厥阴肝经，黄精滋肺。诸药合用，在五脏同补和中的基础上，强化心脾肺气合降，促使内在之精直达于上。

每日两次，服用七日。七日后用下方继续治疗。

处方十：化解方加减。瓜蒌皮15g，天花粉15g，丹参15g，赤芍15g，枳实10g，牡丹皮10g，砂仁15g，白豆蔻15g，厚朴20g，大腹皮15g，泽泻15g，车前子10g，冬瓜皮10g，猪苓15g，茵陈20g。

方解：本方属化解方，瓜蒌皮、天花粉润肺滋阴，丹参、赤芍活血化瘀，牡丹皮入血分，砂仁、白豆蔻入脾胃和中，厚朴消食健胃，大腹皮消腹胀，泽泻利水，车前子除湿利小便，冬瓜皮利尿消肿，猪苓利尿渗湿，茵陈除湿。诸药合用，在和中的基础上强化肺气清肃下行，促使内在之精直达于上。

每日两次，服用七日。此药服后，停药一百一十二日。然后再服用下方。

处方十一：灭源二号方加减。酸枣仁10g，泽泻15g，牡丹皮10g，乳香15g，没药15g，黄连10g，人参30g，鹿茸10g，天麻30g，紫河车20g，砂仁15g，白豆蔻15g，山萸肉20g，厚朴15g，大腹皮15g，白花蛇舌草15g，半枝莲20g。

方解：酸枣仁入心镇静安神，泽泻利水，牡丹皮入血分，乳香、没药破气行瘀，黄连清热进阴，人参补元阴，鹿茸补元阳，天麻益气，紫河车重补阴血，砂仁、白豆蔻入脾胃和中，山萸肉补肾，厚朴消食健胃，大腹皮消腹胀，白花蛇舌草、半枝莲抗癌。诸药合用，在阴阳同补和中的基础上强化心脾肺合降，促使内在之精直达于上。

每日两次，服用七日。服药后再停五十六日，再用双十二号方。

处方十二：酸枣仁10g，泽泻15g，牡丹皮10g，乳香15g，没药15g，枳实15g，黄连10g，人参30g，鹿茸10g，天麻30g，紫河车20g，砂仁15g，白豆蔻

15g，山萸肉20g，贝母10g，黄精15g，熟地黄30g，枸杞子30g，厚朴15g，大腹皮20g，白花蛇舌草15g，半枝莲20g。

方解：酸枣仁入心镇静安神，泽泻利水，牡丹皮入血分，乳香、没药破气行瘀，枳实破邪瘀之气，黄连清热进阴，人参补元阴，鹿茸补元阳，天麻益气，紫河车重补阴血，砂仁、白豆蔻入脾胃和中，山萸肉补肾，黄精滋肺，熟地黄、枸杞子滋阴，大腹皮消腹胀，白花蛇舌草、半枝莲抗癌。诸药合用，在阴阳同补和中的基础上，强化心脾肺合降，促使内在之精直达于上。

每日两次，服用七日。服此药后再停一百一十二日。

处方十三：化解方加减，促使阴阳合一。泽泻15g，牡丹皮10g，枳实15g，黄芩15g，苍术15g，白术15g。

服后停药，一年后再去华西医院检查，获得痊愈，至今二十余年未见复发。

四、肝癌

肝癌，临床以右胁肿硬疼痛、消瘦、食欲不振、乏力，或黄疸或昏迷为主要表现。以脏腑气血亏虚为本，气、血、湿、热、瘀、毒互结为标，主病在肝，渐为瘀积而成。可发生于任何年龄，但以31~50岁为多见，男女之比为8：1，是目前常见的恶性肿瘤之一。包括原发性肝癌和转移性肝癌两种，人们日常说的肝癌指的多是原发性肝癌。

其病机是由于人体受到内外因素的影响，阴阳发展出现严重不平衡。治疗法则是调剂人体阴阳，恢复人体机能而达到治愈的目的。

阴虚型

方一药物组成：当归　白芍　枳实　大黄　玉竹　石斛　熟地黄　枸杞子　茵陈　金钱草　白花蛇舌草　半枝莲

方解：当归补血，白芍入足厥阴肝经，枳实破邪瘀之气，大黄降邪余之浊，玉竹、石斛、熟地黄、枸杞子滋阴，茵陈除湿，金钱草清热利尿，白花蛇舌草、半枝莲抗癌。诸药合用，在五脏同补的基础上，强化肺气清肃下行，促使内在之阴从下回归于上。

每日两次，服用七日。

方二药物组成：当归　枳实　大黄　玉竹　石斛　熟地黄　枸杞子　茵陈　金钱草　白花蛇舌草　半枝莲

方解：当归补血，枳实破邪瘀之气，大黄降邪余之浊，玉竹、石斛、熟地黄、枸杞子滋阴，茵陈除湿，金钱草清热利尿，白花蛇舌草、半枝莲抗癌。诸药合用，在五脏同补的基础上，强化肺气清肃下行，促使内在之精直达于上。

每日两次，服用七日。

方三药物组成：白芍　枳实　大黄　茵陈　金钱草　白花蛇舌草　半枝莲

方解：白芍入足厥阴肝经，枳实破邪瘀之气，大黄降邪余之浊，茵陈除湿，金钱草清热利尿，白花蛇舌草、半枝莲抗癌。诸药合用，强化肺气清肃下行，同时促使内在之精直达于上。

每日两次，服用七日。

方四药物组成：党参　黄芪　苍术　白术　怀山药　山萸肉　牡丹皮　白芍　大黄　枳实　玉竹　石斛　熟地黄　枸杞子　茵陈　金钱草　白花蛇舌草　半枝莲

方解：党参、黄芪益营卫之气，苍术、白术入脾胃和中，怀山药、山萸肉补肾，牡丹皮入血，白芍入足厥阴肝经，大黄降邪余之浊，枳实破邪瘀之气滞，玉竹、石斛、熟地黄、枸杞子滋阴，茵陈除湿，金钱草清热利尿，白花蛇舌草、半枝莲抗癌。诸药合用，在五脏同补的基础上，强化肺气清肃下行，促使内在之精直达于上。

每日两次，服用七日。

方五药物组成：贝母　牡丹皮　枳实　白芍　大黄　茵陈　金钱草　白花蛇舌

草　半枝莲

　　方解：贝母入肺，牡丹皮入血分，枳实破邪瘀之气，白芍入足厥阴肝经，大黄降邪余之浊，茵陈除湿，金钱草清热利尿，白花蛇舌草、半枝莲抗癌。强化肺气清肃下行的同时，促使内在之精直达于上。

　　每日两次，服用七日。

　　方六药物组成： 茯苓　党参　黄芪　砂仁　白豆蔻　人参　鳖甲　枳实　玉竹　石斛　熟地黄　枸杞子　茵陈　金钱草　白花蛇舌草　半枝莲

　　方解：茯苓宁心，党参、黄芪益营卫之气，砂仁、白豆蔻入脾胃和中，人参补元阴，鳖甲滋阴潜阳，枳实破邪瘀之气，玉竹、石斛、熟地黄、枸杞子滋阴，茵陈除湿，金钱草清热利尿，白花蛇舌草、半枝莲抗癌。诸药合用，在五脏同补的基础上，强化心脾合降，促使内在之精直达于上。

　　每日两次，服用七日。

　　方七药物组成： 茯苓　党参　黄芪　贝母　怀山药　当归　人参　鳖甲　枳实　玉竹　石斛　熟地黄　枸杞子　茵陈　金钱草　白花蛇舌草　半枝莲

　　方解：茯苓宁心，党参、黄芪益营卫之气，贝母入肺，怀山药补肾，当归补血，人参补元阴，鳖甲滋阴潜阳，玉竹、石斛、熟地黄、枸杞子滋阴，茵陈除湿，金钱草清热利尿，白花蛇舌草、半枝莲抗癌。诸药合用，在五脏同补的基础上，强化心脾合降，促使内在之精直达于上。

　　每日两次，服用七日。

　　方八药物组成： 酸枣仁　柏子仁　党参　黄芪　砂仁　白豆蔻　黄连　枳实　玉竹　石斛　熟地黄　枸杞子　天冬　茵陈　金钱草　白花蛇舌草　半枝莲

　　人参、鳖甲晚另服。

　　方解：酸枣仁、柏子仁养心安神，党参、黄芪益营卫之气，砂仁、白豆蔻入脾胃和中，黄连清热，枳实破邪瘀之气，玉竹、石斛、天冬、熟地黄、枸杞子补五脏之阴，茵陈除湿，金钱草清热利尿，白花蛇舌草、半枝莲抗癌。诸药合用，在五脏同补和中的基础上强化心脾合降，促使内在之精直达于上。

另用大剂量的人参与上方分开服，早上服主方，晚上服人参、鳖甲，每日各服一次，连服七日后停服八日。

方九药物组成： 天麻　贝母　党参　黄芪　枳实　玉竹　石斛　熟地黄　枸杞子　茵陈　金钱草　白花蛇舌草　半枝莲

方解：天麻益气，贝母入肺，党参、黄芪益营卫之气，枳实破邪瘀之气，玉竹、石斛、天冬、熟地黄、枸杞子补五脏之阴，茵陈除湿，金钱草清热利尿，白花蛇舌草、半枝莲抗癌。诸药合用，在五脏同补和中的基础上强化肺气清肃下行，促使内在之精直达于上。

每日两次，服用七日。

方十药物组成： 瓜蒌皮　天花粉　苍术　白术　枳实　茵陈　金钱草　白花蛇舌草　半枝莲

方解：瓜蒌皮、天花粉润肺滋阴，苍术、白术入脾胃和中，枳实破邪瘀之气，茵陈除湿，金钱草清热利尿，白花蛇舌草、半枝莲抗癌。诸药合用，在补中益气的基础上，强化肺气清肃下行，促使内在之精直达于上。

每日两次，服用七日。

方十一药物组成： 贝母　枳壳　党参　黄芪　玉竹　石斛　熟地黄　枸杞子　茵陈　金钱草　白花蛇舌草　半枝莲

方解：贝母入肺，枳壳破积，党参、黄芪益营卫之气，黄芩清热进阴，玉竹、石斛、熟地黄、枸杞子滋阴，茵陈除湿，金钱草清热利尿，白花蛇舌草、半枝莲抗癌。诸药合用，在五脏同补的基础上，强化脾肺合降，促使内在之精直达于上。

每日两次，服用七日。

方十二药物组成：酸枣仁　柏子仁　贝母　枳壳　党参　黄芪　玉竹　石斛　熟地黄　枸杞子　茵陈　金钱草　白花蛇舌草　半枝莲

方解：酸枣仁、柏子仁养心安神，贝母入肺，枳壳破积，党参、黄芪益营卫之气，玉竹、石斛、熟地黄、枸杞子滋阴，茵陈除湿，金钱草清热利尿，白花蛇舌草、半枝莲抗癌。诸药合用，在五脏同补的基础上，强化心肺合降，促使内在之精直达于上。

每日两次，服用七日。

方十三药物组成：大枣　枳壳　苍术　白术　茵陈　金钱草　白花蛇舌草　半枝莲

方解：大枣补中益气，枳壳破积，苍术、白术入脾胃和中，茵陈除湿，金钱草清热利尿，白花蛇舌草、半枝莲抗癌。诸药合用，补中益气、强化肺气清肃下行的同时，促使内在之精从阴直达于阳。

服七日后，停八日。

方十四药物组成：贝母　陈皮　党参　黄芪　玉竹　石斛　熟地黄　枸杞子　茵陈　金钱草　白花蛇舌草　半枝莲

方解：贝母入肺，陈皮行气，党参、黄芪益营卫之气，玉竹、石斛、熟地黄、枸杞子滋阴，茵陈除湿，金钱草清热利尿，白花蛇舌草、半枝莲抗癌。诸药合用，在五脏同补的基础上，强化肺气清肃下行，促使内在之精从阴直达于阳。

每日两次，服用七日。

方十五药物组成：酸枣仁　柏子仁　贝母　陈皮　党参　黄芪　玉竹　石斛　熟地黄　枸杞子　茵陈　金钱草　白花蛇舌草　半枝莲

方解：酸枣仁、柏子仁养心安神，贝母入肺，陈皮行气，党参、黄芪益营卫之气，玉竹、石斛、熟地黄、枸杞子滋阴，茵陈除湿，金钱草清热利尿，白花蛇舌草、半枝莲抗癌。诸药合用，在五脏同补的基础上，强化心肺合降，促使内在之精从阴直达于阳。

每日两次，服用七日。

方十六药物组成：大枣　陈皮　苍术　白术　茵陈　金钱草　白花蛇舌草　半枝莲

方解：大枣补中益气，陈皮行气，苍术、白术入脾胃和中，茵陈除湿，金钱草清热利尿，白花蛇舌草、半枝莲抗癌。诸药合用，通过补中益气、强化肺气清肃下行，促使内在之精从阴直达于阳。

每日两次，服用七日。七日后停药，让脏腑自行调理一段时间后，以达到阴阳平衡。

病案1

赵某，男，60岁，仪陇县柴井乡人。初诊时间：2001年5月18日。

2001年3月，患者肝区疼痛，有包块。后经南部县人民医院等诊断为肝癌。于2001年5月在我处治疗。2001年4月3日B超报告：肝脏增大，右叶斜径：14.2cm，实质回声不均匀，肝右后叶查见3.9cm×5.0cm等低回声区。诊断结论：肝大并实质性占位。2001年4月5日CT表现：肝左叶轮廓不规则，肝右叶可见一大小为5.5cm×6.0cm低重度块状团影，边界欠清，局部向外呈节状向外突出。2001年5月9日B超报告示：肝脏形态欠规则，包膜兴松，肝区声中粗光点，分布不均，血管纹理可见，于肝左叶见44.9mm×45.7mm杂乱回声区，无明确边界，门静脉穴状部19.8mm，主干18.4mm，内均充满杂状回声。结论：肝占位，门静脉癌检。

患者现症见：消瘦，无神，面色黑黄，眼巩膜发黄，小便深黄色，大便色黑、质干，肝大其少腹，脉细数，脉搏98次/分钟。

处方一：黄芪20g，穿山甲10g，丹参15g，赤芍15g，三棱15g，莪术15g，熟地黄20g，当归20g，枸杞子30g，茵陈20g，鳖甲20g，白花蛇舌草15g，半枝莲20g。

方解：穿山甲、三棱、莪术破积散瘀，黄芪补气固营卫，当归、熟地黄、枸杞子补血养阴，茵陈利肝胆湿热、退黄疸，鳖甲滋阴入肝，白花蛇舌草、半枝莲抗癌，诸药合用，在破积散瘀的基础上强化内在之阴，由肝肾直接上行来组织内在急速下滑之精气，佐配黄芪益营卫之气，不至于湿邪气上窜。

二诊：患者服上方后有明显效果，肝部B超示肝脏缩小了2/3，小便转青，大便呈本色、色质润，脉平，脉搏84次/分钟。在原方基础上减去穿山甲。

三诊：5月28日。患者药后，诸症减轻。

处方：党参30g，黄芪20g，当归20g，莪术15g，白芍20g，熟地黄20g，枸杞子30g，鳖甲20g，白花蛇舌草15g，半枝莲15g，大黄10g。

方解：党参、黄芪益营卫之气，当归、白芍、熟地黄、枸杞子补血兼养肝肾之阴，莪术破积行瘀，增强强化力度，佐配茵陈、白花蛇舌草，以净化清气上行。患者服后，又取得明显效果，再次经南部县人民医院复查时，B超报告单由原来的44.9mm×45.7mm变为20.0mm×14.0mm。

四诊：6月2日。患者面色转红，脉平。

处方：党参30g，黄芪20g，牡丹皮10g，乳香15g，没药15g，黄柏15g，丹参15g，赤芍15g，砂仁15g，白豆蔻15g，怀山药30g，熟地黄30g，枸杞子20g，白芍20g，山萸肉20g，白花蛇舌草15g，半枝莲15g，大黄10g。

方解：上方系补中地黄汤。党参、黄芪益营卫之气，牡丹皮入血分，为正邪内在自转打开突破口，黄柏清热进阴，怀山药助阳，熟地黄、枸杞子、鳖甲补肝肾阴分不足，山萸肉补肾固精，砂仁、白豆蔻和胃补中，白芍入肝守阴，大黄迫浊阴下行，丹参、赤芍和血行瘀，白花蛇舌草、半枝莲抗癌，乳香、没药在迫降行瘀的同时能强化中气从肝肾急速回升增强力度。诸药合用，在补中的基础上，强化内在精气急速下滑后再次获得急速回升。

五诊：6月7日。患者服后疗效巩固。在上方的基础上，再去乳香、没药，以减轻上行之力度，加枳实再服一剂，以回补下元不足。

六诊：6月12日。

处方：贝母15g，牡丹皮10g，枳实15g，白芍20g，黄柏15g，丹参15g，赤芍15g，白花蛇舌草15g，半枝莲20g，金箔20g，大黄10g。

方解：牡丹皮、枳实、黄柏合用，有从内在进行强化，贝母入肺，有增强肺气清肃下行，白芍入肝，主生阴上行，在同一方剂中把脏腑相互克制的一方，进行内在强化，是利用以脏制脏，贝母虽能增强肺气下行，同时配伍白芍，摄阴上升，就直接产生了另一种效果，反将内在从肝脏回升中的阴气运之上行，佐配金箔镇心，使内在阴气上行，不损其心，具有阴向阳的直达效果，再配枳实破邪瘀之气行瘀，大黄迫浊阴下行。诸药合用，有强化内升之阴，直接上行于肺的效果。

七诊：6月19日。患者服后，疗效巩固。

处方：瓜蒌皮15g，天花粉15g，枳实15g，黄柏15g，丹参15g，赤芍15g，砂仁15g，白豆蔻15g，白花蛇舌草15g，半枝莲20g。

方解：上方系化解方，通过一系列调阴后，脏腑已经产生了一股不断向上发展的阴气，必须经过化解后方能完成阴阳在对立发展中完成统一协调。

方中瓜蒌皮、天花粉入肺，以增强肺脏清肃下行，砂仁、白豆蔻入脾胃，再配伍枳实以强化合将力度，黄柏清下焦湿热，佐配白花蛇舌草、半枝莲、丹参、赤芍以净化清气回升。从方义上讲，此方治上和中，但通过前面一系列调阴和调阴阳两治后，内在已经产生了一股强大的内升之阴，积聚于下焦或在中焦，不用和解方和化解方，强化阴从阳化，往往会产生新邪，导致内在变化，从一个极端走向另一个极端，产生新的分化（即癌症转移）。

患者服上方后，于6月23日复查时，B超报告单显示，已无肝癌特征。又通过2个月的治疗，患者通过B超显示，肝、胆、脾已无病变，患者已获得痊愈，多年未见复发。

病案2

许某，男，30余岁，四川省仪陇县南图乡五星二队人。初诊时间：1985年5月5日。

患者因肋下有一包块、疼痛，小便黄，经仪陇县人民医院诊断为肝癌，经多处寻医和住院治疗无效，病重后前来求治。患者自述每日只能进食两个鸡蛋，腹部肿大（肝腹水），下肢浮肿，面色无华，目现凶色肝肿大、质坚硬，口干渴欲饮，大便赤黑，舌质暗红，脉细数，脉搏104次/分钟。

患者日久伤阴，水邪上犯，应以行气健脾、养阴利水为治疗原则。

处方：茯苓15g，乳香15g，没药15g，砂仁15g，当归20g，白芍20g，枸杞子20g，泽泻15g，木通15g，茵陈20g。

二诊：5月8日。患者服后病情稳定，脉弦数有力。在上方减去乳香、没药，白芍加枳实、延胡索，即在原行气药中退一层，减去白芍守阴，促进内在之阴从阳气化上行。

三诊：5月12日。服后疗效虽然不明显但稳定，面色红润。又在原方（即5月5日处方）减当归、白芍，加黄连，以促进上两剂所调剂的内升之阴从阳气化后上行于脾。服后，脉率略有增快，但有力，提问微有增加，面色转红润，食量增加，大便由赤黑转正常。我依据这一变化分析推测，晚期肝癌病者，由内在阴气严重亏损后，在治疗中不能急于求成，更不能全面从整体功能进行间接性强化，促进内在精气逐步由阴向阳转化变化，才能取得一定效果。

四诊：5月15日。脉弦数，右寸左关尺脉偏弱。依据这一脉象变化，下疗程治疗应以润肺、健脾、养阴，促进内在阴升后上行济阳，促进阴阳发展平衡。

处方：贝母10g，乳香15g，没药15g，黄柏15g，砂仁15g，麦冬20g，熟地黄20g，泽泻15g，车前子10g。

五诊：5月18日。患者服后疗效稳定，食量基本正常，脉率未减缓，腹胀好转，腹水未减，出现左尺脉独弱，因此在下方治疗时，则以行气健脾、养阴，促进内在之阴从下回升后上济于阳。

处方：砂仁15g，乳香15g，没药15g，熟地黄20g，枸杞子30g，黄柏10g，车前子10g。

六诊：5月22日。服药后疗效稳定，出现下肢软弱，手、脚心发热，脉细数，两尺脉偏弱，仍属肾气偏虚，再治时重于治肾，促进肾于整体间相互调和。

处方：砂仁15g，乳香15g，没药20g，山药30g，熟地黄20g，山萸肉20g，黄柏15g，牡丹皮10g，车前子10g。

七诊：5月25日。服药后疗效稳定，脉虽有力而数，右尺偏盛，左尺偏弱，这属于内在变化中从阴直发，但内在急速变化中，阴从阳化后已济于心脾，再治时，促进阴阳相互平衡。

处方：砂仁15g，牡丹皮10g，乳香15g，没药15g，黄柏15g，熟地黄30g，枸杞子30g，车前子10g。

八诊：5月28日。服药后下肢软弱稍有好转，但持续下腹发胀，腹水在原基础上未改变，脉已缓和，六脉中又转两寸脉偏弱。再治时，又以守心、养胃、行气、养阴为治疗原则进行治疗。

处方：茯苓15g，枳实15g，砂仁15g，麦冬20g，枸杞子20g，黄柏15g，车前子10g。

九诊：6月8日。服药后腹胀减轻，脉率有力而缓。再治时方中加贝母，促进内生之阴从阳而化，回归元阴元阳，以巩固和维持内部阴阳发展平衡。经过这样治疗后，患者腹胀又减轻，出现气短，下肢软弱。为促进内在阴阳相互发展，再治时，转为宁心、行气、养阴，促进内在之阴再次从下回升上济。

处方：茯苓15g，枳实15g，麦冬20g，枸杞子30g，熟地黄30g，泽泻15g，厚朴15g，车前子10g。

十诊：6月18日。患者服后获得进一步稳定，再治时，又在上方加酸枣仁、柏子仁、贝母促进内在之阴上行入心统率，服药后六脉已转平。在治疗时施用苓贝地黄汤调补下元，促进阴阳协调发展。

处方：茯苓15g，贝母15g，枳实10g，当归20g，白芍20g，熟地黄20g，山药30g，山萸肉20g，泽泻15g，车前子10g。

十一诊：6月22日。患者服后六脉转平，脉搏由初诊时104次/分钟降至72次/分钟，腹水仍保持在原基础上，肝大有明显减小，质已软。此例患者由内在阴虚严重失调，通过长达两月多反复调阴后，促进内在之阴在脏腑相互发展中获得重新生化。为巩固回升之阴与脏腑发展平衡，必须将经过由心脾合降后重新由下回升，再次控制住不断向上的发展趋势，稳定在内脏功能所统率的范围内，才能化之津，归宗元阴元阳，达到治疗目的。

处方：茯苓15g，党参30g，黄芪20g，枳实15g，白术15g，砂仁15g，黄连10g，车前子10g。

患者服后24小时后，发生严重腹泻，每日达10次以上，诊脉时，无外邪之象，又无内分之虚，仍为内在之阴急速从阳生化转折，浊气下行，未采取任何补救措施。3日左右腹泻自止，七日左右触之肝不大，无包块，腹水消失，后经过长达两月多的维持治疗获得痊愈，至今多年未见复发仍健在。

在治疗晚期肝癌患者时，由于病变时间长，在治疗过程中，调剂内脏之阴从新获得生化，必须随应内在经络运转不同变化，随症应变，不能死守一方一法，治疗过程中随时观察、分析、推测，掌握患者在服药期间的生理内在发展变化，同时从这些千变万化的现象中推测出内在精气运行顺逆及其经络转折关键时机，做到恰如其分的用药用方，才能使晚期患者获得起死回生的效果。

病案3

蔡某，男，6岁，四川省仪陇县赛金镇人。初诊时间：1983年5月14日。

1983年2月，患者腹胀，右肋疼痛，有包块，人消瘦，经县人民医院诊断为肝癌，腹水，治疗无效，出院求治于我处。

患儿家属诉患儿几天不吃东西，每日哭声不断。形体消瘦，腹大按之有实，面色苍白，小便黄，右肋下有一个四横指宽的包块，中等硬度，体温38℃，脉搏110次/分钟。

处方：利湿回阴汤加减。茯苓15g，枳实15g，黄柏15g，栀子10g，丹参20g，赤芍20g，苍术15g，白术15g，茵陈20g，当归20g，白芍20g，麦冬20g，熟地黄30g，泽泻15g，车前子10g。

二诊：5月18日。上方在宁心破积健脾养阴的基础上利湿，患儿服药后发生呕吐，两分钟后自止，1日后开始腹泻。3日后再诊时，患儿家属诉患儿每日腹泻十几次，能少量进食。面色较3日前有所好转，肝大由四横指缩为两横指，脉搏由原来的110次/分钟降为90次/分钟，体温37℃。在原方基础上减去当归、白芍，继服。

三诊：5月23日。患儿家属诉，这几天每日还是拉肚子六七次，面色有华，腹不大，进食和病前无异，右肋无疼痛，舌质润，脉搏90次/分钟，体温37℃，施用下方再治。

处方：茯苓15g，枳实10g，丹参20g，赤芍20g，厚朴15g，苍术15g，白术15g，茵陈20g，黄连10g。一日一服，7剂。

四诊：患儿面色红润，腹不大（腹水已尽），脉率86次/分钟，体温36.5℃。内在发展已基本平衡，未再用药，暂停半月再治。

五诊：两个月后患儿前来复诊。患儿家属表示，近一个月患儿都很好，没有大的变化。前几日复发，病情加重。

患者面色赤青，舌质绛，右肋下包块又长大至三横指，脉缓，左三部脉细弱脉搏80次/分钟。再施用利湿调阴合胃汤治之。

处方：茯苓15g，枳实15g，丹参15g，赤芍15g，厚朴15g，白术15g，当归20g，白芍20g，枸杞子30g。

此方和原方一立法用药相同，都是在强化心脾下行的基础上，强化内在之阴再次从生化中来完成，脏腑在运行中处于多层次发展和变化，服后不再像初诊服后呕吐和腹泻。

六诊：三日后面色好转，脉平。施用合解健脾汤再治。

处方：瓜蒌皮15g，天花粉15g，枳实10g，黄柏15g，砂仁15g，白术15g。

此方为化解方，通过强化肺脾清肃下行，把上方调剂后的升发之阴从阳气化，回归元阳。

七诊：患者服后三日再诊时，腹部包块已变软，不到两横指，腹部胀减轻，面色开始红润，脉平。再施用下方。

处方：茯苓15g，瓜蒌皮15g，天花粉15g，枳实15g，白术15g，黄连10g，厚朴20g。一日一服，6剂。

八诊：面色红润，右肋下包块已散，脉平，以恢复了以前的调皮，施用下方做后期治疗。

处方：酸枣仁10g，柏子仁15g，枸杞子20g，枳壳15g，黄芩15g，砂仁15g，白豆蔻15g，党参30g，黄芪20g，天冬20g，麦冬20g。

患儿康复后，至今三十余年未见复发。

患者的癌变病因多为内在功能的逆转变化阻塞内在阴气生化而导致的。癌变后由内在之阴从生化中积聚成湿导致肝气不畅，瘀阴成疾，所以治疗应在强化心脾的前提下进行养阴。方一用利湿调阴汤，在强化心脾下行的同时，促进内在之阴从下由肝肾重新获得生化上行于心脾。因此，在用药上故以当归、白芍、麦冬、熟地黄联合运用。患者服后发生呕吐，这是由于从下调阴导致的内在之阴急速回升。上方制方原理是从阴中求阳。至于腹泻为阳升浊降，属生理正常变化。方二在方一的基础上减去当归、白芍，其主要原因是少年儿童的癌症变化是在某些内外强大致癌因素破坏下阻塞了内在精气生化；中年以上的癌变之因是内在生化功能衰败后，某些内外因素导致内在产生新的生化之力阻塞内在精气生化所致。未成年癌症患者还处于内在精气不断生化发展阶段，每时每刻都在不断向上回升和发展，一旦用方药把内在精气调剂，获得发展平衡后，应及时控制住不断向上发展，才能达到治疗的目的。中年以上的癌症患者，内在生化之力早已衰败，后期治疗还应不断进行调补才能达到治疗的目的。

上例患者年仅六岁，正处于内在生化兴旺发达的时期。所以要控制住内在生化，一旦把这些未成年患者的内在精气调剂获得重新生化，后期治疗就不能像成年人那样继续调动，而是逐步控制它的不断向上发展，使它重新回归于元阳的范畴。因此在第二方中减去当归、白芍向上升发之力。方三再减去麦冬、熟地黄滋阴，用黄连主要是排除内升之邪和使内在升发之阴回归于心脾统率。患者服后达到了理想的效果。

五、巨块型肝癌

巨块性肝癌常为单发性癌块，（直径一般在10cm以上），也可由多个结节汇集而成一大块，有时其邻近有小的散在癌结节。

其病机是由于人体受到内外因素的影响，阴阳发展出现严重不平衡。治疗法则是调剂人体阴阳，恢复人体机能而达到治愈的目的。

方一药物组成： 黄芪　穿山甲　鳖甲　丹参　赤芍　白花蛇舌草　半枝莲　茵陈　熟地黄　枸杞子（泽泻　车前子　冬瓜皮　猪苓随症加减）

方解：黄芪补气，穿山甲破积，鳖甲滋阴潜阳，丹参、赤芍活血化瘀，白花蛇舌草、半枝莲抗癌，茵陈除湿，熟地黄、枸杞子滋阴，泽泻利水，车前子除湿利小便，冬瓜皮利尿消肿，猪苓利尿渗湿。诸药合用，在补气滋阴活血的基础上，强化肺气清肃下行，促使内在之阴回归于上。

每日两次，服用七日。

方二药物组成： 三棱　黄芪　鳖甲　丹参　赤芍　白花蛇舌草　半枝莲　茵陈　熟地黄　枸杞子（泽泻　车前子　冬瓜皮　猪苓随症加减）

方解：三棱行气消积止痛，黄芪补气，鳖甲滋阴潜阳，丹参、赤芍活血化瘀，白花蛇舌草、半枝莲抗癌，茵陈除湿，熟地黄、枸杞子滋阴，泽泻利水，车前子除湿利小便，冬瓜皮利尿消肿，猪苓利尿渗湿。诸药合用，在补气滋阴活血的基础上，强化肺气清肃下行，促使内在之精直达于上。

每日两次，服用七日。

方三药物组成： 莪术　党参　黄芪　当归　白芍　熟地黄　枸杞子　大黄　白花蛇舌草　半枝莲　茵陈（泽泻　车前子　冬瓜皮　猪苓随症加减）

方解：莪术行气消积止痛，党参、黄芪益营卫之气，当归补血，白芍入足厥阴肝经，熟地黄、枸杞子滋阴，大黄降邪余之浊，白花蛇舌草、半枝莲抗癌，茵陈除湿，泽泻利水，车前子除湿利小便，冬瓜皮利尿消肿，猪苓利尿渗湿。诸药合用，在补气滋阴活血的基础上，强化肺气清肃下行，促使内在之精直达于上。

每日两次，服用七日。

方四药物组成：党参 黄芪 苍术 白术 怀山药 山萸肉 牡丹皮 白芍 大黄 莪术 白花蛇舌草 半枝莲 茵陈（泽泻 车前子 冬瓜皮 猪苓随症加减）

方解：党参、黄芪益营卫之气，苍术、白术入脾胃和中，怀山药补脾肾之阳，山萸肉补肾，牡丹皮入血分，白芍入足厥阴肝经，大黄降邪余之浊，莪术行气消积止痛，白花蛇舌草、半枝莲抗癌，茵陈除湿，泽泻利水，车前子除湿利小便，冬瓜皮利尿消肿，猪苓利尿渗湿。诸药合用，在补中益气、滋阴活血的基础上，强化脾肺合降，促使内在之精直达于上。

每日两次，服用七日。

方五药物组成：贝母 莪术 牡丹皮 白芍 大黄 白花蛇舌草 半枝莲 茵陈（泽泻 车前子 冬瓜皮 猪苓随症加减）

方解：贝母入肺，莪术行气消积止痛，牡丹皮入血分，白芍入足厥阴肝经，大黄降邪余之浊，白花蛇舌草、半枝莲抗癌，茵陈除湿，泽泻利水，车前子除湿利小便，冬瓜皮利尿消肿，猪苓利尿渗湿。诸药合用，在滋阴活血止痛的基础上，强化肺气清肃下行，促使内在之精直达于上。

每日两次，服用七日。

方六药物组成：茯苓 党参 黄芪 砂仁 白豆蔻 人参 鳖甲 莪术 玉竹 石斛 熟地黄 枸杞子 白花蛇舌草 半枝莲 茵陈（泽泻 车前子 冬瓜皮 猪苓随症加减）

方解：茯苓宁心，党参、黄芪益营卫之气，砂仁、白豆蔻入脾胃和中，人参补元阴，鳖甲滋阴潜阳，莪术行气消积止痛，玉竹、石斛、熟地黄、枸杞子滋阴，白花蛇舌草、半枝莲抗癌，茵陈除湿，泽泻利水，车前子除湿利小便，冬瓜皮利尿消肿，猪苓利尿渗湿。诸药合用，在滋阴活血止痛的基础上，强化心脾合降，促使内在之精直达于上。

每日两次，服用七日。

方七药物组成：茯苓　党参　黄芪　贝母　怀山药　当归　人参　鳖甲　莪术　玉竹　石斛　熟地黄　枸杞子　白花蛇舌草　半枝莲　茵陈（泽泻　车前子　冬瓜皮　猪苓随症加减）

方解：茯苓宁心，党参、黄芪益营卫之气，贝母入肺，怀山药补脾肾之阳，当归补血，人参补元阴，鳖甲滋阴潜阳，莪术行气消积止痛，玉竹、石斛、熟地黄、枸杞子滋阴，白花蛇舌草、半枝莲抗癌，茵陈除湿，泽泻利水，车前子除湿利小便，冬瓜皮利尿消肿，猪苓利尿渗湿。诸药合用，在滋阴活血止痛的基础上，强化心肺合降，促使内在之精直达于上。

每日两次，服用七日。

方八药物组成：酸枣仁　柏子仁　党参　黄芪　砂仁　白豆蔻　黄连　莪术　玉竹　石斛　熟地黄　枸杞子　麦冬　天冬　白花蛇舌草　半枝莲　茵陈（泽泻　车前子　冬瓜皮　猪苓随症加减）

人参、鳖甲晚另服。

方解：酸枣仁、柏子仁养心安神，党参、黄芪益营卫之气，砂仁、白豆蔻入脾胃和中，黄连清热，莪术行气消积止痛，玉竹、石斛、麦冬、天冬、熟地黄、枸杞子补五脏之阴，白花蛇舌草、半枝莲抗癌，茵陈除湿，泽泻利水，车前子除湿利小便，冬瓜皮利尿消肿，猪苓利尿渗湿。诸药合用，在滋阴活血止痛的基础上，强化心脾合降，促使内在之精直达于上。

另用大剂量的人参鳖甲与上方分开服，早上服主方，晚上服人参、鳖甲，每日各服一次，连服七日。

方九药物组成： 天麻　贝母　党参　黄芪　莪术　玉竹　石斛　熟地黄　枸杞子　白花蛇舌草　半枝莲　茵陈（泽泻　车前子　冬瓜皮　猪苓随症加减）

方解：天麻息风止痉、平抑肝阳、祛风通络，贝母入肺，党参、黄芪益营卫之气，莪术行气消积止痛，玉竹、石斛、熟地黄、枸杞子滋阴，白花蛇舌草、半枝莲抗癌，茵陈除湿，泽泻利水，车前子除湿利小便，冬瓜皮利尿消肿，猪苓利尿渗湿。诸药合用，在滋阴活血止痛的基础上，强化肺气清肃下行，促使内在之精直达于上。

每日两次，服用七日。

方十药物组成： 瓜蒌皮　天花粉　苍术　白术　莪术　黄芩　白花蛇舌草　半枝莲　茵陈（泽泻　车前子　冬瓜皮　猪苓随症加减）

方解：瓜蒌皮、天花粉润肺滋阴，苍术、白术入脾胃和中，莪术行气消积止痛，黄芩清热进阴，白花蛇舌草、半枝莲抗癌，茵陈除湿，泽泻利水，车前子除湿利小便，冬瓜皮利尿消肿，猪苓利尿渗湿。诸药合用，在滋阴活血止痛的基础上，强化肺气清肃下行，促使内在之精直达于上。

每日两次，服用七日。

方十一药物组成： 贝母　党参　黄芪　乳香　没药　玉竹　石斛　熟地黄　枸杞子　白花蛇舌草　半枝莲　茵陈（泽泻　车前子　冬瓜皮　猪苓随症加减）

方解：贝母入肺，党参、黄芪益营卫之气，乳香、没药破气行瘀，玉竹、石斛、熟地黄、枸杞子滋阴，白花蛇舌草、半枝莲抗癌，茵陈除湿，泽泻利水，车前子除湿利小便，冬瓜皮利尿消肿，猪苓利尿渗湿。诸药合用，在滋阴活血止痛的基础上，强化肺气清肃下行，促使内在之精直达于上。

每日两次，服用七日。

方十二药物组成： 酸枣仁　柏子仁　贝母　党参　黄芪　乳香　没药　玉竹　石斛　熟地黄　枸杞子　白花蛇舌草　半枝莲　茵陈（泽泻　车前子　冬瓜皮　猪

苓随症加减）

方解：酸枣仁、柏子仁养心安神，贝母入肺，党参、黄芪益营卫之气，乳香、没药破气行瘀，玉竹、石斛、熟地黄、枸杞子滋阴，白花蛇舌草、半枝莲抗癌，茵陈除湿，泽泻利水，车前子除湿利小便，冬瓜皮利尿消肿，猪苓利尿渗湿。诸药合用，在滋阴活血止痛的基础上，强化心肺合降，促使内在之精直达于上。

每日两次，服用七日。

方十三药物组成：大枣　乳香　没药　苍术　白术　黄芩　白花蛇舌草　半枝莲　茵陈（泽泻　车前子　冬瓜皮　猪苓随症加减）

方解：大枣补中益气，乳香、没药破气行瘀，苍术、白术入脾胃和中，黄芩清热进阴，白花蛇舌草、半枝莲抗癌，茵陈除湿，泽泻利水，车前子除湿利小便，冬瓜皮利尿消肿，猪苓利尿渗湿。诸药合用，在滋阴活血止痛的基础上，强化脾肺合降，促使内在之精直达于上。

每日两次，服用七日。

方十四药物组成：贝母　党参　黄芪　枳实　玉竹　石斛　熟地黄　枸杞子　白花蛇舌草　半枝莲　茵陈（泽泻　车前子　冬瓜皮　猪苓随症加减）

方解：贝母入肺，党参、黄芪益营卫之气，枳实破邪瘀之气，玉竹、石斛、熟地黄、枸杞子滋阴，白花蛇舌草、半枝莲抗癌，茵陈除湿，泽泻利水，车前子除湿利小便，冬瓜皮利尿消肿，猪苓利尿渗湿。诸药合用，在滋阴活血止痛的基础上，强化肺气清肃下行，促使内在之精直达于上。

每日两次，服用七日。

方十五药物组成：酸枣仁　柏子仁　贝母　党参　黄芪　枳实　玉竹　石斛　熟地黄　枸杞子　白花蛇舌草　半枝莲　茵陈（泽泻　车前子　冬瓜皮　猪苓随症加减）

方解：酸枣仁、柏子仁养心安神，贝母入肺，党参、黄芪益营卫之气，枳实破邪瘀之气，玉竹、石斛、熟地黄、枸杞子滋阴，白花蛇舌草、半枝莲抗癌，茵陈除湿，泽泻利水，车前子除湿利小便，冬瓜皮利尿消肿，猪苓利尿渗湿。诸药合用，在滋阴活血止痛的基础上，强化心肺合降，促使内在之精直达于上。

每日两次，服用七日。

方十六药物组成： 大枣　枳实　苍术　白术　黄芩　白花蛇舌草　半枝莲　茵陈（泽泻　车前子　冬瓜皮　猪苓随症加减）

方解：大枣补中益气，枳实破邪瘀之气，苍术、白术入脾胃和中，黄芩清热进阴，白花蛇舌草、半枝莲抗癌，茵陈除湿，泽泻利水，车前子除湿利小便，冬瓜皮利尿消肿，猪苓利尿渗湿。诸药合用，在补中益气、滋阴活血止痛的基础上，强化脾肺合降，促使内在之精直达于上。

每日两次，服用七日。

方十七药物组成： 贝母　党参　黄芪　枳壳　玉竹　石斛　熟地黄　枸杞子　白花蛇舌草　半枝莲　茵陈（泽泻　车前子　冬瓜皮　猪苓随症加减）

方解：贝母入肺，党参、黄芪益营卫之气，枳壳破积，玉竹、石斛、熟地黄、枸杞子滋阴，白花蛇舌草、半枝莲抗癌，茵陈除湿，泽泻利水，车前子除湿利小便，冬瓜皮利尿消肿，猪苓利尿渗湿。诸药合用，在滋阴活血止痛的基础上强化肺气清肃下行，促使内在之精直达于上。

每日两次，服用七日。

方十八药物组成： 酸枣仁　柏子仁　贝母　党参　黄芪　枳壳　玉竹　石斛　熟地黄　枸杞子　白花蛇舌草　半枝莲　茵陈（泽泻　车前子　冬瓜皮　猪苓随症加减）

方解：酸枣仁、柏子仁养心安神，贝母入肺，党参、黄芪益营卫之气，枳壳破积，玉竹、石斛、熟地黄、枸杞子滋阴，白花蛇舌草、半枝莲抗癌，茵陈除湿，泽泻利水，车前子除湿利小便，冬瓜皮利尿消肿，猪苓利尿渗湿。诸药合用，在滋阴活血止痛的基础上，强化心肺合降，促使内在之精直达于上。

每日两次，服用七日。

方十九药物组成：大枣　枳壳　苍术　白术　黄芩　白花蛇舌草　半枝莲　茵陈（泽泻　车前子　冬瓜皮　猪苓随症加减）

方解：大枣补中益气，枳壳破积，苍术、白术入脾胃和中，黄芩清热进阴，白花蛇舌草、半枝莲抗癌，茵陈除湿，泽泻利水，车前子除湿利小便，冬瓜皮利尿消肿，猪苓利尿渗湿。诸药合用，在补中益气、滋阴活血止痛的基础上，强化脾肺合降，促使内在之精直达于上。

每日两次，服用七日。

方二十药物组成：贝母　党参　黄芪　陈皮　黄芩　玉竹　石斛　熟地黄　枸杞子　白花蛇舌草　半枝莲　茵陈（泽泻　车前子　冬瓜皮　猪苓随症加减）

方解：贝母入肺，党参、黄芪益营卫之气，陈皮行气，玉竹、石斛、熟地黄、枸杞子滋阴，白花蛇舌草、半枝莲抗癌，茵陈除湿，泽泻利水，车前子除湿利小便，冬瓜皮利尿消肿，猪苓利尿渗湿。诸药合用，在滋阴活血止痛的基础上，强化肺气清肃下行，促使内在之精直达于上。

每日两次，服用七日。

方二十一药物组成：酸枣仁　柏子仁　贝母　党参　黄芪　陈皮　黄芩　玉竹　石斛　熟地黄　枸杞子　白花蛇舌草　半枝莲　茵陈（泽泻　车前子　冬瓜皮　猪苓随症加减）

方解：酸枣仁、柏子仁养心安神，贝母入肺，党参、黄芪益营卫之气，陈皮行气，黄芩清热进阴，玉竹、石斛、熟地黄、枸杞子滋阴，白花蛇舌草、半枝莲抗癌，茵陈除湿，泽泻利水，车前子除湿利小便，冬瓜皮利尿消肿，猪苓利尿渗湿。诸药合用，在滋阴活血止痛的基础上，强化心肺合降，促使内在之精直达于上。

每日两次，服用七日。

方二十二药物组成：大枣　陈皮　苍术　白术　黄芩　白花蛇舌草　半枝莲　茵陈（泽泻　车前子　冬瓜皮　猪苓随症加减）

方解：大枣补中益气，陈皮行气，苍术、白术入脾胃和中，黄芩清热进阴，白花蛇舌草、半枝莲抗癌，茵陈除湿，泽泻利水，车前子除湿利小便，冬瓜皮利尿消肿，猪苓利尿渗湿。诸药合用，在补中益气、滋阴活血止痛的基础上，强化脾肺合降，促使内在之精直达于上。

每日两次，服用七日。

六、胆囊炎

胆囊炎是由多种原因导致胆失和降，不通则痛而出现的一种以右上腹部疼痛，可放射至后背，伴恶心、呕吐，或消化不良等症状的一种病证。包括急性胆囊炎和慢性胆囊炎。其病机是由于人体受到内外因素的影响，阴阳发展出现严重不平衡。治疗法则是调剂人体阴阳，恢复人体机能而达到治愈的目的。

方一药物组成：贝母　龙胆　当归　白芍　大黄　陈皮　玉竹　麦冬　熟地黄　枸杞子　茵陈

方解：贝母入肺，龙胆泻肝胆火，当归补血，白芍入足厥阴肝经，大黄降邪余之浊，陈皮行气，玉竹、麦冬、熟地黄、枸杞子滋阴。诸药合用，在补气滋阴的基础上，强化肺气清肃下行，促使内在之阴回归于上。

每日两次，服用七日。

方二药物组成：贝母　党参　黄芪　龙胆　陈皮　玉竹　麦冬　熟地黄　枸杞子　茵陈

方解：贝母入肺，党参、黄芪益营卫之气，龙胆泻肝胆火，陈皮行气，玉竹、麦冬、熟地黄、枸杞子滋阴，茵陈除湿。诸药合用，在补气滋阴的基础上，强化肺气清肃下行，促使内在之精直达于上。

每日两次，服用七日。

方三药物组成：贝母　党参　黄芪　怀山药　当归　白芍　大黄　龙胆　陈皮　玉竹　麦冬　熟地黄　枸杞子　茵陈

方解：贝母入肺，党参、黄芪益营卫之气，怀山药补脾肾之阳，当归补血，白芍入足厥阴肝经，大黄降邪余之浊，龙胆泻肝胆火，陈皮行气，玉竹、麦冬、熟地黄、枸杞子滋阴，茵陈除湿。诸药合用，在补气滋阴的基础上，强化肺气清肃下行，促使内在之精直达于上。

每日两次，服用七日。

方四药物组成：贝母　党参　黄芪　怀山药　苍术　白术　山茱肉　牡丹皮　白芍　大黄　龙胆　陈皮　玉竹　麦冬　熟地黄　枸杞子　茵陈

方解：贝母入肺，党参、黄芪益营卫之气，怀山药补脾肾之阳，苍术、白术入脾胃和中，山茱肉补肾，牡丹皮入血分，白芍入足厥阴肝经，大黄降邪余之浊，龙胆泻肝胆火，陈皮行气，玉竹、麦冬、熟地黄、枸杞子滋阴，茵陈除湿。诸药合用，在补气滋阴的基础上，强化肺气清肃下行，促使内在之精直达于上。

每日两次，服用七日。

方五药物组成：茯苓　党参　黄芪　砂仁　白豆蔻　人参　玉竹　石斛　熟地黄　枸杞子　陈皮　龙胆　茵陈

方解：茯苓宁心，党参、黄芪益营卫之气，砂仁、白豆蔻入脾胃和中，人参补元阴，玉竹、石斛、熟地黄、枸杞子滋阴，陈皮行气，龙胆泻肝胆火，茵陈除湿。诸药合用，在滋阴除湿泻火的基础上，强化心脾合降，促使内在之精直达于上。

每日两次，服用七日。

方六药物组成：茯苓　党参　黄芪　贝母　怀山药　当归　陈皮　人参　玉竹　石斛　熟地黄　枸杞子　龙胆　茵陈

方解：茯苓宁心，党参、黄芪益营卫之气，贝母入肺，怀山药补脾肾之阳，当归补血，陈皮行气，人参补元阴，玉竹、石斛、熟地黄、枸杞子滋阴，龙胆泻肝胆火，茵陈除湿。诸药合用，在滋阴除湿泻火的基础上，强化心脾合降，促使内在之精直达于上。

每日两次，服用七日。

方七药物组成：酸枣仁　柏子仁　远志　党参　黄芪　砂仁　白豆蔻　黄连　玉竹　石斛　熟地黄　枸杞子　麦冬　天冬　陈皮　龙胆　茵陈

人参晚另服。

方解：酸枣仁、柏子仁、远志养心安神，党参、黄芪益营卫之气，砂仁、白豆蔻入脾胃和中，黄连清热，玉竹、石斛、熟地黄、枸杞子滋阴，陈皮行气，龙胆泻肝胆火，茵陈除湿。诸药合用，在补中益气的基础上，强化心脾合降，促使内在之精直达于上。

另用大剂量的人参与上方分开服，早上服主方，晚上服人参，每日各服一次，连服七日。

七、胆囊癌

胆囊癌泛指原发于胆囊的恶性肿瘤，其症状有右上腹疼痛、消化不良、黄疸、右上腹肿块等。其病机是由于人体受到内外因素的影响，阴阳发展出现严重不平衡。治疗法则是调剂人体阴阳，恢复人体机能而达到治愈的目的。

方一药物组成：当归　白芍　枳实　大黄　玉竹　石斛　熟地黄　枸杞子　茵

陈　龙胆　鸡内金　金钱草　白花蛇舌草　半枝莲

　　方解：当归补血，白芍入足厥阴肝经，枳实破邪瘀之气，大黄降邪余之浊，玉竹、石斛、熟地黄、枸杞子滋阴，茵陈除湿，龙胆泻肝胆火，鸡内金消积滞，金钱草清热利尿，白花蛇舌草、半枝莲抗癌。诸药合用，在五脏同补的基础上，强化肺气清肃下行，促使内在之阴从下回归于上。

　　每日两次，服用七日。

　　方二药物组成：当归　枳实　大黄　玉竹　石斛　熟地黄　枸杞子　茵陈　龙胆　鸡内金　金钱草　白花蛇舌草　半枝莲

　　方解：当归补血，枳实破邪瘀之气，大黄降邪余之浊，玉竹、石斛、熟地黄、枸杞子滋阴，茵陈除湿，龙胆泻肝胆火，鸡内金消积滞，金钱草清热利尿，白花蛇舌草、半枝莲抗癌。诸药合用，在五脏同补的基础上，强化肺气清肃下行，促使内在之精直达于上。

　　每日两次，服用七日。

　　方三药物组成：白芍　枳实　大黄　茵陈　龙胆　鸡内金　金钱草　白花蛇舌草　半枝莲

　　方解：白芍入足厥阴肝经，枳实破邪瘀之气，大黄降邪余之浊，茵陈除湿，龙胆泻肝胆火，鸡内金消积滞，金钱草清热利尿，白花蛇舌草、半枝莲抗癌。诸药合用，强化肺气清肃下行的同时，促使内在之精直达于上。

　　每日两次，服用七日。

　　方四药物组成：党参　黄芪　苍术　白术　怀山药　山萸肉　牡丹皮　白芍　大黄　枳实　玉竹　石斛　熟地黄　枸杞子　茵陈　龙胆　鸡内金　金钱草　白花蛇舌草　半枝莲

　　方解：党参、黄芪益营卫之气，苍术、白术入脾胃和中，怀山药、山萸肉补肾，牡丹皮入血，白芍入足厥阴肝经，大黄降邪余之浊，枳实破邪瘀之气滞，玉竹、石斛、熟地黄、枸杞子滋阴，茵陈除湿，龙胆泻肝胆火，鸡内金消积滞，金钱草清热利尿，白花蛇舌草、半枝莲抗癌。诸药合用，在五脏同补的基础上，强化肺气清肃下行，促使内在之精直达于上。

每日两次，服用七日。

方五药物组成： 贝母　牡丹皮　枳实　白芍　大黄　茵陈　龙胆　鸡内金　金钱草　白花蛇舌草　半枝莲

方解：贝母入肺，牡丹皮入血分，枳实破邪瘀之气，白芍入足厥阴肝经，大黄降邪余之浊，茵陈除湿，龙胆泻肝胆火，鸡内金消积滞，金钱草清热利尿，白花蛇舌草、半枝莲抗癌。诸药合用，强化肺气清肃下行，同时促使内在之精直达于上。

每日两次，服用七日。

方六药物组成： 茯苓　党参　黄芪　砂仁　白豆蔻　枳实　人参　玉竹　石斛　熟地黄　枸杞子　茵陈　龙胆　鸡内金　金钱草　白花蛇舌草　半枝莲

方解：茯苓宁心，党参、黄芪益营卫之气，砂仁、白豆蔻入脾胃和中，枳实破邪瘀之气，人参补元阴，玉竹、石斛、熟地黄、枸杞子滋阴，茵陈除湿，龙胆泻肝胆火，鸡内金消积滞，金钱草清热利尿，白花蛇舌草、半枝莲抗癌。诸药合用，在五脏同补的基础上，强化心脾合降，促使内在之精直达于上。

每日两次，服用七日。

方七药物组成： 茯苓　党参　黄芪　贝母　怀山药　当归　人参　枳实　玉竹　石斛　熟地黄　枸杞子　茵陈　龙胆　鸡内金　金钱草　白花蛇舌草　半枝莲

方解：茯苓宁心，党参、黄芪益营卫之气，贝母入肺，怀山药补肾，当归补血，人参补元阴，枳实破邪瘀之气，玉竹、石斛、熟地黄、枸杞子滋阴，茵陈除湿，龙胆泻肝胆火，鸡内金消积滞，金钱草清热利尿，白花蛇舌草、半枝莲抗癌。诸药合用，在五脏同补的基础上，强化心脾合降，促使内在之精直达于上。

每日两次，服用七日。

方八药物组成：酸枣仁　柏子仁　党参　黄芪　砂仁　白豆蔻　黄连　枳实　玉竹　石斛　熟地黄　枸杞子　天冬　茵陈　龙胆　鸡内金　金钱草　白花蛇舌草　半枝莲

人参晚另服。

方解：酸枣仁、柏子仁养心安神，党参、黄芪益营卫之气，砂仁、白豆蔻入脾胃和中，黄连清热，枳实破邪瘀之气，玉竹、石斛、天冬、熟地黄、枸杞子补五脏之阴，茵陈除湿，龙胆泻肝胆火，鸡内金消积滞，金钱草清热利尿，白花蛇舌草、半枝莲抗癌。诸药合用，在五脏同补和中的基础上，强化心脾合降，促使内在之精直达于上。

另用大剂量的人参与上方分开服，早上服主方，晚上服人参，每日各服一次，连服七日。

方九药物组成：天麻　贝母　党参　黄芪　枳实　玉竹　石斛　熟地黄　枸杞子　茵陈　金钱草　白花蛇舌草　半枝莲

方解：天麻益气，贝母入肺，党参、黄芪益营卫之气，枳实破邪瘀之气，玉竹、石斛、天冬、熟地黄、枸杞子补五脏之阴，茵陈除湿，金钱草清热利尿，白花蛇舌草、半枝莲抗癌。诸药合用，在五脏同补和中的基础上，强化心脾合降，促使内在之精直达于上。

方十药物组成：瓜蒌皮　天花粉　苍术　白术　枳实　茵陈　龙胆　白花蛇舌草　半枝莲

方解：瓜蒌皮、天花粉润肺滋阴，苍术、白术入脾胃和中，枳实破邪瘀之气，茵陈除湿，龙胆泻肝胆火，白花蛇舌草、半枝莲抗癌。诸药合用，在补中益气的基础上，强化肺脾合降，促使内在之精直达于上。

方十一药物组成：贝母　枳壳　党参　黄芪　玉竹　石斛　熟地黄　枸杞子　茵陈　龙胆　白花蛇舌草　半枝莲

方解：贝母入肺，枳壳破积，党参、黄芪益营卫之气，玉竹、石斛、熟地黄、枸杞子滋阴，茵陈除湿，龙胆泻肝胆火，白花蛇舌草、半枝莲抗癌。诸药合用，在五脏同补的基础上，强化脾肺合降，促使内在之精直达于上。

每日两次，服用七日。

方十二药物组成：酸枣仁　柏子仁　贝母　枳壳　党参　黄芪　玉竹　石斛　熟地黄　枸杞子　茵陈　龙胆　白花蛇舌草　半枝莲

方解：酸枣仁、柏子仁养心安神，贝母入肺，枳壳破积，党参、黄芪益营卫之气，玉竹、石斛、熟地黄、枸杞子滋阴，茵陈除湿，龙胆泻肝胆火，白花蛇舌草、半枝莲抗癌。诸药合用，在五脏同补的基础上，强化心肺合降，促使内在之精直达于上。

每日两次，服用七日。

方十三药物组成：大枣　枳壳　苍术　白术　茵陈　龙胆　白花蛇舌草　半枝莲

方解：大枣补中益气，枳壳破积，苍术、白术入脾胃和中，茵陈除湿，龙胆泻肝胆火，白花蛇舌草、半枝莲抗癌。诸药合用，补中益气，以强化肺气清肃下行，并促使内在之精从阴直达于阳。

每日两次，服用七日。七日后停药八日。

方十四药物组成：贝母　陈皮　党参　黄芪　玉竹　石斛　熟地黄　枸杞子　茵陈　龙胆　白花蛇舌草　半枝莲

方解：贝母入肺，陈皮行气，党参、黄芪益营卫之气，玉竹、石斛、熟地黄、枸杞子滋阴，茵陈除湿，龙胆泻肝胆火，白花蛇舌草、半枝莲抗癌。诸药合用，在五脏同补的基础上，强化肺气清肃下行，促使内在之精从阴直达于阳。

每日两次，服用七日。

方十五药物组成：酸枣仁　柏子仁　贝母　陈皮　党参　黄芪　玉竹　石斛　熟地黄　枸杞子　茵陈　龙胆　白花蛇舌草　半枝莲

方解：酸枣仁、柏子仁养心安神，贝母入肺，陈皮行气，党参、黄芪益营卫之气，玉竹、石斛、熟地黄、枸杞子滋阴，茵陈除湿，龙胆泻肝胆火，白花蛇舌草、半枝莲抗癌。诸药合用，在五脏同补的基础上，强化心肺合降，促使内在之精从阴直达于阳。

每日两次，服用七日。

病案

杨某，女，37岁，四川省仪陇县双庆乡前锋村人。初诊时间：2000年9月。

2000年8月，患者右肋发生剧烈疼痛，经仪陇县人民医院误诊为胆结石，剖腹后检查为胆囊癌，且浸润肝脏，未做切除，曾被诊断生存时间最多两个月。

患者右下肋有包块、拒按，面色苍白，头晕，右肋下疼痛，脉搏正常。

处方：四物汤加减。大黄10g，枳实15g，当归20g，白芍20g，熟地黄30g，丹参15g，赤芍15g，茵陈20g，黄柏15g，栀子10g。

此方以一日两服，三日为一疗程。

二诊：疼痛有所减轻，脉率体温正常，在上方的基础上减去白芍再服一剂。

三诊：服后症状减轻。

处方：生阴汤加减。枳壳15g，白芍20g，丹参15g，赤芍15g，黄柏15g，茵陈20g，龙胆10g，大黄10g，枳实15g。

上方以四日为一疗程。

四诊：再诊时疼痛已止，面色开始红润，为配合内在发展变化，施用补中地黄汤。

处方：党参30g，黄芪20g，牡丹皮10g，枳壳15g，枳实15g，苍术15g，白术15g，茵陈20g，丹参15g，赤芍15g，熟地黄20g，山萸肉20g，白芍20g，龙胆10g，大黄10g。

此方以七日为一疗程，为配合内在精气发展变化，把内在调补再经过合解化解后运之上行，促进治疗巩固。

五诊处方：贝母15g，牡丹皮10g，枳实15g，白芍20g，大黄10g，丹参15g，赤芍15g，茵陈20g，龙胆10g，黄柏15g。

贝母入肺经，配伍枳实、大黄可强化肺气清肃下行，同时配以白芍主升，黄柏清热进阴，丹参、赤芍活血化瘀，茵陈、龙胆清利肝胆湿浊。诸药合用，在强化肺气清肃下行发展的同时，将内生之阴引之上行，使阴阳在对立发展状态中达成统一协调。

上方一日一服，七日为一疗程。

六诊：右肋疼痛已止，除下肢软弱外，无其他症状，施用补中生津汤再治。

处方：茯苓15g，党参30g，黄芪20g，枳实10g，黄柏15g，丹参15g，赤芍15g，砂仁15g，白豆蔻15g，人参30g。

上方一日两服，七日后用十全大补回津汤补充下元。

七诊处方：茯苓15g，党参30g，黄芪20g，枳实15g，丹参15g，赤芍15g，砂仁15g，白豆蔻15g，山药30g，当归20g，麦冬20g，熟地黄20g，枸杞子30g，黄芩15g，人参30g，龙胆10g，茵陈20g。

八诊：患者服后效果很好，为避免内在生发之阴补积聚下焦，再经过强化心脾合降后，把内在生发之阴通过分离性发展变化，从下重新获得回升，升之为精，故用养心生津汤。

处方：酸枣仁15g，柏子仁15g，远志15g，枳实15g，党参30g，黄芪20g，黄连10g，砂仁15g，白豆蔻15g，丹参15g，茵陈20g，龙胆10g，天冬20g，麦冬20g，玉竹15g，石斛15g，熟地黄20g，枸杞子30g。

另用大剂量人参50g晚上另服。

患者早上服方药，晚上服人参，连服七日，症状消失，面色红润，与病前无异，暂停治疗，让生理功能自调。

九诊：两个月后，患者感觉头晕，面色不好，四肢软弱，再诊体温37.6℃，脉率92次/分。我分析：此例患者经过前一系列从阴引阳治疗后，阳有余阴生化不足，应再回补下元，才能维持内在阴阳发展平衡，仍用下方。

处方：补中地黄汤加减。党参30g，黄芪20g，牡丹皮10g，枳实15g，黄芩15g，苍术15g，白术15g，山药30g，白芍20g，麦冬20g，熟地黄30g，枸杞子20g，山萸肉20g，大黄10g。

患者一日两服，服至第七日症状消失，再次停药，让脏腑自调。

十诊：次年3月下旬，又觉得脘腹发胀，饮食减少。再诊时，以调补中气为主。

处方：党参30g，黄芪20g，牡丹皮10g，陈皮10g，黄芩15g，砂仁15g，白豆蔻15g，山药30g，白芍20g，枸杞子20g，山萸肉20g，大黄10g。

服后症状消失，继续停药待治。

十一诊：三个月后出现头晕、咳嗽、口干、下肢软，用贝母生阴汤，以润肺养阴配合脏腑内在之阴一时不能上济。

处方：贝母10g，陈皮10g，黄芩15g，玄参20g，麦冬20g，熟地黄30g，苦杏仁20g，半夏8g。

服后病减。近几年从事重体力劳动，一直未服药。

十二诊：2003年9月。自述近段时间出现腰、背痛，脉缓，体温正常。

患者仍属内在阴向阳转化，通过两年多内在进行多层次协调发展已获得基本平衡。近期出现阴盛阳衰，湿邪内生。治疗应在调阳的基础上促进内在之阴经过分离性发展变化后，重新获得生化，才能达到由对立形成统一，施用桂术回精汤。

处方：肉桂15g，木香15g，黄芩15g，苍术15g，当归20g，白术15g，白芍20g，熟地黄30g。

上方肉桂温通脾肾之阳，木香行气，黄芩清热进阴，苍术、白术健脾燥湿，当归、白芍、熟地黄守阴营。诸药合用，可把内陷之阴从下由肝肾经过分离性变化发展重新回归于阳。

患者服后，一切症状消失，近年来，一直从事体力劳动。

癌症患者通过一段时期治疗后，当内在阴阳发展进入平衡时，就应该让脏腑进入自调自补，增加自身免疫能力。患者进入恢复期，实际上是脏腑功能恢复的发展时期。只要内在精气运行正常，一般不应治疗，顺其发展。一旦出现新的变化时应及时从调剂内脏平衡出发，只有内在动能恢复完整后，重新获得阴阳平衡，一般的癌症患者才能达到治愈。

八、胆结石

胆结石又称胆石症，是指胆道系统包括胆囊或胆管内发生结石的疾病。按发病部位分为胆囊结石和胆管结石。

其病机是由于人体受到内外因素的影响，阴阳发展出现严重不平衡。治疗法则是调剂人体阴阳，恢复人体机能而达到治愈的目的。

方一药物组成： 当归　白芍　枳实　大黄　玉竹　石斛　熟地黄　枸杞子　茵陈　龙胆　鸡内金　金钱草

方解：当归补血，白芍入足厥阴肝经，枳实破邪瘀之气，大黄降邪余之浊，玉竹、石斛、熟地黄、枸杞子滋阴，茵陈除湿，龙胆泻肝胆火，鸡内金消积理气利湿，金钱草清热利尿。诸药合用，在五脏同补的基础上，强化肺气清肃下行，促使内在之阴回归于上。

每日两次，服用七日。

方二药物组成： 当归　枳实　大黄　玉竹　石斛　熟地黄　枸杞子　茵陈　龙胆　鸡内金　金钱草

方解：当归补血，枳实破邪瘀之气，大黄降邪余之浊，玉竹、石斛、熟地黄、枸杞子滋阴，茵陈除湿，龙胆泻肝胆火，鸡内金消积理气利湿，金钱草清热利尿。诸药合用，在五脏同补的基础上，强化肺气清肃下行，促使内在之精从阴回归于阳。

每日两次，服用七日。

方三药物组成：白芍　枳实　大黄　茵陈　龙胆　鸡内金　金钱草

方解：白芍入足厥阴肝经，枳实破邪瘀之气，大黄降邪余之浊，茵陈除湿，龙胆泻肝胆火，鸡内金消积理气利湿，金钱草清热利尿。诸药合用，强化肺气清肃下行的同时，促使内在之精从阴回归于阳。

每日两次，服用七日。

方四药物组成：党参　黄芪　苍术　白术　怀山药　山萸肉　牡丹皮　白芍　大黄　枳实　玉竹　石斛　熟地黄　枸杞子　茵陈　龙胆　鸡内金　金钱草

方解：党参、黄芪益营卫之气，苍术、白术入脾胃和中，怀山药补脾肾之阳，山萸肉补肾，牡丹皮入血分，白芍入足厥阴肝经，大黄降邪余之浊，枳实破邪瘀之气，玉竹、石斛、熟地黄、枸杞子滋阴，茵陈除湿，龙胆泻肝胆火，鸡内金消积理气利湿，金钱草清热利尿。诸药合用，在五脏同补的基础上，强化肺气清肃下行，促使内在之精从阴回归于阳。

每日两次，服用七日。

方五药物组成：贝母　牡丹皮　枳实　白芍　大黄　茵陈　龙胆　鸡内金　金钱草

方解：贝母入肺，牡丹皮入血分，枳实破邪瘀之气，白芍入足厥阴肝经，大黄降邪余之浊，茵陈除湿，龙胆泻肝胆火，鸡内金消积理气利湿，金钱草清热利尿。诸药合用，强化肺气清肃下行的同时，促使内在之精从阴回归于阳。

每日两次，服用七日。

方六药物组成：茯苓　党参　黄芪　砂仁　白豆蔻　枳实　人参　玉竹　石斛　熟地黄　枸杞子　茵陈　龙胆　鸡内金　金钱草

方解：茯苓宁心，党参、黄芪益营卫之气，砂仁、白豆蔻入脾胃和中，枳实破邪瘀之气，人参补元阴，玉竹、石斛、熟地黄、枸杞子滋阴，茵陈除湿，龙胆泻肝胆火，鸡内金消积理气利湿，金钱草清热利尿。诸药合用，在五脏同补的基础上，强化心脾合降，促使内在之精从阴回归于阳。

每日两次，服用七日。

方七药物组成： 茯苓　党参　黄芪　贝母　怀山药　当归　人参　枳实　玉竹　石斛　熟地黄　枸杞子　茵陈　龙胆　鸡内金　金钱草

方解：茯苓宁心，党参、黄芪益营卫之气，贝母入肺，怀山药补脾肾之阳，当归补血，人参补元阴，枳实破邪瘀之气，玉竹、石斛、熟地黄、枸杞子滋阴，茵陈除湿，龙胆泻肝胆火，鸡内金消积理气利湿，金钱草清热利尿。诸药合用，在五脏同补的基础上，强化心脾合降，促使内在之精从阴回归于阳。

每日两次，服用七日。

方八药物组成： 酸枣仁　柏子仁　党参　黄芪　砂仁　白豆蔻　黄连　枳实　玉竹　石斛　熟地黄　枸杞子　天冬　茵陈　龙胆　鸡内金　金钱草

人参晚另服。

方解：酸枣仁、柏子仁养心安神，党参、黄芪益营卫之气，砂仁、白豆蔻入脾胃和中，黄连清热，枳实破邪瘀之气，玉竹、石斛、熟地黄、枸杞子滋阴，茵陈除湿，龙胆泻肝胆火，鸡内金消积理气利湿，金钱草清热利尿。诸药合用，在五脏同补的基础上，强化心脾合降，促使内在之精从阴回归于阳。

另用大剂量的人参与上方分开服，早上服主方，晚上服人参，每日各服一次，连服七日。

九、白血病

白血病是一类造血干细胞恶性克隆性疾病。克隆性白血病细胞因为增殖失控、分化障碍、凋亡受阻等机制在骨髓和其他造血组织中大量增殖累积，并浸润其他非造血组织和器官，同时抑制正常造血功能。临床可见不同程度的贫血、出血、感染发热以及肝、脾、淋巴结肿大和骨骼疼痛。其病机是由于人体受到内外因素的影响，阴阳发展出现严重不平衡。治疗法则是调剂人体阴阳，恢复人体机能而达到治愈的目的。

急性轻型

方一药物组成：贝母　当归　白芍　大黄　陈皮　玉竹　麦冬　熟地黄　枸杞子　龙眼肉　白花蛇舌草　半枝莲

方解：贝母入肺，当归补血，白芍入足厥阴肝经，大黄降邪余之浊，陈皮行气，玉竹、麦冬、熟地黄、枸杞子滋阴，龙眼肉补气血，白花蛇舌草、半枝莲抗癌。诸药合用，在滋补脏腑的基础上，强化肺气清肃下行，促使内在之阴从下回归于上。

每日两次，服用七日。

方二药物组成：贝母　党参　黄芪　龙胆　陈皮　玉竹　麦冬　熟地黄　枸杞子　龙眼肉　白花蛇舌草　半枝莲

方解：贝母入肺，党参、黄芪益营卫之气，龙胆泻肝胆火，陈皮行气，玉竹、麦冬、熟地黄、枸杞子滋阴，龙眼肉补气血，白花蛇舌草、半枝莲抗癌。诸药合用，在滋补脏腑的基础上，强化肺气清肃下行，促使内在之精直达于上。

每日两次，服用七日。

方三药物组成：贝母　党参　黄芪　怀山药　当归　白芍　大黄　龙胆　陈皮　玉竹　麦冬　熟地黄　枸杞子　龙眼肉　白花蛇舌草　半枝莲

方解：贝母入肺，党参、黄芪益营卫之气，怀山药补脾肾之阳，当归补血，白芍入足厥阴肝经，大黄降邪余之浊，龙胆泻肝胆火，陈皮行气，玉竹、麦冬、熟地黄、枸杞子补五脏之阴，龙眼肉补气血，白花蛇舌草、半枝莲抗癌。诸药合用，在滋补脏腑的基础上强化肺气清肃下行，同时促使内在之精直达于上。

每日两次，服用七日。

方四药物组成：贝母 党参 黄芪 怀山药 苍术 白术 山萸肉 牡丹皮 白芍 大黄 龙胆 陈皮 玉竹 麦冬 熟地黄 枸杞子 龙眼肉 白花蛇舌草 半枝莲

方解：贝母入肺，党参、黄芪益营卫之气，怀山药补脾肾之阳，苍术、白术入脾胃和中，山萸肉补肾，牡丹皮入血分，白芍入足厥阴肝经，大黄降邪余之浊，龙胆泻肝胆火，陈皮行气，玉竹、麦冬、熟地黄、枸杞子滋阴，龙眼肉补气血，白花蛇舌草、半枝莲抗癌。诸药合用，在滋补脏腑的基础上强化肺气清肃下行，同时促使内在之精直达于上。

每日两次，服用七日。

方五药物组成：茯苓 党参 黄芪 砂仁 白豆蔻 人参 玉竹 石斛 熟地黄 枸杞子 陈皮 龙眼肉 白花蛇舌草 半枝莲

方解：茯苓宁心，党参、黄芪益营卫之气，砂仁、白豆蔻入脾胃和中，人参补元阴，玉竹、石斛、熟地黄、枸杞子滋阴，陈皮行气，龙眼肉补气血，白花蛇舌草、半枝莲抗癌。诸药合用，在五脏同补的基础上，强化心肺合降，促使内在之精直达于上。

每日两次，服用七日。

方六药物组成：茯苓 党参 黄芪 贝母 怀山药 当归 陈皮 人参 玉竹 石斛 熟地黄 枸杞子 龙眼肉 白花蛇舌草 半枝莲

方解：茯苓宁心，党参、黄芪益营卫之气，贝母入肺，怀山药补肾，当归补血，陈皮行气，人参补元阴，玉竹、石斛、熟地黄、枸杞子滋阴，龙眼肉补气血、白花蛇舌草、半枝莲抗癌。诸药合用，在五脏同补的基础上，强化心肺合降，促使内在之精直达于上。

每日两次，服用七日。

方七药物组成：酸枣仁　柏子仁　远志　党参　黄芪　砂仁　白豆蔻　黄连　玉竹　石斛　熟地黄　枸杞子　麦冬　天冬　陈皮　龙眼肉　白花蛇舌草　半枝莲

人参晚另服。

方解：酸枣仁、柏子仁、远志安神，党参、黄芪益营卫之气，砂仁、白豆蔻入脾胃和中，黄连清热进阴，玉竹、石斛、麦冬、天冬、熟地黄、枸杞子补五脏之阴，陈皮行气，龙眼肉补气血，白花蛇舌草、半枝莲抗癌。诸药合用，在五脏同补的基础上，强化心肺合降，促使内在之精直达于上。

另用大剂量的人参与上方分开服，早上服主方，晚上服人参，每日各服一次，连服七日。

急性重型或治疗缓解后

方一药物组成：贝母　当归　白芍　大黄　枳壳　玉竹　麦冬　熟地黄　枸杞子　龙眼肉　白花蛇舌草　半枝莲

方解：贝母入肺，当归补血，白芍入足厥阴肝经，大黄降邪余之浊，枳壳破积，玉竹、麦冬、熟地黄、枸杞子滋阴，龙眼肉补气血，白花蛇舌草、半枝莲抗癌。诸药合用，在滋补脏腑的基础上，强化肺气清肃下行，促使内在之阴从下回归于上。

每日两次，服用七日。

方二药物组成：贝母　党参　黄芪　龙胆　枳壳　玉竹　麦冬　熟地黄　枸杞子　龙眼肉　白花蛇舌草　半枝莲

方解：贝母入肺，党参、黄芪益营卫之气，龙胆泻肝胆火，枳壳破积，玉竹、麦冬、熟地黄、枸杞子滋阴，龙眼肉补气血，白花蛇舌草、半枝莲抗癌。诸药合用，在滋补脏腑的基础上，强化肺气清肃下行，促使内在之精直达于上。

每日两次，服用七日。

方三药物组成： 贝母　党参　黄芪　怀山药　当归　白芍　大黄　龙胆　枳壳　玉竹　麦冬　熟地黄　枸杞子　龙眼肉　白花蛇舌草　半枝莲

方解：贝母入肺，党参、黄芪益营卫之气，怀山药补脾肾之阳，当归补血，白芍入足厥阴肝经，大黄降邪余之浊，龙胆泻肝胆火，枳壳破积，玉竹、麦冬、熟地黄、枸杞子滋阴，龙眼肉补气血，白花蛇舌草、半枝莲抗癌。诸药合用，在滋补脏腑的基础上，强化肺气清肃下行，促使内在之精直达于上。

每日两次，服用七日。

方四药物组成： 贝母　党参　黄芪　怀山药　苍术　白术　山萸肉　牡丹皮　白芍　大黄　龙胆　枳壳　玉竹　麦冬　熟地黄　枸杞子　龙眼肉　白花蛇舌草　半枝莲

方解：贝母入肺，党参、黄芪益营卫之气，怀山药补脾肾之阳，苍术、白术入脾胃和中，山萸肉补肾，牡丹皮入血分，白芍入足厥阴肝经，大黄降邪余之浊，龙胆泻肝胆火，枳壳破积，玉竹、麦冬、熟地黄、枸杞子滋阴，龙眼肉补气血，白花蛇舌草、半枝莲抗癌。诸药合用，在滋补脏腑的基础上，强化肺气清肃下行，促使内在之精直达于上。

每日两次，服用七日。

方五药物组成： 茯苓　党参　黄芪　砂仁　白豆蔻　人参　玉竹　石斛　熟地黄　枸杞子　枳壳　龙眼肉　白花蛇舌草　半枝莲

方解：茯苓宁心，党参、黄芪益营卫之气，砂仁、白豆蔻入脾胃和中，人参补元阴，玉竹、石斛、熟地黄、枸杞子滋阴，枳壳破积，龙眼肉补气血，白花蛇舌草、半枝莲抗癌。诸药合用，在五脏同补的基础上，强化心肺合降，促使内在之精直达于上。

每日两次，服用七日。

方六药物组成：茯苓　党参　黄芪　贝母　怀山药　当归　枳壳　人参　玉竹　石斛　熟地黄　枸杞子　龙眼肉　白花蛇舌草　半枝莲

方解：茯苓宁心，党参、黄芪益营卫之气，贝母入肺，怀山药补肾，当归补血，枳壳破积，人参补元阴，玉竹、石斛、熟地黄、枸杞子滋阴，龙眼肉补气血，白花蛇舌草、半枝莲抗癌。诸药合用，在五脏同补的基础上，强化心肺合降，促使内在之精直达于上。

每日两次，服用七日。

方七药物组成：酸枣仁　柏子仁　远志　党参　黄芪　砂仁　白豆蔻　黄连　玉竹　石斛　熟地黄　枸杞子　麦冬　天冬　枳壳　龙眼肉　白花蛇舌草　半枝莲

人参晚另服。

方解：酸枣仁、柏子仁、远志安神，党参、黄芪益营卫之气，砂仁、白豆蔻入脾胃和中，黄连清热进阴，玉竹、石斛、麦冬、天冬、熟地黄、枸杞子补五脏之阴，龙眼肉补气血，白花蛇舌草、半枝莲抗癌。诸药合用，在五脏同补的基础上，强化心肺合降，促使内在之精直达于上。

另用大剂量的人参与上方分开服，早上服主方，晚上服人参，每日各服一次，连服七日。

病案1

龚某，女，31岁，四川省仪陇县凉凤乡人。初诊时间：2004年4月13日。

2003年在南京出现高烧、尿血、便血、牙龈出血，紫斑。南京医科大学附属第一医院诊断为急性白血病，住院十余天无效出院，曾下结论最多生存1年，还需按时输血。经人介绍来我处治疗。

刻下：患者不能行走，由家属背来看病，面色苍白，下肢浮肿，大便呈黑色，下肢紫斑，脉细数，脉搏96次/分，体温37.8℃。

处方：贝母10g，枳壳15g，黄芩15g，当归20g，白芍20g，熟地黄30g，麦冬20g，丹参15g，大黄10g。30剂。

二诊：5月15日。患者已能行走，便血已止。

处方：贝母10g，枳壳15g，黄芩15g，党参30g，黄芪20g，龙眼肉20g，阿胶20g，当归20g，熟地黄30g，生地黄20g，麦冬20g，枸杞子30g，5剂。

三诊：5月20日。患者面色已有光泽，下肢紫斑开始退化，浮肿减轻，脉平，用下方再治。

处方：贝母10g，枳壳15g，黄芩15g，丹参15g，党参30g，黄芪20g，怀山药30g，白芍20g，枸杞子20g，龙眼肉20g，阿胶30g，大黄10g，当归20g，熟地黄30g，生地黄20g，麦冬30g，15剂。

四诊：6月6日。患者已能持续家务劳动，用下方再治。

处方：贝母10g，枳壳15g，牡丹皮10g，黄芩15g，党参30g，黄芪20g，怀山药30g，白芍20g，枸杞子20g，麦冬30g，大黄10g，熟地黄20g，生地黄20g，苍术15g，白术15g，山萸肉20g，7剂。

五诊：6月13日。用下方再治。

处方：茯苓15g，党参30g，黄芪20g，枳壳15g，黄芩15g，砂仁15g，白豆蔻15g，麦冬20g，熟地黄20g，生地黄20g，人参30g，枸杞子20g，龙眼肉20g，阿胶30g，7剂。

六诊：6月20日。患者服后，疗效进一步巩固，已能从事一般的家务劳动，用下方再治。

处方：茯苓15g，党参30g，黄芪20g，枳壳15g，黄芩15g，砂仁15g，白豆蔻15g，麦冬20g，熟地黄20g，生地黄20g，人参30g，枸杞子20g，龙眼肉20g，阿胶30g，怀山药30g，当归20g，7剂。

七诊：6月28日。患者服后，疗效进一步巩固，用下方再治。

处方：酸枣仁15g，柏子仁10g，枳壳15g，黄连10g，党参30g，黄芪20g，砂仁15g，白豆蔻15g，天冬20g，麦冬20g，玉竹15g，石斛15g，熟地黄20g，生地黄20g，枸杞子30g。另用大剂量人参50g（即早上服方药，晚上服人参）。

患者服后，7月5日血检提示已获痊愈，至今健在。

按：在治疗疑难杂症时，不能单从患者的当时的症状、症候变化进行推测判断，更应分析病机病理及其脏腑不同变化倾向掌握内在精气运行发展规律，适时适当选方用药，在治疗全过程中尽量达到合理化。

此例患者长时间尿血、便血、牙龈出血，血海内枯，高热持久不退，元阴元阳失守，精气生化失附，尽管用输血能缓一时之急，但不从血液生化之源脏腑治之，会导致下肢浮肿，产生紫斑一系列血热、瘀血等症候。

首诊贝母、枳壳、黄芩、白芍、当归、熟地黄、丹参、大黄。方意是贝母入肺（肺在上为阳，阳中之阴），增强肺气清肃下降之功，枳壳行邪余之气，当归、白芍养血，熟地黄清血热进阴，丹参活血行瘀，大黄迫浊阴下行。诸药合用，强化肺气清肃下行的同时把内生之阴从下由肝肾回升于上，因此患者服后，长达一月之久的尿血、便血、牙龈出血有一剂而止的良好效果。

方二在上方的基础上减去白芍收敛，大黄降邪余之浊，加党参、黄芪益气，当归、阿胶补血，以求内在升发之阴，阴从阳化。三诊立方是根据内在变化中，阴之阳化后下元空虚，加怀山药、当归、白芍，气血阴阳同补，以强化内在阴阳发展平衡。四诊立方以强化脏腑间相互发展平衡。五诊立方原则，是根据内在通过一系列调阴或阴阳两调后所出现的阴生有余，阳化不足，选用四君子汤，在治疗心脾的基础上重补元阴而取得很好的效果。六诊选用十全大补汤，重在补下，本例患者血海内枯，减去肉桂，用怀山药加人参生津液，阿胶补血，因此又取得了很好的效果。七诊用方完全是根据内在变化中，内在精气运行发展变化制定的阴从阳化的最终治疗方剂，此例患者通过前面一系列调阴或阴阳两补后，虽然取得了一定的效果但不巩固，内生之精气积聚于下焦或中焦，必须通过以心脾合降后，重新由下至上回归后才能完成脏腑间的发展平衡，达到治愈的目的。

病案2

符某，女，巴中市共青乡十一村人。

2013年经四川省成都市第六人民医院诊断为白血病，并在该院花费20余万治疗无效，后经人介绍到我处治疗。

一诊处方：贝母10g，枳壳15g，黄芩15g，当归20g，白芍20g，熟地黄30g，麦冬20g，知母15g，枸杞子25g，大黄10g。

方解：贝母入肺，黄芩清热，当归入血分，白芍入肝经，麦冬、熟地黄、知母养阴清热，枸杞子补肾阴不足，枳壳破积，大黄迫使浊邪下行，促进脏腑升降发展平衡。

二诊处方：贝母10g，黄芩15g，枳壳15g，党参30g，黄芪20g，玄参20g，麦冬20g，熟地黄30g，枸杞子30g。

方解：贝母入肺，配伍党参、黄芪以强化营卫之气，枳壳破邪余之气，麦冬、熟地黄、玄参、枸杞子补阴分不足。

三诊处方：贝母10g，枳壳15g，黄芩15g，党参30g，黄芪20g，怀山药30g，当归20g，白芍20g，熟地黄30g，麦冬20g，枸杞子30g，大黄10g。

方解：贝母配伍枳壳，以强化肺气清肃下行，党参、黄芪、怀山药、当归、白芍、熟地黄、麦冬、枸杞子合用，补内在精气生化之源，以调剂脏腑阴阳发展平衡。

四诊处方：贝母15g，枳壳15g，黄芩15g，党参30g，黄芪20g，牡丹皮10g，怀山药30g，苍术15g，白术15g，玄参20g，熟地黄30g，山萸肉20g，麦冬20g，枸杞子20g，大黄8g。

方解：党参、黄芪增强营卫之气，枳壳破邪余之积，苍术、白术健脾燥湿，怀山药补脾肾之阳，麦冬、玄参养阴润燥，熟地黄、枸杞子、山萸肉补肾，牡丹皮入血分，大黄迫浊阴下行。诸药合用，可将内在发展中的内生之阴再次回归上济。

五诊处方：茯苓15g，党参30g，黄芪20g，黄芩15g，枳壳15g，砂仁15g，白豆蔻20g，麦冬20g，熟地黄30g，枸杞子30g，人参30g。

方解：茯苓宁心，党参、黄芪补营卫之气，砂仁、白豆蔻健脾和中，配伍枳壳破积强化心脾合降，麦冬、熟地黄、枸杞子补阴分不足，人参补元阴。诸药合用，由内在回升之阴，通过此疗程从上调剂后回归于心脾，达到阴从阳化。

六诊处方：茯苓15g，党参30g，黄芪20g，黄芩15g，枳壳15g，砂仁15g，白豆蔻15g，怀山药30g，当归20g，麦冬20g，熟地黄20g，枸杞子30g，人参30g。

方解：茯苓、党参、黄芪配伍砂仁、白豆蔻，可强化心脾合降，枳壳破积行瘀，怀山药补脾肾之阳，当归补血，麦冬、熟地黄、枸杞子补阴之不足，人参大补元阴。诸药合用，有强化内在之精气，从下回升后回归于心脾。

七诊处方：酸枣仁10g，柏子仁10g，远志15g，枳壳15g，黄连10g，党参30g，黄芪20g，砂仁15g，白豆蔻15g，天冬20g，麦冬20g，玉竹15g，石斛15g，枸杞子20g，熟地黄30g。另用大剂量人参50g晚上服用（即早上服处方药，晚上服人参）。

方解：酸枣仁、柏子仁、远志养心安神，配伍党参、黄芪、砂仁、白豆蔻强化心脾合降，枳壳破邪余之气，黄连清热进阴，天冬、麦冬、玉竹、石斛、熟地黄、枸杞子合用，补五脏之阴。诸药合用，在强化心脾的基础上，把内在之阴从下回升，处于不断上行之阴气，回归心脾迫降后，变为无形之气，促进阴阳在回升变化中完成统一协调。至于晚上配伍人参另服，主要是配合在强化调阳中不至于阳亢，和促进内在阴阳变化中达到合二为一的目的。

患者通过3个月的治疗，经医院检查获得近期痊愈。2015年在北京上班，后因身体不适，经医院检查确诊为白血病复发，随即返家再次在我处进行治疗。

八诊处方：贝母15g，枳实10g，黄芩15g，当归20g，白芍20g，熟地黄30g，麦冬20g，知母15g，枸杞子20g，大黄10g。

方解：贝母入肺，黄芩清热，当归入血分，白芍入肝经，麦冬、熟地黄、知母养阴清热，枸杞子补肾阴不足，枳实破邪瘀之气，大黄迫使浊邪下行，促进脏腑升降发展平衡。

九诊处方：贝母15g，黄芩15g，枳实15g，党参30g，黄芪20g，玄参20g，麦冬20g，熟地黄30g，枸杞子30g。

方解：贝母入肺，配伍党参、黄芪以强化营卫之气，枳实破邪余之气，麦冬、熟地黄、玄参、枸杞子补阴分不足。

十诊处方：贝母10g，枳实10g，黄芩15g，党参30g，黄芪20g，怀山药30g，当归20g，白芍20g，熟地黄30g，麦冬20g，枸杞子20g，大黄10g

方解：贝母配伍枳实，以强化肺气清肃下行，党参、黄芪、怀山药、当归白芍、熟地黄、麦冬、枸杞子合用补内在精气生化之源，以调剂脏腑阴阳发展平衡。

十一诊处方：贝母10g，枳实15g，黄芩15g，党参30g，黄芪20g，牡丹皮10g，瓜蒌皮15g，天花粉15g，怀山药30g，苍术20g，白术15g，玄参20g，熟地黄30g，山萸肉20g，麦冬20g，枸杞子25g，大黄10g。

方解：贝母配伍枳实，火强化肺气清肃下行，瓜蒌皮、天花粉配伍党参、黄芪增强营卫之气，枳实破邪瘀之气，苍术、白术健脾燥湿，怀山药补脾肾之阳，麦冬、玄参养阴润燥，熟地黄、枸杞子、山萸肉补肾，牡丹皮入血分，大黄迫浊阴下行。诸药合用，可将内在发展中的内生之阴再次回归上济。

十二诊处方：茯苓20g，党参30g，黄芪20g，黄芩15g，枳实10g，砂仁15g，白豆蔻15g，麦冬20g，熟地黄30g，枸杞子30g，人参30g。

方解：茯苓宁心，党参、黄芪补营卫之气，砂仁、白豆蔻健脾和中，配伍枳实破邪瘀之气强化心脾合降，麦冬、熟地黄、枸杞子补阴分不足，人参补元阴。诸药合用，由内在回升之阴，通过此疗程从上调剂后回归于心脾，达到阴从阳化。

十三诊处方：茯苓20g，党参30g，黄芪20g，黄芩15g，枳实15g，砂仁15g，白豆蔻15g，怀山药30g，当归20g，麦冬20g，熟地黄30g，枸杞子20g，人参30g。

方解：茯苓、党参、黄芪配伍砂仁、白豆蔻，可强化心脾合降，枳实破邪瘀之气行瘀，怀山药补脾肾之阳，当归补血，麦冬、熟地黄、枸杞子补阴之不足，人参大补元阴。诸药合用，强化内在之精气，从下回升后回归于心脾。

十四诊处方：酸枣仁10g，柏子仁10g，远志15g，枳实10g，黄连8g，党参30g，黄芪20g，砂仁15g，白豆蔻15g，天冬20g，麦冬20g，玉竹15g，石斛20g，枸杞子20g，熟地黄30g。另用大剂量人参50g晚上服用（即早上服处方药，晚上服人参）。

方解：酸枣仁、柏子仁、远志养心安神，配伍党参、黄芪、砂仁、白豆蔻强化心脾合降，枳实破邪余之气，黄连清热进阴，天冬、麦冬、玉竹、石斛、熟地黄、枸杞子合用，补五脏之阴。诸药合用，在强化心脾的基础上，把内在之阴从下回升，处于不断上行之阴气，回归心脾迫降后，变为无形之气，促进阴阳在回升变化中完成统一协调。至于晚上配伍人参另服，主要是配合在强化调阳中不至于阳亢，和促进内在阴阳变化中达到合二为一的目的。

经过对该患者的治疗，我发现治疗白血病患者无论缓解或未缓解，行气药都应用枳实，才能使白血病患者的内在阴阳获得长期统一协调。

病案3

胡某，女，30岁，广东省东莞市虎门北栅东方村人。初诊时间：2002年1月23日。

1999年，因头晕乏力、面色苍白、牙龈出血，广东省东莞市太平医院诊断为急性非淋巴细胞白血病，先后经中国人民解放军第一军医大学附属珠江医院、华西医科大学、上海医科大学和北京肿瘤医院治疗，均未治愈。

后经人介绍到我处用中医治疗。患者面色苍白，四肢无力，牙龈出血，体温37.5℃，脉搏92次/分。中医诊断为阴虚阳亢，血热所致。

处方：贝母15g，枳实15g，黄芩15g，当归20g，白芍20g，熟地黄30g，麦冬20g，知母15g，枸杞子30g，大黄10g。

方解：贝母入肺，黄芩清热，当归入血分，白芍入肝经，麦冬、熟地黄、知母养阴清热，枸杞子补肾阴不足，枳实破邪瘀之气，大黄迫使浊邪下行，促进脏腑升降发展平衡。

二诊：1月29日。面色好转，牙龈出血已止，脉平，体温由原来的37.5℃转为37℃。

处方：贝母15g，黄芩15g，枳实15g，党参30g，黄芪20g，玄参20g，麦冬20g，熟地黄30g，枸杞子30g。

方解：贝母入肺，配伍党参、黄芪以强化营卫之气，枳实破邪余之气，麦冬、熟地黄、玄参、枸杞子补阴分不足。

三诊：患者经过一个疗程后，内在之阴已经从肝肾回升。经过此方增强肺气肃降后变之为精，患者服后，疗效巩固，面色转红，两尺脉偏弱。

处方：贝母15g，枳实10g，黄芩15g，党参30g，黄芪20g，怀山药30g，当归20g，白芍20g，熟地黄30g，麦冬20g，枸杞子20g，大黄10g

方解：贝母配伍枳实，以强化肺气清肃下行，党参、黄芪、怀山药、当归、白芍、熟地黄、麦冬、枸杞子合用补内在精气生化之源，以调剂脏腑阴阳发展平衡。

四诊：3月5日。患者服后，疗效巩固。

处方：贝母10g，枳实10g，黄芩15g，党参30g，黄芪20g，牡丹皮10g，瓜蒌皮15g，天花粉15g，怀山药30g，苍术15g，白术15g，玄参20g，熟地黄30g，山萸肉20g，麦冬20g，枸杞子25g，大黄10g。

方解：瓜蒌皮、天花粉配伍党参、黄芪增强营卫之气，枳实破邪瘀之气，苍术、白术健脾燥湿，怀山药补脾肾之阳，麦冬、玄参养阴润燥，熟地黄、枸杞子、山萸肉补肾，牡丹皮入血分，大黄迫浊阴下行。诸药合用，可使内在发展中的内生之阴再次回归上济。

五诊：3月15日。患者服后，疗效进一步巩固。脉平，体温37.2℃，脉搏76次/分，有阵发性头晕，体温虽有增高，但不属于血热，经过一系列调阴后，内在之阴生化已经达到极限，下疗程应从阳中求阴，方能取得疗效。

处方：茯苓20g，党参30g，黄芪20g，黄芩15g，枳实15g，砂仁15g，白豆蔻15g，麦冬20g，熟地黄30g，枸杞子30g，人参30g。

方解：茯苓宁心，党参、黄芪补营卫之气，砂仁、白豆蔻健脾和中，配伍枳实破邪瘀之气强化心脾合降，麦冬、熟地黄、枸杞子补阴分不足，人参补元阴。诸药合用，使内在回升之阴，向上调剂后回归于心脾，达到阴从阳化。

六诊：3月26日。患者服后，疗效进一步巩固。

一切症状消失，面色红润，无不适感，脉平，体温36.6℃，脉搏78次/

分钟。

处方：茯苓15g，党参30g，黄芪20g，黄芩15g，枳实15g，砂仁15g，白豆蔻15g，怀山药30g，当归20g，麦冬20g，熟地黄30g，枸杞子20g，人参25g。

方解：茯苓、党参、黄芪配伍砂仁、白豆蔻，可强化心脾合降，枳实破邪瘀之气行瘀，怀山药补脾肾之阳，当归补血，麦冬、熟地黄、枸杞子补阴之不足，人参大补元阴。诸药合用，使强化内在之精气，从下回升后回归于心脾。

七诊：3月29日。患者服后疗效进一步巩固。身体素质较治疗前有明显好转，脉平，体温36.8℃。

处方：酸枣仁15g，柏子仁10g，远志15g，枳实15g，黄连7g，党参30g，黄芪20g，砂仁15g，白豆蔻15g，天冬20g，麦冬20g，玉竹15g，石斛15g，枸杞子20g，熟地黄30g。另用大剂量人参50g晚上服用（即早上服处方药，晚上服人参）。

方解：酸枣仁、柏子仁、远志养心安神，配伍党参、黄芪、砂仁、白豆蔻强化心脾合降，枳实破邪余之气，黄连清热进阴，天冬、麦冬、玉竹、石斛、熟地黄、枸杞子合用，补五脏之阴。诸药合用，在强化心脾的基础上，把内在之阴从下回升，处于不断上行之阴气，回归心脾后迫降，变为无形之气，促进阴阳在回升变化中完成统一协调。至于晚上配伍人参另服，主要是配合在强化调阳中不至于阳亢，和促进内在阴阳变化中达到合二为一的目的。

八诊：4月5日。患者脉象基本正常，全无不适感，暂停用药。

患者3年来未见复发，已获得近期痊愈。用方用药的目的是调剂内在功能获得发展平衡，一旦脏腑阴阳发展平衡后，所谓疑难杂症、不治之症也能获得起死回生的效果。

病案4

赵某，女，家住阆中市双龙乡九村六社。初诊时间：2004年4月22日。

2003年11月，患者全身无力，面色苍白，经南充市川北医学院诊断为白血病，住院6个月，基本获得缓解，治疗前4月17日经阆中市人民医院化血报告：血红素4.65g，白细胞2.5g，血小板150个单位，先后耗费10万余元未治愈。后经人介绍在我处治疗后，获得痊愈，花费不足300元。

患者自述在南充市川北医院治疗半年，有效果，化疗了6次，但血色素始终不上升，一直在4.6g~5.0g之间，白细胞在1.45g~2.0g之间，经常头昏，四肢无力，面色苍白。脉细数，脉搏96次/分，口干少饮，体温37.0℃。

处方：贝母15g，枳实15g，黄芩15g，当归20g，白芍20g，熟地黄20g，生地黄20g，麦冬20g，知母15g，枸杞子30g，龙眼肉20g，大黄9g。

此方前几例白血病病例均有解释，不再详解。

二诊：4月28日。患者服后，有一定的效果。

处方：贝母15g，枳实15g，黄芩15g，党参30g，黄芪20g，熟地黄20g，生地黄20g，阿胶25g，枸杞子30g，麦冬20g，龙眼肉20g。

此方前几例白血病病例均有解释，不再详解。

三诊：5月5日。患者服后，取得一定效果，行动不乏力，面色苍白但具有一定的光泽度。脉搏由最初的96次/分变为84分/次。

处方：贝母15g，枳实10g，黄芩15g，党参30g，黄芪20g，怀山药30g，当归20g，白芍20g，大黄10g，麦冬20g，熟地黄30g，龙眼肉20g，大黄10g。

此方前几例白血病病例均有解释，不再详解。

四诊：患者服后又获得好转，面色苍白，但白中透红，行动自如。

处方：贝母15g，党参30g，黄芪20g，怀山药30g，苍术、白术各15g，山萸肉20g，牡丹皮10g，白芍20g，大黄10g，玄参20g，麦冬20g，枸杞子20g，龙眼肉20g，熟地黄30g，枳实15g。

此方前几例白血病病例均有解释，不再详解。

五诊：5月18日。患者服后疗效进一步好转。

处方：茯苓15g，党参30g，黄芪20g，砂仁15g，白豆蔻20g，枳实15g，人参30g，阿胶25g，龙眼肉20g，熟地黄30g，黄芩15g。

此方前几例白血病病例均有解释，不再详解。

六诊：5月25日。患者服后疗效进一步巩固，面色由白转红，脉平，神色、神态与以往有进一步好转。

处方：茯苓20g，党参30g，黄芪20g，枳实10g，黄芩15g，怀山药30g，当归20g，白豆蔻15g，熟地黄20g，生地黄20g，麦冬20g，枸杞子20g，人参25g，阿胶25g，龙眼肉20g。

此方前几例白血病病例均有解释，不再详解。

七诊：6月2日。患者服后疗效进一步巩固。

处方：酸枣仁10g，柏子仁10g，远志15g，党参30g，黄芪15g，砂仁15g，白豆蔻15g，枳实10g，黄连8g，玄参20g，麦冬20g，熟地黄30g，天冬20g，枸杞子20g，玉竹15g，石斛15g。

此方每日早上服用，晚上换用大剂量人参50g和阿胶30g服用。患者服药两个月之后，再去医院通过化验血得出结果：血色素由之前的4.6g升至10.03g，白细胞1.45g升至4.8g，血小板150个单位升至206个单位。化验结果表明，患者通过两个月时间的治疗，已获得基本痊愈。患者于2005年4月再次经过南充市川北医学院附属医院做骨穿进行全面检查，已完全恢复正常。

病案5

蔡某，女，6岁，家住仪陇县大丰乡五村四组。初诊时间：2004年2月。

患者经常头晕，软弱无力，不久四肢出现红色斑纹，不痒不痛。患者面色苍白，自觉头晕，下肢软弱无力，不思饮食，嗜睡，口干不多饮，舌质绛、苔少，脉搏104次/分，体温37.6℃，右寸、左三部脉偏弱。中医认为血虚血热性出血，用贝母四物汤加减为首诊用方。

处方：贝母15g，陈皮10g，黄芩15g，地骨皮10g，当归20g，白芍20g，麦冬20g，熟地黄30g，玄参20g，大黄10g，金银花15g，4剂，一日两服。

上方贝母入肺经，加陈皮行气，有强化肺气清肃下行之功，当归补血，麦冬、熟地黄养阴，白芍入肝主升，地骨皮、黄芩、金银花清热解毒进阴，大黄降邪浊。诸药合用，可在强化肺气清肃下行的同时，把内陷之阴从下由肝肾获得回升后运之上行，具有强化调阴的效果。

二诊：患者四肢红色斑纹颜色已成灰色，下肢软弱减轻。此次以强肺益气为主，把内生之阴从阳气化后回归于上。

处方：贝母10g，党参30g，黄芪20g，麦冬20g，熟地黄30g，陈皮10g，龙眼肉20g，金银花10g，地骨皮7g，黄芩15g，3剂，一日两服。

三诊：以治肺益气回补下元为主。

处方：贝母15g，木香15g，党参30g，黄芪20g，怀山药30g，当归20g，白芍20g，麦冬20g，熟地黄30g，金银花10g，地骨皮7g，黄芩15g，大黄10g，7剂，一日两服。

四诊：患者下肢软弱进一步好转，面色有神。四肢灰色斑纹进一步缩小。

处方：贝母10g，牡丹皮10g，木香15g，黄芩15g，党参30g，黄芪20g，怀山药30g，白术15g，麦冬20g，熟地黄30g，山萸肉20g，白芍20g，地骨皮8g，金银花10g，大黄8g，7剂，一日两服。

此方回补下元，调剂脏腑发展平衡，为后期治疗奠基。

五诊：患者上肢斑纹已消，面色红润，施用下方在强化心脾合降发展的同时，把治疗后内在回升之阴从阳引于上，促进疗效巩固。

处方：茯苓15g，党参30g，黄芪20g，木香15g，黄芩15g，砂仁15g，金银花15g，麦冬20g，熟地黄30g，人参30g。

六诊：患者服后，已恢复往日的活泼，饮食正常，脉平，用十全大补回精汤，以气、血、阴阳双补促进脏腑发展平衡。

处方：茯苓15g，党参30g，黄芪20g，木香15g，黄芩15g，砂仁15g，白豆蔻15g，怀山药30g，当归20g，麦冬20g，熟地黄30g，人参30g，金银花10g，7剂，一日两服。

七诊：患者服后饭量有所减少，其他症状较前无变，为内在阴升以极。为使治疗更加巩固，运用养阴生津汤，把内在生化之阴经过分离性发展再次从下回升，达到治疗的目的。

处方：酸枣仁15g，柏子仁10g，远志15g，黄连9g，党参30g，黄芪20g，砂仁15g，白豆蔻15g，陈皮10g，天冬20g，麦冬20g，熟地黄30g，枸杞子20g，玉竹15g，石斛15g，地骨皮7g，金银花12g。

上方以半月为一疗程，患者服后获得痊愈，至今多年未见复发。

皮肤病

一、牛皮癣

二、青春痘

三、白癜风

四、荨麻疹

五、疱疹

六、鹅掌风

七、过敏性紫癜

八、湿疹

九、皮肤癌

十、过敏性痒疹

一、牛皮癣

牛皮癣又叫银屑病，是一种慢性、顽固、易复发的常见皮肤病，其特征是出现大小不等的丘疹、红斑，表面覆盖着银白色鳞屑，边界清楚，银白色鳞屑剥脱后会有出血点。好发于头皮、四肢伸侧及背部。

其病机是由于人体受到内外因素的影响，阴阳发展出现严重不平衡。治疗法则是调剂人体阴阳，恢复人体机能而达到治愈的目的。

轻型牛皮癣

方一药物组成：贝母　枳壳　当归　白芍　大黄　黄芩　玄参　麦冬　熟地黄　枸杞子　白花蛇舌草　蒲公英

方解：贝母入肺，枳壳破积，当归补血，白芍入足厥阴肝经，大黄降邪余之浊，黄芩清热进阴，玄参、麦冬、熟地黄、枸杞子滋阴，白花蛇舌草、蒲公英清热解毒散结。诸药合用，在清热解毒散结的基础上，强化肺气清肃下行，促使内在之阴从下回归于上。

每日两次，服用七日。

方二药物组成：贝母　党参　黄芪　黄芩　枳壳　玄参　麦冬　熟地黄　枸杞子　白花蛇舌草　蒲公英

方解：贝母入肺，党参、黄芪益营卫之气，黄芩清热进阴，枳壳破积，玄参、麦冬、熟地黄、枸杞子滋阴，白花蛇舌草、蒲公英清热解毒散结。诸药合用，在清热解毒散结的基础上，强化肺气清肃下行，促使内在之精直达于上。

每日两次，服用七日。

方三药物组成：贝母　党参　黄芪　怀山药　当归　白芍　大黄　黄芩　枳壳

玄参　麦冬　熟地黄　枸杞子　白花蛇舌草　蒲公英

方解：贝母入肺，党参、黄芪益营卫之气，怀山药补肾阳，当归补血，白芍入足厥阴肝经，大黄降邪余之浊，黄芩清热进阴，枳壳破积，玄参、麦冬、熟地黄、枸杞子滋阴，白花蛇舌草、蒲公英清热解毒散结。诸药合用，在清热解毒散结的基础上，强化肺气清肃下行，促使内在之精直达于上。

每日两次，服用七日。

方四药物组成：贝母　党参　黄芪　苍术　白术　怀山药　山萸肉　牡丹皮　白芍　大黄　枳壳　玄参　麦冬　熟地黄　枸杞子　白花蛇舌草　蒲公英

方解：贝母入肺，党参、黄芪益营卫之气，苍术、白术入脾胃和中，怀山药补肾阳，山萸肉补肝肾，牡丹皮入血分，白芍入足厥阴肝经，大黄降邪余之浊，枳壳破积，玄参、麦冬、熟地黄、枸杞子滋阴，白花蛇舌草、蒲公英清热解毒散结。诸药合用，在清热解毒散结、补中益气的基础上，强化肺气清肃下行，促使内在之精直达于上。

每日两次，服用七日。

方五药物组成：茯苓　党参　黄芪　砂仁　白豆蔻　人参　枳壳　玄参　麦冬　熟地黄　枸杞子　白花蛇舌草　蒲公英

方解：茯苓宁心，党参、黄芪益营卫之气，砂仁、白豆蔻入脾胃和中，人参补元阴，枳壳破积，玄参、麦冬、熟地黄、枸杞子滋阴，白花蛇舌草、蒲公英清热解毒散结。诸药合用，在清热解毒散结、补中益气的基础上，强化脾肺合降，促使内在之精直达于上。

每日两次，服用七日。

方六药物组成：茯苓　贝母　党参　黄芪　怀山药　当归　人参　枳壳　玄参　麦冬　熟地黄　枸杞子　白花蛇舌草　蒲公英

方解：茯苓宁心，贝母入肺，党参、黄芪益营卫之气，怀山药补肾阳，当归补血，人参补元阴，枳壳破积，玄参、麦冬、熟地黄、枸杞子滋阴，白花蛇舌草、蒲公英清热解毒散结。诸药合用，在清热解毒散结的基础上，强化心肺合降，促使内在之精直达于上。

每日两次，服用七日。

方七药物组成：酸枣仁　柏子仁　远志　党参　黄芪　砂仁　白豆蔻　黄连　玄参　麦冬　知母　玉竹　石斛　熟地黄　枸杞子　天冬　白花蛇舌草　蒲公英

人参晚上另服。

方解：酸枣仁、柏子仁、远志养心安神，党参、黄芪益营卫之气，砂仁、白豆蔻入脾胃和中，黄连清热，玄参、玉竹、石斛、麦冬、天冬、熟地黄、枸杞子补五脏之阴，知母滋阴润燥，白花蛇舌草、蒲公英清热解毒散结。诸药合用，在五脏同补和中的基础上，强化心脾合降，促使内在之精直达于上。

另用大剂量的人参与上方分开服，早上服主方，晚上服人参，每日各服一次，连服七日。

重型牛皮癣

方一药物组成：贝母　枳实　当归　白芍　大黄　黄芩　玄参　麦冬　熟地黄　枸杞子　白花蛇舌草　蒲公英

方解：贝母入肺，枳实破积，当归补血，白芍入足厥阴肝经，大黄降邪余之浊，黄芩清热进阴，玄参、麦冬、熟地黄、枸杞子滋阴，白花蛇舌草、蒲公英清热解毒散结。诸药合用，在清热解毒散结的基础上，强化肺气清肃下行，促使内在之阴从下回归于上。

每日两次，服用七日。

方二药物组成：贝母　党参　黄芪　黄芩　枳实　玄参　麦冬　熟地黄　枸杞子　白花蛇舌草　蒲公英

方解：贝母入肺，党参、黄芪益营卫之气，黄芩清热进阴，枳实破积，玄参、麦冬、熟地黄、枸杞子滋阴，白花蛇舌草、蒲公英清热解毒散结。诸药合用，在清热解毒散结的基础上，强化肺气清肃下行，促使内在之精直达于上。

每日两次，服用七日。

方三药物组成：贝母　党参　黄芪　怀山药　当归　白芍　大黄　黄芩　枳实　玄参　麦冬　熟地黄　枸杞子　白花蛇舌草　蒲公英

方解：贝母入肺，党参、黄芪益营卫之气，怀山药补肾阳，当归补血，白芍入足厥阴肝经，大黄降邪余之浊，黄芩清热进阴，枳实破积，玄参、麦冬、熟地黄、枸杞子滋阴，白花蛇舌草、蒲公英清热解毒散结。诸药合用，在清热解毒散结的基础上，强化肺气清肃下行，促使内在之精直达于上。

每日两次，服用七日。

方四药物组成：贝母　党参　黄芪　苍术　白术　怀山药　山萸肉　牡丹皮　白芍　大黄　枳实　玄参　麦冬　熟地黄　枸杞子　白花蛇舌草　蒲公英

方解：贝母入肺，党参、黄芪益营卫之气，苍术、白术入脾胃和中，怀山药补肾阳，山萸肉补肝肾，牡丹皮入血分，白芍入足厥阴肝经，大黄降邪余之浊，枳实破积，玄参、麦冬、熟地黄、枸杞子滋阴，白花蛇舌草、蒲公英清热解毒散结。诸药合用，在清热解毒散结、补中益气的基础上，强化肺气清肃下行，促使内在之精直达于上。

每日两次，服用七日。

方五药物组成：茯苓　党参　黄芪　砂仁　白豆蔻　人参　枳实　玄参　麦冬　熟地黄　枸杞子　白花蛇舌草　蒲公英

方解：茯苓宁心，党参、黄芪益营卫之气，砂仁、白豆蔻入脾胃和中，人参补元阴，枳实破积，玄参、麦冬、熟地黄、枸杞子滋阴，白花蛇舌草、蒲公英清热解毒散结。诸药合用，在清热解毒散结、补中益气的基础上，强化脾肺合降，促使内在之精直达于上。

每日两次，服用七日。

方六药物组成：茯苓　贝母　党参　黄芪　怀山药　当归　人参　枳实　玄参　麦冬　熟地黄　枸杞子　白花蛇舌草　蒲公英

方解：茯苓宁心，贝母入肺，党参、黄芪益营卫之气，怀山药补肾阳，当归补血，人参补元阴，枳实破积，玄参、麦冬、熟地黄、枸杞子滋阴，白花蛇舌草、蒲公英清热解毒散结。诸药合用，在清热解毒散结的基础上，强化心肺合降，促使内在之精直达于上。

每日两次，服用七日。

方七药物组成：酸枣仁　柏子仁　远志　党参　黄芪　砂仁　白豆蔻　黄连　枳实　玄参　麦冬　知母　玉竹　石斛　熟地黄　枸杞子　天冬　白花蛇舌草　蒲公英

人参晚上另服。

方解：酸枣仁、柏子仁、远志养心安神，党参、黄芪益营卫之气，砂仁、白豆蔻入脾胃和中，黄连清热，枳实破积，玄参、玉竹、石斛、麦冬、天冬、熟地黄、枸杞子补五脏之阴，知母滋阴润燥，白花蛇舌草、蒲公英清热解毒散结。诸药合用，在五脏同补和中的基础上，强化心脾合降，促使内在之精直达于上。

另用大剂量的人参与上方分开服，早上服主方，晚上服人参，每日各服一次，连服七日。

二、青春痘

青春痘，又叫"痤疮""面疱""粉刺""酒刺""暗疮"等，是常见的毛囊皮脂腺的慢性炎症性皮肤病。因皮脂腺管与毛孔的堵塞，皮脂外流不畅所致。其表现为丘疹、黑头、脓疱、脓肿、结节、囊肿，甚至瘢痕。

其病机是由于人体受到内外因素的影响，阴阳发展出现严重不平衡。治疗法则是调剂人体阴阳，恢复人体机能而达到治愈的目的。

轻型青春痘

方一药物组成： 贝母　陈皮　当归　白芍　大黄　黄芩　玄参　麦冬　熟地黄　枸杞子　白花蛇舌草　蒲公英（苍耳子　地肤子　蝉蜕随症加减）

方解：贝母入肺，陈皮行气，当归补血，白芍入足厥阴肝经，大黄降邪余之浊，黄芩清热进阴，玄参、麦冬、熟地黄、枸杞子滋阴，白花蛇舌草、蒲公英清热解毒散结，苍耳子通窍祛风湿，地肤子祛风止痒，蝉蜕疏散风热。诸药合用，在清热解毒止痒的基础上，强化肺气清肃下行，促使内在之阴从下回归于上。

每日两次，服用七日。

方二药物组成： 贝母　党参　黄芪　黄芩　陈皮　玄参　麦冬　熟地黄　枸杞子　白花蛇舌草　蒲公英（苍耳子　地肤子　蝉蜕随症加减）

方解：贝母入肺，党参、黄芪益营卫之气，黄芩清热进阴，陈皮行气，玄参、麦冬、熟地黄、枸杞子滋阴，白花蛇舌草、蒲公英清热解毒散结，苍耳子通窍祛风湿，地肤子祛风止痒，蝉蜕疏散风热。诸药合用，在清热解毒散结的基础上，强化肺气清肃下行，促使内在之精直达于上。

每日两次，服用七日。

方三药物组成： 贝母　党参　黄芪　怀山药　当归　白芍　大黄　黄芩　陈皮　玄参　麦冬　熟地黄　枸杞子　白花蛇舌草　蒲公英（苍耳子　地肤子　蝉蜕随症加减）

方解：贝母入肺，党参、黄芪益营卫之气，怀山药补肾阳，当归补血，白芍入足厥阴肝经，大黄降邪余之浊，黄芩清热进阴，陈皮行气，玄参、麦冬、熟地黄、枸杞子滋阴，白花蛇舌草、蒲公英清热解毒散结，苍耳子通窍祛风湿，地肤子祛风止痒，蝉蜕疏散风热。诸药合用，在清热解毒散结的基础上，强化肺气清肃下行，促使内在之精直达于上。

每日两次，服用七日。

方四药物组成：贝母　党参　黄芪　苍术　白术　怀山药　山萸肉　牡丹皮　白芍　大黄　陈皮　玄参　麦冬　熟地黄　枸杞子　白花蛇舌草　蒲公英（苍耳子　地肤子　蝉蜕随症加减）

　　方解：贝母入肺，党参、黄芪益营卫之气，苍术、白术入脾胃和中，怀山药补肾阳，山萸肉补肝肾，牡丹皮入血分，白芍入足厥阴肝经，大黄降邪余之浊，陈皮行气，玄参、麦冬、熟地黄、枸杞子滋阴，白花蛇舌草、蒲公英清热解毒散结，苍耳子通窍祛风湿，地肤子祛风止痒，蝉蜕疏散风热。诸药合用，在清热解毒散结、补中益气的基础上，强化肺气清肃下行，促使内在之精直达于上。

　　每日两次，服用七日。

方五药物组成：茯苓　党参　黄芪　砂仁　白豆蔻　人参　陈皮　玄参　麦冬　熟地黄　枸杞子　白花蛇舌草　蒲公英（苍耳子　地肤子　蝉蜕随症加减）

　　方解：茯苓宁心，党参、黄芪益营卫之气，砂仁、白豆蔻入脾胃和中，人参补元阴，陈皮行气，玄参、麦冬、熟地黄、枸杞子滋阴，白花蛇舌草、蒲公英清热解毒散结，苍耳子通窍祛风湿，地肤子祛风止痒，蝉蜕疏散风热。诸药合用，在清热解毒散结、补中益气的基础上，强化脾肺合降，促使内在之精直达于上。

　　每日两次，服用七日。

方六药物组成：茯苓　贝母　党参　黄芪　怀山药　当归　人参　陈皮　玄参　麦冬　熟地黄　枸杞子　白花蛇舌草　蒲公英

　　方解：茯苓宁心，贝母入肺，党参、黄芪益营卫之气，怀山药补肾阳，当归补血，人参补元阴，陈皮行气，玄参、麦冬、熟地黄、枸杞子滋阴，白花蛇舌草、蒲公英清热解毒散结，苍耳子通窍祛风湿，地肤子祛风止痒，蝉蜕疏散风热。诸药合用，在清热解毒散结的基础上，强化心肺合降，促使内在之精直达于上。

　　每日两次，服用七日。

方七药物组成：酸枣仁　柏子仁　远志　党参　黄芪　砂仁　白豆蔻　黄连　陈皮　玄参　麦冬　知母　玉竹　石斛　熟地黄　枸杞子　天冬　白花蛇舌草　蒲公英（苍耳子　地肤子　蝉蜕随症加减）

人参晚上另服。

方解：酸枣仁、柏子仁养心安神，党参、黄芪益营卫之气，砂仁、白豆蔻入脾胃和中，黄连清热进阴，陈皮行气，玄参、玉竹、石斛、麦冬、天冬、熟地黄、枸杞子补五脏之阴，知母滋阴润燥，白花蛇舌草、蒲公英清热解毒散结，苍耳子通窍祛风湿，地肤子祛风止痒，蝉蜕疏散风热。诸药合用，在五脏同补和中的基础上，强化心脾合降，促使内在之精直达于上。

另用大剂量的人参与上方分开服，早上服主方，晚上服人参，每日各服一次，连服七日。

重型青春痘

方一药物组成：贝母　枳壳　当归　白芍　大黄　黄芩　玄参　麦冬　熟地黄　枸杞子　白花蛇舌草　蒲公英（苍耳子　地肤子　蝉蜕随症加减）

方解：贝母入肺，枳壳破积，当归补血，白芍入足厥阴肝经，大黄降邪余之浊，黄芩清热进阴，玄参、麦冬、熟地黄、枸杞子滋阴，白花蛇舌草、蒲公英清热解毒散结，苍耳子通窍祛风湿，地肤子祛风止痒，蝉蜕疏散风热。诸药合用，在清热解毒散结的基础上，强化肺气清肃下行，促使内在之阴从下回归于上。

每日两次，服用七日。

方二药物组成：贝母　党参　黄芪　黄芩　枳壳　玄参　麦冬　熟地黄　枸杞子　白花蛇舌草　蒲公英（苍耳子　地肤子　蝉蜕随症加减）

方解：贝母入肺，党参、黄芪益营卫之气，黄芩清热进阴，枳壳破积，玄参、麦冬、熟地黄、枸杞子滋阴，白花蛇舌草、蒲公英清热解毒散结，苍耳子通窍祛风湿，地肤子祛风止痒，蝉蜕疏散风热。诸药合用，在清热解毒散结的基础上，强化肺气清肃下行，促使内在之精直达于上。

每日两次，服用七日。

方三药物组成：贝母　党参　黄芪　怀山药　当归　白芍　大黄　黄芩　枳壳　玄参　麦冬　熟地黄　枸杞子　白花蛇舌草　蒲公英（苍耳子　地肤子　蝉蜕随症加减）

方解：贝母入肺，党参、黄芪益营卫之气，怀山药补肾阳，当归补血，白芍入足厥阴肝经，大黄降邪余之浊，黄芩清热进阴，枳壳破积，玄参、麦冬、熟地黄、枸杞子滋阴，白花蛇舌草、蒲公英清热解毒散结，苍耳子通窍祛风湿，地肤子祛风止痒，蝉蜕疏散风热。诸药合用，在清热解毒散结的基础上，强化肺气清肃下行，促使内在之精直达于上。

每日两次，服用七日。

方四药物组成：贝母　党参　黄芪　苍术　白术　怀山药　山萸肉　牡丹皮　白芍　大黄　枳壳　玄参　麦冬　熟地黄　枸杞子　白花蛇舌草　蒲公英（苍耳子　地肤子　蝉蜕随症加减）

方解：贝母入肺，党参、黄芪益营卫之气，苍术、白术入脾胃和中，怀山药补肾阳，山萸肉补肝肾，牡丹皮入血分，白芍入足厥阴肝经，大黄降邪余之浊，枳壳破积，玄参、麦冬、熟地黄、枸杞子滋阴，白花蛇舌草、蒲公英清热解毒散结，苍耳子通窍祛风湿，地肤子祛风止痒，蝉蜕疏散风热。诸药合用，在清热解毒散结、补中益气的基础上，强化肺气清肃下行，促使内在之精直达于上。

每日两次，服用七日。

方五药物组成：茯苓　党参　黄芪　砂仁　白豆蔻　人参　枳壳　玄参　麦冬　熟地黄　枸杞子　白花蛇舌草　蒲公英（苍耳子　地肤子　蝉蜕随症加减）

方解：茯苓宁心，党参、黄芪益营卫之气，砂仁、白豆蔻入脾胃和中，人参补元阴，枳壳破积，玄参、麦冬、熟地黄、枸杞子滋阴，白花蛇舌草、蒲公英清热解毒散结，苍耳子通窍祛风湿，地肤子祛风止痒，蝉蜕疏散风热。诸药合用，在清热解毒散结、补中益气的基础上，强化脾肺合降，促使内在之精直达于上。

每日两次，服用七日。

方六药物组成： 茯苓 贝母 党参 黄芪 怀山药 当归 人参 枳壳 玄参 麦冬 熟地黄 枸杞子 白花蛇舌草 蒲公英（苍耳子 地肤子 蝉蜕随症加减）

方解：茯苓宁心，贝母入肺，党参、黄芪益营卫之气，怀山药补肾阳，当归补血，人参补元阴，枳壳破积，玄参、麦冬、熟地黄、枸杞子滋阴，白花蛇舌草、蒲公英清热解毒散结，苍耳子通窍祛风湿，地肤子祛风止痒，蝉蜕疏散风热。诸药合用，在清热解毒散结的基础上，强化心肺合降，促使内在之精直达于上。

每日两次，服用七日。

方七药物组成： 酸枣仁 柏子仁 远志 党参 黄芪 砂仁 白豆蔻 黄连 枳壳 玄参 麦冬 知母 玉竹 石斛 熟地黄 枸杞子 天冬 白花蛇舌草 蒲公英（苍耳子 地肤子 蝉蜕随症加减）

人参晚上另服。

方解：酸枣仁、柏子仁、远志养心安神，党参、黄芪益营卫之气，砂仁、白豆蔻入脾胃和中，黄连清热，枳壳破积，玄参、玉竹、石斛、麦冬、天冬、熟地黄、枸杞子补五脏之阴，知母滋阴润燥，白花蛇舌草、蒲公英清热解毒散结，苍耳子通窍祛风湿，地肤子祛风止痒，蝉蜕疏散风热。诸药合用，在五脏同补和中的基础上，强化心脾合降，促使内在之精直达于上。

另用大剂量的人参与上方分开服，早上服主方，晚上服人参，每日各服一次，连服七日。

三、白癜风

白癜风是一种常见的获得性局限性或泛发性皮肤色素脱失病，起因为皮肤的黑色素细胞功能消失。该病在全身各部位可发生，常见于指背、腕、前臂、颜面、颈项及生殖器周围等。

其病机是由于人体受到内外因素的影响，阴阳发展出现严重不平衡。治疗法则是调剂人体阴阳，恢复人体机能而达到治愈的目的。

轻型

方一药物组成：贝母　枳壳　当归　白芍　大黄　黄芩　玄参　麦冬　熟地黄　枸杞子　白花蛇舌草　蒲公英　金银花　连翘

方解：贝母入肺，枳壳破积，当归补血，白芍入足厥阴肝经，大黄降邪余之浊，黄芩清热进阴，玄参、麦冬、熟地黄、枸杞子滋阴，白花蛇舌草、蒲公英清热解毒散结，金银花、连翘清热解毒。诸药合用，在清热解毒散结的基础上，强化肺气清肃下行，促使内在之阴从下回归于上。

每日两次，服用七日。

方二药物组成：贝母　党参　黄芪　黄芩　枳壳　玄参　麦冬　熟地黄　枸杞子　白花蛇舌草　蒲公英　金银花　连翘

方解：贝母入肺，党参、黄芪益营卫之气，黄芩清热进阴，枳壳破积，玄参、麦冬、熟地黄、枸杞子滋阴，白花蛇舌草、蒲公英清热解毒散结，金银花、连翘清热解毒。诸药合用，在清热解毒散结的基础上，强化肺气清肃下行，促使内在之精直达于上。

每日两次，服用七日。

方三药物组成：贝母　党参　黄芪　怀山药　当归　白芍　大黄　黄芩　枳壳

玄参　麦冬　熟地黄　枸杞子　白花蛇舌草　蒲公英　金银花　连翘

　　方解：贝母入肺，党参、黄芪益营卫之气，怀山药补肾阳，当归补血，白芍入足厥阴肝经，大黄降邪余之浊，黄芩清热进阴，枳壳破积，玄参、麦冬、熟地黄、枸杞子滋阴，白花蛇舌草、蒲公英清热解毒散结，金银花、连翘清热解毒。诸药合用，在清热解毒散结的基础上，强化肺气清肃下行，促使内在之精直达于上。

　　每日两次，服用七日。

　　方四药物组成：贝母　党参　黄芪　苍术　白术　怀山药　山萸肉　牡丹皮　白芍　大黄　枳壳　玄参　麦冬　熟地黄　枸杞子　白花蛇舌草　蒲公英　金银花　连翘

　　方解：贝母入肺，党参、黄芪益营卫之气，苍术、白术入脾胃和中，怀山药补肾阳，山萸肉补肝肾，牡丹皮入血分，白芍入足厥阴肝经，大黄降邪余之浊，枳壳破积，玄参、麦冬、熟地黄、枸杞子滋阴，白花蛇舌草、蒲公英清热解毒散结，金银花、连翘清热解毒。诸药合用，在清热解毒散结、补中益气的基础上，强化肺气清肃下行，促使内在之精直达于上。

　　每日两次，服用七日。

　　方五药物组成：茯苓　党参　黄芪　砂仁　白豆蔻　人参　枳壳　玄参　麦冬　熟地黄　枸杞子　白花蛇舌草　蒲公英　金银花　连翘

　　方解：茯苓宁心，党参、黄芪益营卫之气，砂仁、白豆蔻入脾胃和中，人参补元阴，枳壳破积，玄参、麦冬、熟地黄、枸杞子滋阴，白花蛇舌草、蒲公英清热解毒散结，金银花、连翘清热解毒。诸药合用，在清热解毒散结、补中益气的基础上，强化脾肺合降，促使内在之精直达于上。

　　每日两次，服用七日。

　　方六药物组成：茯苓　贝母　党参　黄芪　怀山药　当归　人参　枳壳　玄参

麦冬 熟地黄 枸杞子 白花蛇舌草 蒲公英 金银花 连翘

方解：茯苓宁心，贝母入肺，党参、黄芪益营卫之气，怀山药补肾阳，当归补血，人参补元阴，枳壳破积，玄参、麦冬、熟地黄、枸杞子滋阴，白花蛇舌草、蒲公英清热解毒散结，金银花、连翘清热解毒。诸药合用，在清热解毒散结的基础上，强化心肺合降，促使内在之精直达于上。

每日两次，服用七日。

方七药物组成：酸枣仁 柏子仁 远志 党参 黄芪 砂仁 白豆蔻 黄连 玄参 麦冬 知母 玉竹 石斛 熟地黄 枸杞子 天冬 枳壳 白花蛇舌草 蒲公英 金银花 连翘

人参晚上另服。

方解：酸枣仁、柏子仁养心安神，党参、黄芪益营卫之气，砂仁、白豆蔻入脾胃和中，黄连清热，玄参、玉竹、石斛、麦冬、天冬、熟地黄、枸杞子补五脏之阴，知母滋阴润燥，枳壳破积，白花蛇舌草、蒲公英清热解毒散结，金银花、连翘清热解毒。诸药合用，在五脏同补和中的基础上，强化心脾合降，促使内在之精直达于上。

另用大剂量的人参与上方分开服，早上服主方，晚上服人参，每日各服一次，连服七日。

重型

方一药物组成：贝母 枳实 当归 白芍 大黄 黄芩 玄参 麦冬 熟地黄 枸杞子 白花蛇舌草 蒲公英 金银花 连翘

方解：贝母入肺，枳实破积，当归补血，白芍入足厥阴肝经，大黄降邪余之浊，黄芩清热进阴，玄参、麦冬、熟地黄、枸杞子滋阴，白花蛇舌草、蒲公英清热解毒散结，金银花、连翘清热解毒。诸药合用，在清热解毒散结的基础上，强化肺气清肃下行，促使内在之阴从下回归于上。

每日两次，服用七日。

方二药物组成：贝母　党参　黄芪　黄芩　枳实　玄参　麦冬　熟地黄　枸杞子　白花蛇舌草　蒲公英　金银花　连翘

方解：贝母入肺，党参、黄芪益营卫之气，黄芩清热进阴，枳实破积，玄参、麦冬、熟地黄、枸杞子滋阴，白花蛇舌草、蒲公英清热解毒散结，金银花、连翘清热解毒。诸药合用，在清热解毒散结的基础上，强化肺气清肃下行，促使内在之精直达于上。

每日两次，服用七日。

方三药物组成：贝母　党参　黄芪　怀山药　当归　白芍　大黄　黄芩　枳实　玄参　麦冬　熟地黄　枸杞子　白花蛇舌草　蒲公英　金银花　连翘

方解：贝母入肺，党参、黄芪益营卫之气，怀山药补肾阳，当归补血，白芍入足厥阴肝经，大黄降邪余之浊，黄芩清热进阴，枳实破积，玄参、麦冬、熟地黄、枸杞子滋阴，白花蛇舌草、蒲公英清热解毒散结，金银花、连翘清热解毒。诸药合用，在清热解毒散结的基础上，强化肺气清肃下行，促使内在之精直达于上。

每日两次，服用七日。

方四药物组成：贝母　党参　黄芪　苍术　白术　怀山药　山萸肉　牡丹皮　白芍　大黄　枳实　玄参　麦冬　熟地黄　枸杞子　白花蛇舌草　蒲公英　金银花　连翘

方解：贝母入肺，党参、黄芪益营卫之气，苍术、白术入脾胃和中，怀山药补肾阳，山萸肉补肝肾，牡丹皮入血分，白芍入足厥阴肝经，大黄降邪余之浊，枳实破积，玄参、麦冬、熟地黄、枸杞子滋阴，白花蛇舌草、蒲公英清热解毒散结，金银花、连翘清热解毒。诸药合用，在清热解毒散结、补中益气的基础上，强化肺气清肃下行，促使内在之精直达于上。

每日两次，服用七日。

方五药物组成：茯苓　党参　黄芪　砂仁　白豆蔻　人参　枳实　玄参　麦冬　熟地黄　枸杞子　白花蛇舌草　蒲公英　金银花　连翘

　　方解：茯苓宁心，党参、黄芪益营卫之气，砂仁、白豆蔻入脾胃和中，人参补元阴，枳实破积，玄参、麦冬、熟地黄、枸杞子滋阴，白花蛇舌草、蒲公英清热解毒散结，金银花、连翘清热解毒。诸药合用，在清热解毒散结、补中益气的基础上，强化脾肺合降，促使内在之精直达于上。

　　每日两次，服用七日。

方六药物组成：茯苓　贝母　党参　黄芪　怀山药　当归　人参　枳实　玄参　麦冬　熟地黄　枸杞子　白花蛇舌草　蒲公英　金银花　连翘

　　方解：茯苓宁心，贝母入肺，党参、黄芪益营卫之气，怀山药补肾阳，当归补血，人参补元阴，枳实破积，玄参、麦冬、熟地黄、枸杞子滋阴，白花蛇舌草、蒲公英清热解毒散结，金银花、连翘清热解毒。诸药合用，在清热解毒散结的基础上，强化心肺合降，促使内在之精直达于上。

　　每日两次，服用七日。

方七药物组成：酸枣仁　柏子仁　远志　党参　黄芪　砂仁　白豆蔻　黄连　玄参　麦冬　知母　玉竹　石斛　熟地黄　枸杞子　天冬　枳实　白花蛇舌草　蒲公英　金银花　连翘

　　人参晚上另服。

　　方解：酸枣仁、柏子仁、远志养心安神，党参、黄芪益营卫之气，砂仁、白豆蔻入脾胃和中，黄连清热，玄参、玉竹、石斛、麦冬、天冬、熟地黄、枸杞子补五脏之阴，知母滋阴润燥，枳实破积，白花蛇舌草、蒲公英清热解毒散结，金银花、连翘清热解毒。诸药合用，在五脏同补和中的基础上，强化心脾合降，促使内在之精直达于上。

　　另用大剂量的人参与上方分开服，早上服主方，晚上服人参，每日各服一次，连服七日。

四、荨麻疹

荨麻疹俗称风疹块。是由于皮肤和黏膜的小血管反应性扩张及渗透性增加而出现的一种局限性水肿反应，通常在2~24小时内消退，但反复发生新的皮疹。病程迁延数日至数月。常先有皮肤瘙痒，随即出现风团，呈鲜红色或苍白色、皮肤色，少数患者有水肿性红斑。风团的大小和形态不一，发作时间不定。风团逐渐蔓延，融合成片，由于真皮乳头水肿，可见表皮毛囊口向下凹陷。风团持续数分钟至数小时，少数可延长至数天，消退后不留痕迹。皮疹反复成批发生，以傍晚发作者多见。风团常泛发，亦可局限。有时合并血管性水肿，偶尔风团表面形成大疱。部分患者可伴有恶心、呕吐、头痛、头胀、腹痛、腹泻，严重患者还可有胸闷、不适、面色苍白、心率加速、脉搏细弱、血压下降、呼吸短促等全身症状。

其病机是由于人体受到内外因素的影响，阴阳发展出现严重不平衡。治疗法则是调剂人体阴阳，恢复人体机能而达到治愈的目的。

方一药物组成： 贝母　陈皮　当归　白芍　大黄　黄芩　玄参　麦冬　熟地黄　枸杞子　白花蛇舌草　蒲公英　金银花　连翘　（苍耳子　地肤子　蝉蜕随症加减）

方解： 贝母入肺，陈皮行气，当归补血，白芍入足厥阴肝经，大黄降邪余之浊，黄芩清热进阴，玄参、麦冬、熟地黄、枸杞子滋阴，白花蛇舌草、蒲公英清热解毒散结，金银花、连翘清热解毒，苍耳子通窍祛风湿，地肤子祛风止痒，蝉蜕疏散风热。诸药合用，在清热解毒散结的基础上，强化肺气清肃下行，促使内在之阴从下回归于上。

每日两次，服用七日。

方二药物组成： 贝母　党参　黄芪　黄芩　陈皮　玄参　麦冬　熟地黄　枸杞子　白花蛇舌草　蒲公英　（苍耳子　地肤子　蝉蜕随症加减）

方解： 贝母入肺，党参、黄芪益营卫之气，黄芩清热进阴，陈皮行气，玄参、麦冬、熟地黄、枸杞子滋阴，白花蛇舌草、蒲公英清热解毒散结，金银花、连翘清热解毒，苍耳子通窍祛风湿，地肤子祛风止痒，蝉蜕疏散风热。诸药合用，在清热解毒、散结止痒的基础上，强化肺气清肃下行，促使内在之精直达于上。

每日两次，服用七日。

方三药物组成：贝母　党参　黄芪　怀山药　当归　白芍　大黄　陈皮　枳壳　玄参　麦冬　熟地黄　枸杞子　白花蛇舌草　蒲公英　金银花　连翘（苍耳子　地肤子　蝉蜕随症加减）

方解：贝母入肺，党参、黄芪益营卫之气，怀山药补肾阳，当归补血，白芍入足厥阴肝经，大黄降邪余之浊，陈皮行气，玄参、麦冬、熟地黄、枸杞子滋阴，白花蛇舌草、蒲公英清热解毒散结，金银花、连翘清热解毒，苍耳子通窍祛风湿，地肤子祛风止痒，蝉蜕疏散风热。诸药合用，在清热解毒、散结止痒的基础上，强化肺气清肃下行，促使内在之精直达于上。

每日两次，服用七日。

方四药物组成：贝母　党参　黄芪　苍术　白术　怀山药　山萸肉　牡丹皮　白芍　大黄　陈皮　玄参　麦冬　熟地黄　枸杞子　白花蛇舌草　蒲公英　金银花　连翘（苍耳子　地肤子　蝉蜕随症加减）

方解：贝母入肺，党参、黄芪益营卫之气，苍术、白术入脾胃和中，怀山药补肾阳，山萸肉补肝肾，牡丹皮入血分，白芍入足厥阴肝经，大黄降邪余之浊，陈皮行气，玄参、麦冬、熟地黄、枸杞子滋阴，白花蛇舌草、蒲公英清热解毒散结，金银花、连翘清热解毒，苍耳子通窍祛风湿，地肤子祛风止痒，蝉蜕疏散风热。诸药合用，在清热解毒、散结止痒、补中益气的基础上，强化肺气清肃下行，促使内在之精直达于上。

每日两次，服用七日。

方五药物组成：茯苓　党参　黄芪　砂仁　白豆蔻　人参　陈皮　玄参　麦冬

熟地黄　枸杞子　白花蛇舌草　蒲公英　金银花　连翘（苍耳子　地肤子　蝉蜕随症加减）

方解：茯苓宁心，党参、黄芪益营卫之气，砂仁、白豆蔻入脾胃和中，人参补元阴，陈皮行气，玄参、麦冬、熟地黄、枸杞子滋阴，白花蛇舌草、蒲公英清热解毒散结，金银花、连翘清热解毒，苍耳子通窍祛风湿，地肤子祛风止痒，蝉蜕疏散风热。诸药合用，在清热解毒、散结止痒、补中益气的基础上，强化脾肺合降，促使内在之精直达于上。

每日两次，服用七日。

方六药物组成：茯苓　贝母　党参　黄芪　怀山药　当归　人参　陈皮　玄参　麦冬　熟地黄　枸杞子　白花蛇舌草　蒲公英　金银花　连翘（苍耳子　地肤子　蝉蜕随症加减）

方解：茯苓宁心，贝母入肺，党参、黄芪益营卫之气，怀山药补肾阳，当归补血，人参补元阴，陈皮行气，玄参、麦冬、熟地黄、枸杞子滋阴，白花蛇舌草、蒲公英清热解毒散结，金银花、连翘清热解毒，苍耳子通窍祛风湿，地肤子祛风止痒，蝉蜕疏散风热。诸药合用，在清热解毒、散结止痒的基础上，强化心肺合降，促使内在之精直达于上。

每日两次，服用七日。

方七药物组成：酸枣仁　柏子仁　远志　党参　黄芪　砂仁　白豆蔻　黄连　玄参　麦冬　知母　玉竹　石斛　熟地黄　枸杞子　天冬　陈皮　白花蛇舌草　蒲公英　金银花　连翘（苍耳子　地肤子　蝉蜕随症加减）

人参晚上另服。

方解：酸枣仁、柏子仁、远志养心安神，党参、黄芪益营卫之气，砂仁、白豆蔻入脾胃和中，黄连清热，玄参、玉竹、石斛、麦冬、天冬、熟地黄、枸杞子补五脏之阴，知母滋阴润燥，陈皮行气，白花蛇舌草、蒲公英清热解毒散结，金银花、连翘清热解毒，苍耳子通窍祛风湿，地肤子祛风止痒，蝉蜕疏散风热。诸药合用，在五脏同补和中的基础上，强化心脾合降，促使内在之精直达于上。

另用大剂量的人参与上方分开服，早上服主方，晚上服人参，每日各服一次，连服七日。

五、疱疹

疱疹（带状疱疹）系皮疹的一种，表现为局限性、隆起性、内含液体的腔隙性皮损，疱壁一般较薄易破，可单发、成簇、集群或散发于全身的皮肤和黏膜上。由于病毒具有亲神经性，感染后可长期潜伏于脊髓神经后根神经节的神经元内，当抵抗力低下或劳累、感染、感冒时，病毒可再次生长繁殖，并沿神经纤维移至皮肤，使受侵犯的神经和皮肤产生强烈的炎症。皮疹一般有单侧性和按神经节段分布的特点，好发部位依次为肋间神经、颈神经、三叉神经和腰骶神经支配区，有集簇性的疱疹组成，并伴有疼痛；年龄愈大，神经痛愈重，且可以引起带状疱疹后遗神经痛。本病好发于成人，春秋季节多见。发病率随年龄增大而呈显著上升。

其病机是由于人体受到内外因素的影响，阴阳发展出现严重不平衡。治疗法则是调剂人体阴阳，恢复人体机能而达到治愈的目的。

方一药物组成：当归　白芍　枳实　黄芩　大黄　玉竹　石斛　熟地黄　枸杞子　白花蛇舌草　蒲公英　金银花　连翘（苍耳子　地肤子　蝉蜕随症加减）

方解：当归补血，白芍入足厥阴肝经，枳实破积，黄芩清热进阴，大黄降邪余之浊，玉竹、石斛、熟地黄、枸杞子补五脏之阴，白花蛇舌草、蒲公英清热解毒散结，金银花、连翘清热解毒，苍耳子通窍祛风湿，地肤子祛风止痒，蝉蜕疏散风热。诸药合用，在清热解毒、散结止痒的基础上，强化肺气清肃下行，促使内在之阴从下回归于上。

每日两次，服用七日。

方二药物组成：当归　枳实　黄芩　大黄　玉竹　石斛　熟地黄　枸杞子　白花蛇舌草　蒲公英　金银花　连翘（苍耳子　地肤子　蝉蜕随症加减）

方解：当归补血，枳实破积，黄芩清热进阴，大黄降邪余之浊，玉竹、石斛、熟地黄、枸杞子补五脏之阴，白花蛇舌草、蒲公英清热解毒散结，金银花、连翘清热解毒，苍耳子通窍祛风湿，地肤子祛风止痒，蝉蜕疏散风热。诸药合用，在清热解毒、散结止痒的基础上，强化肺气清肃下行，促使内在之精直达于上。

每日两次，服用七日。

方三药物组成：白芍　枳实　黄芩　大黄　白花蛇舌草　蒲公英　金银花　连翘（苍耳子　地肤子　蝉蜕随症加减）

方解：白芍入足厥阴肝经，枳实破积，黄芩清热进阴，大黄降邪余之浊，白花蛇舌草、蒲公英清热解毒散结，金银花、连翘清热解毒，苍耳子通窍祛风湿，地肤子祛风止痒，蝉蜕疏散风热。诸药合用，在清热解毒、散结止痒的基础上，强化肺气清肃下行，促使内在之精直达于上。

每日两次，服用七日。

方四药物组成：党参　黄芪　苍术　白术　怀山药　山萸肉　牡丹皮　白芍　大黄　枳实　玉竹　石斛　熟地黄　枸杞子　茵陈　白花蛇舌草　蒲公英　金银花　连翘（苍耳子　地肤子　蝉蜕随症加减）

方解：党参、黄芪益营卫之气，苍术、白术入脾胃和中，怀山药补肾阳，山萸肉补肝肾，牡丹皮入血分，白芍入足厥阴肝经，大黄降邪余之浊，枳实破积，玉竹、石斛、熟地黄、枸杞子补五脏之阴，茵陈除湿，白花蛇舌草、蒲公英清热解毒散结，金银花、连翘清热解毒，苍耳子通窍祛风湿，地肤子祛风止痒，蝉蜕疏散风热。诸药合用，在清热解毒、散结止痒的基础上，强化脾肺合降，促使内在之精直达于上。

每日两次，服用七日。

方五药物组成：贝母　牡丹皮　枳实　白芍　大黄　白花蛇舌草　蒲公英　金银花　连翘　（苍耳子　地肤子　蝉蜕随症加减）

方解：贝母入肺，牡丹皮入血分，枳实破积，白芍入足厥阴肝经，大黄降邪余之浊，白花蛇舌草、蒲公英清热解毒散结，金银花、连翘清热解毒，苍耳子通窍祛风湿，地肤子祛风止痒，蝉蜕疏散风热。诸药合用，在清热解毒、散结止痒的基础上，强化肺气清肃下行，促使内在之精直达于上。

每日两次，服用七日。

方六药物组成：茯苓　党参　黄芪　砂仁　白豆蔻　人参　枳实　玉竹　石斛　熟地黄　枸杞子　白花蛇舌草　蒲公英　金银花　连翘　（苍耳子　地肤子　蝉蜕随症加减）

方解：茯苓宁心，党参、黄芪益营卫之气，砂仁、白豆蔻入脾胃和中，人参补元阴，枳实破积，玉竹、石斛、熟地黄、枸杞子补五脏之阴，白花蛇舌草、蒲公英清热解毒散结，金银花、连翘清热解毒，苍耳子通窍祛风湿，地肤子祛风止痒，蝉蜕疏散风热。诸药合用，在清热解毒、散结止痒、补中益气的基础上，强化心脾合降，促使内在之精直达于上。

每日两次，服用七日。

方七药物组成：茯苓　党参　黄芪　贝母　怀山药　当归　人参　枳实　玉竹　石斛　熟地黄　枸杞子　白花蛇舌草　蒲公英　金银花　连翘　（苍耳子　地肤子　蝉蜕随症加减）

方解：茯苓宁心，党参、黄芪益营卫之气，贝母入肺，怀山药补肾阳，当归补血，人参补元阴，枳实破积，玉竹、石斛、熟地黄、枸杞子补五脏之阴，白花蛇舌草、蒲公英清热解毒散结，金银花、连翘清热解毒，苍耳子通窍祛风湿，地肤子祛风止痒，蝉蜕疏散风热。诸药合用，在清热解毒、散结止痒的基础上，强化心肺合降，促使内在之精直达于上。

每日两次，服用七日。

方八药物组成：酸枣仁　柏子仁　党参　黄芪　砂仁　白豆蔻　黄连　枳实　玉竹　石斛　熟地黄　枸杞子　天冬　白花蛇舌草　蒲公英　金银花　连翘（苍耳子　地肤子　蝉蜕随症加减）

人参晚上另服。

方解：酸枣仁、柏子仁养心安神，党参、黄芪益营卫之气，砂仁、白豆蔻入脾胃和中，黄连清热，枳实破积，玉竹、石斛、熟地黄、枸杞子、天冬补五脏之阴，白花蛇舌草、蒲公英清热解毒散结，金银花、连翘清热解毒，苍耳子通窍祛风湿，地肤子祛风止痒，蝉蜕疏散风热。诸药合用，在清热解毒、散结止痒的基础上，强化心肺合降，促使内在之精直达于上。

每日两次，服用七日。

另用大剂量的人参与上方分开服，早上服主方，晚上服人参，每日各服一次，连服七日。

六、鹅掌风

鹅掌风是手癣，可分为水疱、鳞屑或慢性湿疹样。主要是指端、指屈或掌面发生小水疱，干燥后脱屑，很易引起开裂。先以手掌的某一部位开始，特别是掌心，示指及无名指的掌面，侧面及根部，开始为针头大小的水疱，壁厚且发亮，内含清澈的液体，水疱成群聚集或疏散分布，自觉瘙痒，水疱干后脱屑并逐渐向四周蔓延扩大形成环形或多环形损害，边缘清楚、病程慢性、持续多年，直到累及全部手掌并传播至手背和指甲，甚至对侧手掌。有时水疱可继发感染形成脓疱。

其病机是由于人体受到内外因素的影响，阴阳发展出现严重不平衡。治疗法则是调剂人体阴阳，恢复人体机能而达到治愈的目的。

方一药物组成：当归　白芍　枳实　黄芩　大黄　玉竹　石斛　熟地黄　枸杞子　白花蛇舌草　蒲公英　金银花　连翘（苍耳子　地肤子　蝉蜕随症加减）

方解：当归补血，白芍入足厥阴肝经，枳实破积，黄芩清热进阴，大黄降邪余之浊，玉竹、石斛、熟地黄、枸杞子补五脏之阴，白花蛇舌草、蒲公英清热解毒散结，金银花、连翘清热解毒，苍耳子通窍祛风湿，地肤子祛风止痒，蝉蜕疏散风热。诸药合用，在清热解毒、散结止痒的基础上，强化肺气清肃下行，促使内在之阴从下回归于上。

每日两次，服用七日。

方二药物组成： 当归　枳实　黄芩　大黄　玉竹　石斛　熟地黄　枸杞子　白花蛇舌草　蒲公英　金银花　连翘（苍耳子　地肤子　蝉蜕随症加减）

方解：当归补血，枳实破积，黄芩清热进阴，大黄降邪余之浊，玉竹、石斛、熟地黄、枸杞子补五脏之阴，白花蛇舌草、蒲公英清热解毒散结，金银花、连翘清热解毒，苍耳子通窍祛风湿，地肤子祛风止痒，蝉蜕疏散风热。诸药合用，在清热解毒、散结止痒的基础上，强化肺气清肃下行，促使内在之精直达于上。

每日两次，服用七日。

方三药物组成： 白芍　枳实　黄芩　大黄　白花蛇舌草　蒲公英　金银花　连翘（苍耳子　地肤子　蝉蜕随症加减）

方解：白芍入足厥阴肝经，枳实破积，黄芩清热进阴，大黄降邪余之浊，白花蛇舌草、蒲公英清热解毒散结，金银花、连翘清热解毒，苍耳子通窍祛风湿，地肤子祛风止痒，蝉蜕疏散风热。诸药合用，在清热解毒、散结止痒的基础上，强化肺气清肃下行，促使内在之精直达于上。

每日两次，服用七日。

方四药物组成： 党参　黄芪　苍术　白术　怀山药　山萸肉　牡丹皮　白芍　大黄　枳实　玉竹　石斛　熟地黄　枸杞子　茵陈　白花蛇舌草　蒲公英　金银花　连翘（苍耳子　地肤子　蝉蜕随症加减）

方解：党参、黄芪益营卫之气，苍术、白术入脾胃和中，怀山药补肾阳，山茱肉补肝肾，牡丹皮入血分，白芍入足厥阴肝经，大黄降邪余之浊，枳实破积，玉竹、石斛、熟地黄、枸杞子补五脏之阴，茵陈除湿，白花蛇舌草、蒲公英清热解毒散结，金银花、连翘清热解毒，苍耳子通窍祛风湿，地肤子祛风止痒，蝉蜕疏散风热。诸药合用，在清热解毒、散结止痒的基础上，强化脾肺合降，促使内在之精直达于上。

每日两次，服用七日。

方五药物组成： 贝母　牡丹皮　枳实　白芍　大黄　白花蛇舌草　蒲公英　金银花　连翘　（苍耳子　地肤子　蝉蜕随症加减）

方解：贝母入肺，牡丹皮入血分，枳实破积，白芍入足厥阴肝经，大黄降邪余之浊，白花蛇舌草、蒲公英清热解毒散结，金银花、连翘清热解毒，苍耳子通窍祛风湿，地肤子祛风止痒，蝉蜕疏散风热。诸药合用，在清热解毒、散结止痒的基础上，强化肺气清肃下行，促使内在之精直达于上。

每日两次，服用七日。

方六药物组成： 茯苓　党参　黄芪　砂仁　白豆蔻　人参　枳实　玉竹　石斛　熟地黄　枸杞子　白花蛇舌草　蒲公英　金银花　连翘　（苍耳子　地肤子　蝉蜕随症加减）

方解：茯苓宁心，党参、黄芪益营卫之气，砂仁、白豆蔻入脾胃和中，人参补元阴，枳实破积，玉竹、石斛、熟地黄、枸杞子补五脏之阴，白花蛇舌草、蒲公英清热解毒散结，金银花、连翘清热解毒，苍耳子通窍祛风湿，地肤子祛风止痒，蝉蜕疏散风热。诸药合用，在清热解毒、散结止痒、补中益气的基础上，强化心脾合降，促使内在之精直达于上。

每日两次，服用七日。

方七药物组成： 茯苓　党参　黄芪　贝母　怀山药　当归　人参　枳实　玉竹

石斛　熟地黄　枸杞子　白花蛇舌草　蒲公英　金银花　连翘　（苍耳子　地肤子　蝉蜕随症加减）

方解：茯苓宁心，党参、黄芪益营卫之气，贝母入肺，怀山药补肾阳，当归补血，人参补元阴，枳实破积，玉竹、石斛、熟地黄、枸杞子补五脏之阴，白花蛇舌草、蒲公英清热解毒散结，金银花、连翘清热解毒，苍耳子通窍祛风湿，地肤子祛风止痒，蝉蜕疏散风热。诸药合用，在清热解毒、散结止痒的基础上，强化心肺合降，促使内在之精直达于上。

每日两次，服用七日。

方八药物组成：酸枣仁　柏子仁　党参　黄芪　砂仁　白豆蔻　黄连　枳实　玉竹　石斛　熟地黄　枸杞子　天冬白花蛇舌草　蒲公英　金银花　连翘　（苍耳子　地肤子　蝉蜕随症加减）

人参晚上另服。

方解：酸枣仁、柏子仁养心安神，党参、黄芪益营卫之气，砂仁、白豆蔻入脾胃和中，黄连清热，枳实破积，玉竹、石斛、熟地黄、枸杞子、天冬补五脏之阴，白花蛇舌草、蒲公英清热解毒散结，金银花、连翘清热解毒，苍耳子通窍祛风湿，地肤子祛风止痒，蝉蜕疏散风热。诸药合用，在清热解毒、散结止痒的基础上，强化心肺合降，促使内在之精直达于上。

每日两次，服用七日。

另用大剂量的人参与上方分开服，早上服主方，晚上服人参，每日各服一次，连服七日。

七、过敏性紫癜

过敏性紫癜是一种侵犯皮肤和其他器官细小动脉和毛细血管的过敏性血管病变，皮损表现为针头至黄豆大小瘀点、瘀斑或荨麻疹样皮疹或粉红色斑丘疹，压之不褪色，紫癜可融合成片，最后变为棕色。一般1~2周内消退，不留痕迹。

严重者可发生水疱、血疱，坏死甚至溃疡。

其病机是人体受到内外因素的影响，阴阳发展出现严重不平衡。治疗法则是调剂人体阴阳，恢复人体机能而达到治愈的目的。

方一药物组成： 贝母　枳壳　当归　白芍　大黄　黄芩　玄参　麦冬　熟地黄　枸杞子　白花蛇舌草　蒲公英　金银花　连翘　茵陈

方解：贝母入肺，枳壳破积，当归补血，白芍入足厥阴肝经，大黄降邪余之浊，黄芩清热进阴，玄参、麦冬、熟地黄、枸杞子滋阴，白花蛇舌草、蒲公英清热解毒散结，金银花、连翘清热解毒，茵陈除湿。诸药合用，在清热解毒散结的基础上，强化肺气清肃下行，促使内在之阴从下回归于上。

每日两次，服用七日。

方二药物组成： 贝母　党参　黄芪　黄芩　枳壳　玄参　麦冬　熟地黄　枸杞子　白花蛇舌草　蒲公英　茵陈

方解：贝母入肺，党参、黄芪益营卫之气，黄芩清热进阴，枳壳破积，玄参、麦冬、熟地黄、枸杞子滋阴，白花蛇舌草、蒲公英清热解毒散结，茵陈除湿。诸药合用，在清热解毒、散结止痒的基础上，强化肺气清肃下行，促使内在之精直达于上。

每日两次，服用七日。

方三药物组成： 贝母　党参　黄芪　怀山药　当归　白芍　大黄　黄芩　枳壳　玄参　麦冬　熟地黄　枸杞子　白花蛇舌草　蒲公英　金银花　连翘　茵陈

方解：贝母入肺，党参、黄芪益营卫之气，怀山药补肾阳，当归补血，白芍入足厥阴肝经，大黄降邪余之浊，枳壳破积，玄参、麦冬、熟地黄、枸杞子滋阴，白花蛇舌草、蒲公英清热解毒散结，金银花、连翘清热解毒，茵陈除湿。诸药合用，在清热解毒、散结止痒的基础上，强化肺气清肃下行，促使内在之精直达于上。

每日两次，服用七日。

方四药物组成：贝母　党参　黄芪　苍术　白术　怀山药　山萸肉　牡丹皮　白芍　大黄　枳壳　玄参　麦冬　熟地黄　枸杞子　白花蛇舌草　蒲公英　金银花　连翘　茵陈

方解：贝母入肺，党参、黄芪益营卫之气，苍术、白术入脾胃和中，怀山药补肾阳，山萸肉补肝肾，牡丹皮入血分，白芍入足厥阴肝经，大黄降邪余之浊，枳壳破积，玄参、麦冬、熟地黄、枸杞子滋阴，白花蛇舌草、蒲公英清热解毒散结，金银花、连翘清热解毒，茵陈除湿。诸药合用，在清热解毒、散结止痒、补中益气的基础上，强化肺气清肃下行，促使内在之精直达于上。

每日两次，服用七日。

方五药物组成：茯苓　党参　黄芪　砂仁　白豆蔻　人参　枳壳　玄参　麦冬　熟地黄　枸杞子　白花蛇舌草　蒲公英　金银花　连翘　茵陈

方解：茯苓宁心，党参、黄芪益营卫之气，砂仁、白豆蔻入脾胃和中，人参补元阴，枳壳破积，玄参、麦冬、熟地黄、枸杞子滋阴，白花蛇舌草、蒲公英清热解毒散结，金银花、连翘清热解毒，茵陈除湿。诸药合用，在清热解毒、散结止痒、补中益气的基础上，强化脾肺合降，促使内在之精直达于上。

每日两次，服用七日。

方六药物组成：茯苓　贝母　党参　黄芪　怀山药　当归　人参　枳壳　玄参　麦冬　熟地黄　枸杞子　白花蛇舌草　蒲公英　金银花　连翘　茵陈

方解：茯苓宁心，贝母入肺，党参、黄芪益营卫之气，怀山药补肾阳，当归补血，人参补元阴，枳壳破积，玄参、麦冬、熟地黄、枸杞子滋阴，白花蛇舌草、蒲公英清热解毒散结，金银花、连翘清热解毒，茵陈除湿。诸药合用，在清热解毒、散结止痒的基础上，强化心肺合降，促使内在之精直达于上。

每日两次，服用七日。

方七药物组成：酸枣仁　柏子仁　远志　党参　黄芪　砂仁　白豆蔻　黄连　玄参　麦冬　知母　玉竹　石斛　熟地黄　枸杞子　天冬　枳壳　白花蛇舌草　蒲公英　金银花　连翘　茵陈

人参晚上另服。

方解：酸枣仁、柏子仁、远志养心安神，党参、黄芪益营卫之气，砂仁、白豆蔻入脾胃和中，黄连清热，玄参、玉竹、石斛、麦冬、天冬、熟地黄、枸杞子补五脏之阴，知母滋阴润燥，枳壳破积，白花蛇舌草、蒲公英清热解毒散结，金银花、连翘清热解毒，茵陈除湿。诸药合用，在五脏同补和中的基础上，强化心脾合降，促使内在之精直达于上。

另用大剂量的人参与上方分开服，早上服主方，晚上服人参，每日各服一次，连服七日。

八、湿疹

湿疹是由多种内外因素引起的瘙痒剧烈的一种皮肤病变，表现为多数密集的粟粒大小的丘疹、丘疱疹或小水疱，基底潮红，逐渐融合成片，由于搔抓，丘疹、丘疱疹或水疱顶端抓破后呈明显的点状渗出及小糜烂面，边缘不清。如继发感染，炎症更明显，可形成脓疱、脓痂、毛囊炎、疖等。自觉剧烈瘙痒。好发于头面、耳后、四肢远端、阴囊、肛周等，多对称发布。

其病机是由于人体受到内外因素的影响，阴阳发展出现严重不平衡。治疗法则是调剂人体阴阳，恢复人体机能而达到治愈的目的。

方一药物组成：贝母　陈皮　当归　白芍　大黄　黄芩　玄参　麦冬　熟地黄　枸杞子　白花蛇舌草　蒲公英　茵陈　金银花　连翘（苍耳子　地肤子　蝉蜕随症加减）

方解：贝母入肺，陈皮行气，当归补血，白芍入足厥阴肝经，大黄降邪余之浊，黄芩清热进阴，玄参、麦冬、熟地黄、枸杞子滋阴，白花蛇舌草、蒲公英清热解毒散结，茵陈除湿，金银花、连翘清热解毒，苍耳子通窍祛风湿，地肤子祛风止痒，蝉蜕疏散风热。诸药合用，在清热解毒止痒的基础上，强化肺气清肃下行，促使内在之阴从下回归于上。

每日两次，服用七日。

方二药物组成： 贝母　党参　黄芪　黄芩　陈皮　玄参　麦冬　熟地黄　枸杞子　白花蛇舌草　蒲公英　茵陈（苍耳子　地肤子　蝉蜕随症加减）

方解：贝母入肺，党参、黄芪益营卫之气，黄芩清热进阴，陈皮行气，玄参、麦冬、熟地黄、枸杞子滋阴，白花蛇舌草、蒲公英清热解毒散结，茵陈除湿，苍耳子通窍祛风湿，地肤子祛风止痒，蝉蜕疏散风热。诸药合用，在清热解毒散结的基础上，强化肺气清肃下行，促使内在之精直达于上。

每日两次，服用七日。

方三药物组成： 贝母　党参　黄芪　怀山药　当归　白芍　大黄　陈皮　枳壳　玄参　麦冬　熟地黄　枸杞子　白花蛇舌草　蒲公英　金银花　连翘　茵陈（苍耳子　地肤子　蝉蜕随症加减）

方解：贝母入肺，党参、黄芪益营卫之气，怀山药补肾阳，当归补血，白芍入足厥阴肝经，大黄降邪余之浊，陈皮行气，枳壳破积，玄参、麦冬、熟地黄、枸杞子滋阴，白花蛇舌草、蒲公英清热解毒散结，金银花、连翘清热解毒，茵陈除湿，苍耳子通窍祛风湿，地肤子祛风止痒，蝉蜕疏散风热。诸药合用，在清热解毒散结的基础上，强化肺气清肃下行，促使内在之精直达于上。

每日两次，服用七日。

方四药物组成： 贝母　党参　黄芪　苍术　白术　怀山药　山萸肉　牡丹皮　白芍　大黄　陈皮　玄参　麦冬　熟地黄　枸杞子　白花蛇舌草　蒲公英　金银花　连翘　茵陈（苍耳子　地肤子　蝉蜕随症加减）

方解：贝母入肺，党参、黄芪益营卫之气，苍术、白术入脾胃和中，怀山药

补肾阳，山萸肉补肝肾，牡丹皮入血分，白芍入足厥阴肝经，大黄降邪余之浊，陈皮行气，玄参、麦冬、熟地黄、枸杞子滋阴，白花蛇舌草、蒲公英清热解毒散结，金银花、连翘清热解毒，茵陈除湿，苍耳子通窍祛风湿，地肤子祛风止痒，蝉蜕疏散风热。诸药合用，在清热解毒散结、补中益气的基础上，强化肺气清肃下行，促使内在之精直达于上。

每日两次，服用七日。

方五药物组成：茯苓　党参　黄芪　砂仁　白豆蔻　人参　陈皮　玄参　麦冬　熟地黄　枸杞子　白花蛇舌草　蒲公英　金银花　连翘　茵陈（苍耳子　地肤子　蝉蜕随症加减）

方解：茯苓宁心，党参、黄芪益营卫之气，砂仁、白豆蔻入脾胃和中，人参补元阴，陈皮行气，玄参、麦冬、熟地黄、枸杞子滋阴，白花蛇舌草、蒲公英清热解毒散结，金银花、连翘清热解毒，茵陈除湿，苍耳子通窍祛风湿，地肤子祛风止痒，蝉蜕疏散风热。诸药合用，在清热解毒散结、补中益气的基础上，强化脾肺合降，促使内在之精直达于上。

每日两次，服用七日。

方六药物组成：茯苓　贝母　党参　黄芪　怀山药　当归　人参　陈皮　玄参　麦冬　熟地黄　枸杞子　白花蛇舌草　蒲公英　金银花　连翘　茵陈（苍耳子　地肤子　蝉蜕随症加减）

方解：茯苓宁心，贝母入肺，党参、黄芪益营卫之气，怀山药补肾阳，当归补血，人参补元阴，陈皮行气，玄参、麦冬、熟地黄、枸杞子滋阴，白花蛇舌草、蒲公英清热解毒散结，金银花、连翘清热解毒，茵陈除湿，苍耳子通窍祛风湿，地肤子祛风止痒，蝉蜕疏散风热。诸药合用，在清热解毒散结的基础上，强化心肺合降，促使内在之精直达于上。

每日两次，服用七日。

方七药物组成：酸枣仁　柏子仁　远志　党参　黄芪　砂仁　白豆蔻　黄连　玄参　麦冬　知母　玉竹　石斛　熟地黄　枸杞子　天冬　陈皮　白花蛇舌草　蒲公英　金银花　连翘　茵陈（苍耳子　地肤子　蝉蜕随症加减）

人参晚上另服。

方解：酸枣仁、柏子仁、远志养心安神，党参、黄芪益营卫之气，砂仁、白豆蔻入脾胃和中，黄连清热进阴，玄参、玉竹、石斛、麦冬、天冬、熟地黄、枸杞子补五脏之阴，陈皮行气，白花蛇舌草、蒲公英清热解毒散结，金银花、连翘清热解毒，茵陈除湿，苍耳子通窍祛风湿，地肤子祛风止痒，蝉蜕疏散风热。诸药合用，在五脏同补和中的基础上，强化心脾合降，促使内在之精直达于上。

另用大剂量的人参与上方分开服，早上服主方，晚上服人参，每日各服一次，连服七日。

九、皮肤癌

皮肤癌是原发于皮肤或其附属器的肿瘤，主要由人体皮肤表皮发生的恶性病变引起。皮肤癌的早期表现多为红斑状皮损，伴有鳞片状脱屑或痂皮形成。生长较快，早期即形成溃疡。有的呈结节样、乳状或菜花状，向深部侵犯较小，基底可移动，有的呈蝶状，向深部浸润较明显，破坏性大，常累及骨骼。鳞状细胞癌合并感染有黏稠脓液，伴恶臭、疼痛。鳞状细胞癌的恶性度较高，较易转移，多见区域性淋巴结转移。

其病机是由于人体受到内外因素的影响，阴阳发展出现严重不平衡。治疗法则是调剂人体阴阳，恢复人体机能而达到治愈的目的。

轻型

方一药物组成：贝母　枳壳　当归　白芍　大黄　黄芩　玄参　麦冬　熟地黄　枸杞子　白花蛇舌草　半枝莲　金银花　连翘　茵陈

方解：贝母入肺，枳壳破积，当归补血，白芍入足厥阴肝经，大黄降邪余之

浊，黄芩清热进阴，玄参、麦冬、熟地黄、枸杞子滋阴，白花蛇舌草、半枝莲抗癌，金银花、连翘清热解毒，茵陈除湿。诸药合用，在清热解毒除湿的基础上，强化肺气清肃下行，促使内在之阴从下回归于上。

每日两次，服用七日。

方二药物组成：贝母　党参　黄芪　黄芩　枳壳　玄参　麦冬　熟地黄　枸杞子　白花蛇舌草　半枝莲　茵陈

方解：贝母入肺，党参、黄芪益营卫之气，黄芩清热进阴，枳壳破积，玄参、麦冬、熟地黄、枸杞子滋阴，白花蛇舌草、半枝莲抗癌，茵陈除湿。诸药合用，强化肺气清肃下行的同时，促使内在之精直达于上。

每日两次，服用七日。

方三药物组成：贝母　党参　黄芪　怀山药　当归　白芍　大黄　黄芩　枳壳玄参　麦冬　熟地黄　枸杞子　白花蛇舌草　半枝莲　金银花　连翘　茵陈

方解：贝母入肺，党参、黄芪益营卫之气，怀山药补肾阳，当归补血，白芍入足厥阴肝经，大黄降邪余之浊，黄芩清热进阴，枳壳破积，玄参、麦冬、熟地黄、枸杞子滋阴，白花蛇舌草、半枝莲抗癌，金银花、连翘清热解毒，茵陈除湿。诸药合用，在清热解毒除湿的基础上，强化肺气清肃下行，促使内在之精直达于上。

每日两次，服用七日。

方四药物组成：贝母　党参　黄芪　苍术　白术　怀山药　山萸肉　牡丹皮白芍　大黄　枳壳　玄参　麦冬　熟地黄　枸杞子　白花蛇舌草　半枝莲　金银花连翘　茵陈

方解：贝母入肺，党参、黄芪益营卫之气，苍术、白术入脾胃和中，怀山药补肾阳，山萸肉补肝肾，牡丹皮入血分，白芍入足厥阴肝经，大黄降邪余之浊，枳壳破积，玄参、麦冬、熟地黄、枸杞子滋阴，白花蛇舌草、半枝莲抗癌，金银花、连翘清热解毒，茵陈除湿。诸药合用，在清热解毒、补中益气的基础上，强化肺气清肃下行，促使内在之精直达于上。

每日两次，服用七日。

方五药物组成： 茯苓　党参　黄芪　砂仁　白豆蔻　人参　枳壳　玄参　麦冬　熟地黄　枸杞子　白花蛇舌草　半枝莲　金银花　连翘　茵陈

方解：茯苓宁心，党参、黄芪益营卫之气，砂仁、白豆蔻入脾胃和中，人参补元阴，枳壳破积，玄参、麦冬、熟地黄、枸杞子滋阴，白花蛇舌草、半枝莲抗癌，金银花、连翘清热解毒，茵陈除湿。诸药合用，在清热解毒、补中益气的基础上，强化脾肺合降，促使内在之精直达于上。

每日两次，服用七日。

方六药物组成： 茯苓　贝母　党参　黄芪　怀山药　当归　人参　枳壳　玄参　麦冬　熟地黄　枸杞子　白花蛇舌草　半枝莲　金银花　连翘　茵陈

方解：茯苓宁心，贝母入肺，党参、黄芪益营卫之气，怀山药补肾阳，当归补血，人参补元阴，枳壳破积，玄参、麦冬、熟地黄、枸杞子滋阴，白花蛇舌草、半枝莲抗癌，金银花、连翘清热解毒，茵陈除湿。诸药合用，在清热解毒的基础上强化心肺合降，促使内在之精直达于上。

每日两次，服用七日。

方七药物组成： 酸枣仁　柏子仁　远志　党参　黄芪　砂仁　白豆蔻　黄连　玄参　麦冬　知母　玉竹　石斛　熟地黄　枸杞子　天冬　枳壳　白花蛇舌草　半枝莲　金银花　连翘　茵陈

人参晚上另服。

方解：酸枣仁、柏子仁、远志养心安神，党参、黄芪益营卫之气，砂仁、白豆蔻入脾胃和中，黄连清热，玄参、玉竹、石斛、麦冬、天冬、熟地黄、枸杞子补五脏之阴，枳壳破积，白花蛇舌草、半枝莲抗癌，金银花、连翘清热解毒，茵陈除湿。诸药合用，在五脏同补和中的基础上，强化心脾合降，促使内在之精直达于上。

另用大剂量的人参与上方分开服，早上服主方，晚上服人参，每日各服一次，连服七日。

重型

方一药物组成：贝母　枳实　当归　白芍　大黄　黄芩　玄参　麦冬　熟地黄　枸杞子　白花蛇舌草　半枝莲

方解：贝母入肺，枳实破积，当归补血，白芍入足厥阴肝经，大黄降邪余之浊，黄芩清热进阴，玄参、麦冬、熟地黄、枸杞子滋阴，白花蛇舌草、半枝莲抗癌。诸药合用，强化肺气清肃下行的同时，促使内在之阴从下回归于上。

每日两次，服用七日。

方二药物组成：贝母　党参　黄芪　黄芩　枳实　玄参　麦冬　熟地黄　枸杞子　白花蛇舌草　半枝莲

方解：贝母入肺，党参、黄芪益营卫之气，黄芩清热进阴，枳实破积，玄参、麦冬、熟地黄、枸杞子滋阴，白花蛇舌草、半枝莲抗癌。诸药合用，强化肺气清肃下行，促使内在之精直达于上。

每日两次，服用七日。

方三药物组成：贝母　党参　黄芪　怀山药　当归　白芍　大黄　黄芩　枳实　玄参　麦冬　熟地黄　枸杞子　白花蛇舌草　半枝莲

方解：贝母入肺，党参、黄芪益营卫之气，怀山药补肾阳，当归补血，白芍入足厥阴肝经，大黄降邪余之浊，枳实破积，玄参、麦冬、熟地黄、枸杞子滋阴，白花蛇舌草、半枝莲抗癌。诸药合用，强化肺气清肃下行，促使内在之精直达于上。

每日两次，服用七日。

方四药物组成：贝母　党参　黄芪　苍术　白术　怀山药　山萸肉　牡丹皮　白芍　大黄　枳实　玄参　麦冬　熟地黄　枸杞子　白花蛇舌草　半枝莲

方解：贝母入肺，党参、黄芪益营卫之气，苍术、白术入脾胃和中，怀山药补肾阳，山萸肉补肝肾，牡丹皮入血分，白芍入足厥阴肝经，大黄降邪余之浊，枳实破积，玄参、麦冬、熟地黄、枸杞子滋阴，白花蛇舌草、半枝莲抗癌。诸药合用，在补中益气的基础上，强化肺气清肃下行，促使内在之精直达于上。

每日两次，服用七日。

方五药物组成：茯苓　党参　黄芪　砂仁　白豆蔻　人参　枳实　玄参　麦冬　熟地黄　枸杞子　白花蛇舌草　半枝莲

方解：茯苓宁心，党参、黄芪益营卫之气，砂仁、白豆蔻入脾胃和中，人参补元阴，枳实破积，玄参、麦冬、熟地黄、枸杞子滋阴，白花蛇舌草、半枝莲抗癌。诸药合用，在补中益气的基础上，强化脾肺合降，促使内在之精直达于上。

每日两次，服用七日。

方六药物组成：茯苓　贝母　党参　黄芪　怀山药　当归　人参　枳实　玄参　麦冬　熟地黄　枸杞子　白花蛇舌草　半枝莲

方解：茯苓宁心，贝母入肺，党参、黄芪益营卫之气，怀山药补肾阳，当归补血，人参补元阴，枳实破积，玄参、麦冬、熟地黄、枸杞子滋阴，白花蛇舌草、半枝莲抗癌。诸药合用，在清热解毒的基础上，强化心肺合降，促使内在之精直达于上。

每日两次，服用七日。

方七药物组成：酸枣仁　柏子仁　远志　党参　黄芪　砂仁　白豆蔻　黄连　玄参　麦冬　知母　玉竹　石斛　熟地黄　枸杞子　天冬　枳实　白花蛇舌草　半枝莲

人参晚上另服。

方解：酸枣仁、柏子仁养心安神，党参、黄芪益营卫之气，砂仁、白豆蔻入脾胃和中，黄连清热，玄参、玉竹、石斛、麦冬、天冬、熟地黄、枸杞子补五脏之阴，枳实破积，白花蛇舌草、半枝莲抗癌。诸药合用，在五脏同补和中的基础上，强化心脾合降，促使内在之精直达于上。

另用大剂量的人参与上方分开服，早上服主方，晚上服人参，每日各服一次，连服七日。

十、过敏性痒疹

小儿痒疹：多自1~2岁发病。常发生在丘疹性荨麻疹或荨麻疹后，初为风团或风团样丘疹，逐渐增多波及全身，风团消退后可遗留米粒至高粱米大小淡红、褐红坚硬小结节，即痒性小结节。瘙痒剧烈，可出现苔藓样变、湿疹样变或化脓性感染及腹股沟淋巴结肿，不痛、不红、不化脓。本病多发生在3岁以前的儿童，一般1周岁左右发病，好发于四肢，下肢更多见。病程呈慢性经过，患病幼儿多伴有营养不良、贫血、胃肠功能紊乱、情绪急躁，至青年本病常可自行缓解。

成人痒疹：好发于四肢、躯干及臀部，对称分布，临床表现与小儿痒疹相似。初发皮疹为粟粒至绿豆大小风团样丘疹或丘疱疹，风团样红斑消失后。留下坚实性的小丘疹。剧烈搔抓或长期搔抓后可引起皮肤色素沉着、苔藓样变等改变。病程可持续数月甚至数年。

其病机是由于人体受到内外因素的影响，阴阳发展出现严重不平衡。治疗法则是调剂人体阴阳，恢复人体机能而达到治愈的目的。

方一药物组成：贝母 陈皮 当归 白芍 大黄 黄芩 玄参 麦冬 熟地黄 枸杞子 白花蛇舌草 蒲公英 茵陈 金银花 连翘 苍耳子 地肤子 蝉蜕

方解：贝母入肺，陈皮行气，当归补血，白芍入足厥阴肝经，大黄降邪余之浊，黄芩清热进阴，玄参、麦冬、熟地黄、枸杞子滋阴，白花蛇舌草、蒲公英清热解毒散结，茵陈除湿，金银花、连翘清热解毒、疏风解表，苍耳子通窍祛风湿，地肤子祛风止痒，蝉蜕疏散风热。诸药合用，在清热解毒止痒的基础上，强化肺气清肃下行，促使内在之阴从下回归于上。

每日两次，服用七日。

方二药物组成：贝母　党参　黄芪　黄芩　陈皮　玄参　麦冬　熟地黄　枸杞子　白花蛇舌草　蒲公英　茵陈　苍耳子　地肤子　蝉蜕

方解：贝母入肺，党参、黄芪益营卫之气，黄芩清热进阴，陈皮行气，玄参、麦冬、熟地黄、枸杞子滋阴，白花蛇舌草、蒲公英清热解毒散结，茵陈除湿，苍耳子通窍祛风湿，地肤子祛风止痒，蝉蜕疏散风热。诸药合用，在清热解毒散结的基础上，强化肺气清肃下行，促使内在之精直达于上。

每日两次，服用七日。

方三药物组成：贝母　党参　黄芪　怀山药　当归　白芍　大黄　陈皮　枳壳　玄参　麦冬　熟地黄　枸杞子　白花蛇舌草　蒲公英　金银花　连翘　茵陈　苍耳子　地肤子　蝉蜕

方解：贝母入肺，党参、黄芪益营卫之气，怀山药补肾阳，当归补血，白芍入足厥阴肝经，大黄降邪余之浊，陈皮行气，枳壳破积，玄参、麦冬、熟地黄、枸杞子滋阴，白花蛇舌草、蒲公英清热解毒散结，金银花、连翘清热解毒、疏风解表，茵陈除湿，苍耳子通窍祛风湿，地肤子祛风止痒，蝉蜕疏散风热。诸药合用，在清热解毒散结的基础上，强化肺气清肃下行，促使内在之精直达于上。

每日两次，服用七日。

方四药物组成：贝母　党参　黄芪　苍术　白术　怀山药　山萸肉　牡丹皮　白芍　大黄　陈皮　玄参　麦冬　熟地黄　枸杞子　白花蛇舌草　蒲公英　金银花　连翘　茵陈　苍耳子　地肤子　蝉蜕

方解：贝母入肺，党参、黄芪益营卫之气，苍术、白术入脾胃和中，怀山药

补肾阳，山萸肉补肝肾，牡丹皮入血分，白芍入足厥阴肝经，大黄降邪余之浊，陈皮行气，玄参、麦冬、熟地黄、枸杞子滋阴，白花蛇舌草、蒲公英清热解毒散结，金银花、连翘清热解毒疏风解表，茵陈除湿，苍耳子通窍祛风湿，地肤子祛风止痒，蝉蜕疏散风热。诸药合用，在清热解毒散结、补中益气的基础上，强化肺气清肃下行，促使内在之精直达于上。

每日两次，服用七日。

方五药物组成：茯苓　党参　黄芪　砂仁　白豆蔻　人参　陈皮　玄参　麦冬　熟地黄　枸杞子　白花蛇舌草　蒲公英　金银花　连翘　茵陈　苍耳子　地肤子　蝉蜕

方解：茯苓宁心，党参、黄芪益营卫之气，砂仁、白豆蔻入脾胃和中，人参补元阴，陈皮行气，玄参、麦冬、熟地黄、枸杞子滋阴，白花蛇舌草、蒲公英清热解毒散结，金银花、连翘清热解毒、疏风解表，茵陈除湿，苍耳子通窍祛风湿，地肤子祛风止痒，蝉蜕疏散风热。诸药合用，在清热解毒散结、补中益气的基础上，强化脾肺合降，促使内在之精直达于上。

每日两次，服用七日。

方六药物组成：茯苓　贝母　党参　黄芪　怀山药　当归　人参　陈皮　玄参　麦冬　熟地黄　枸杞子　白花蛇舌草　蒲公英　金银花　连翘　茵陈　苍耳子　地肤子　蝉蜕

方解：茯苓宁心，贝母入肺，党参、黄芪益营卫之气，怀山药补肾阳，当归补血，人参补元阴，陈皮行气，玄参、麦冬、熟地黄、枸杞子滋阴，白花蛇舌草、蒲公英清热解毒散结，金银花、连翘清热解毒、疏风解表，茵陈除湿，苍耳子通窍祛风湿，地肤子祛风止痒，蝉蜕疏散风热。诸药合用，在清热解毒散结的基础上，强化心肺合降，促使内在之精直达于上。

每日两次，服用七日。

方七药物组成：酸枣仁　柏子仁　远志　党参　黄芪　砂仁　白豆蔻　黄连　玄参　麦冬　知母　玉竹　石斛　熟地黄　枸杞子　天冬　陈皮　白花蛇舌草　蒲公英　金银花　连翘　茵陈　苍耳子　地肤子　蝉蜕

人参晚上另服。

方解：酸枣仁、柏子仁养心安神，党参、黄芪益营卫之气，砂仁、白豆蔻入脾胃和中，黄连清热进阴，玄参、玉竹、石斛、麦冬、天冬、熟地黄、枸杞子补五脏之阴，陈皮行气，白花蛇舌草、蒲公英清热解毒散结，金银花、连翘清热解毒疏风解表，茵陈除湿，苍耳子通窍祛风湿，地肤子祛风止痒，蝉蜕疏散风热。诸药合用，在五脏同补和中的基础上，强化心脾合降，促使内在之精直达于上。

另用大剂量的人参与上方分开服，早上服主方，晚上服人参，每日各服一次，连服七日。

其他疾病

一、癌症术后，放疗、化疗后治疗

二、乳腺增生

三、糖尿病

四、多食快饥症

五、亡阳

六、亡阴

七、肌营养不良症

八、痔疮

九、脱肛

十、口水病

十一、精神分裂症

十二、肠炎

十三、脐痛

十四、小儿多动症

十五、眩晕

十六、阴痒

十七、阴吹

十八、哮喘

十九、顽固性头痛

二十、盗汗

二十一、淋证

一、癌症术后，放疗、化疗后治疗

方一药物组成：贝母　枳实　当归　白芍　大黄　白花蛇舌草　半枝莲　麦冬　熟地黄

方解：贝母入肺，枳实破积，当归补血，白芍入足厥阴肝经，大黄降邪余之浊，白花蛇舌草、半枝莲抗癌，麦冬、熟地黄滋阴。诸药合用，强化肺气清肃下行的同时，促使内在之阴从下回归于上。

每日两次，服用七日。

方二药物组成：党参　黄芪　贝母　枳实　白花蛇舌草　半枝莲　麦冬　熟地黄

方解：党参、黄芪益营卫之气，贝母入肺，枳实破积，白花蛇舌草、半枝莲抗癌，麦冬、熟地黄滋阴。诸药合用，强化肺气清肃下行的同时，促使内在之精直达于上。

每日两次，服用七日。

方三药物组成：贝母　党参　黄芪　怀山药　当归　白芍　大黄　麦冬　熟地黄　白花蛇舌草　半枝莲

方解：贝母入肺，党参、黄芪益营卫之气，怀山药补肾阳，当归补血，白芍入足厥阴肝经，大黄降邪余之浊，麦冬、熟地黄滋阴，白花蛇舌草、半枝莲抗癌。诸药合用，强化肺气清肃下行的同时，促使内在之精直达于上。

每日两次，服用七日。

方四药物组成：贝母　党参　黄芪　苍术　白术　怀山药　山萸肉　牡丹皮　白芍　大黄　枳实　白花蛇舌草　半枝莲　麦冬　熟地黄

方解：贝母入肺，党参、黄芪益营卫之气，苍术、白术入脾胃和中，怀山药补肾阳，山茱肉补肝肾，牡丹皮入血分，白芍入足厥阴肝经，大黄降邪余之浊，枳实破积，白花蛇舌草、半枝莲抗癌，麦冬、熟地黄滋阴。诸药合用，在补中益气的基础上，强化肺气清肃下行，促使内在之精直达于上。

每日两次，服用七日。

方五药物组成： 茯苓　党参　黄芪　砂仁　白豆蔻　人参　枳实　白花蛇舌草　半枝莲　麦冬　熟地黄

方解：茯苓宁心，党参、黄芪益营卫之气，砂仁、白豆蔻入脾胃和中，人参补元阴，枳实破积，白花蛇舌草、半枝莲抗癌，麦冬、熟地黄滋阴。诸药合用，在补中益气的基础上，强化脾肺合降，促使内在之精直达于上。

每日两次，服用七日。

方六药物组成： 茯苓　贝母　党参　黄芪　人参　怀山药　当归　枳实　白花蛇舌草　半枝莲　麦冬　熟地黄

方解：茯苓宁心，贝母入肺，党参、黄芪益营卫之气，人参补元阴，怀山药补肾阳，当归补血，枳实破积，白花蛇舌草、半枝莲抗癌，麦冬、熟地黄滋阴。诸药合用，强化心肺合降，促使内在之精直达于上。

每日两次，服用七日。

方七药物组成： 酸枣仁　柏子仁　党参　黄芪　砂仁　白豆蔻　黄连　枳实　白花蛇舌草　半枝莲　玄参　麦冬　天冬　玉竹　石斛　熟地黄　枸杞子

人参晚上另服。

方解：酸枣仁、柏子仁养心安神，党参、黄芪益营卫之气，砂仁、白豆蔻入脾胃和中，黄连清热，枳实破积，白花蛇舌草、半枝莲抗癌，玄参、麦冬、天冬、玉竹、石斛、熟地黄、枸杞子补五脏之阴。诸药合用，在五脏同补和中的基础上，强化心脾合降，促使内在之精直达于上。

另用大剂量的人参与上方分开服，早上服主方，晚上服人参，每日各服一次，连服七日。

方八药物组成： 天麻　贝母　党参　黄芪　枳实　白花蛇舌草　半枝莲　麦冬　熟地黄　枸杞子

方解：天麻益气，贝母入肺，党参、黄芪益营卫之气，枳实破积，白花蛇舌草、半枝莲抗癌，麦冬、熟地黄、枸杞子滋阴。诸药合用，在滋阴益气的基础上，强化肺气清肃下行，促使内在之精直达于上。

每日两次，服用七日。

方九药物组成： 瓜蒌皮　天花粉　苍术　白术　枳实　白花蛇舌草　半枝莲

方解：瓜蒌皮、天花粉润肺滋阴，苍术、白术入脾胃和中，枳实破积，白花蛇舌草、半枝莲抗癌。诸药合用，在滋阴补中益气的基础上，强化肺气清肃下行，促使内在之精直达于上。

每日两次，服用七日。

方十药物组成： 贝母　党参　黄芪　枳壳　白花蛇舌草　半枝莲　麦冬　熟地黄

方解：贝母入肺，党参、黄芪益营卫之气，枳壳破积，白花蛇舌草、半枝莲抗癌，麦冬、熟地黄滋阴。诸药合用，在滋阴益气的基础上，强化肺气清肃下行，促使内在之精直达于上。

每日两次，服用七日。

方十一药物组成： 酸枣仁　柏子仁　贝母　党参　黄芪　枳壳　白花蛇舌草　半枝莲　麦冬　熟地黄　枸杞子

方解：酸枣仁、柏子仁养心安神，贝母入肺，党参、黄芪益营卫之气，枳壳破积，白花蛇舌草、半枝莲抗癌，麦冬、熟地黄、枸杞子滋阴。诸药合用，在滋阴益气的基础上，强化心肺合降，促使内在之精直达于上。

每日两次，服用七日。

方十二药物组成：瓜蒌皮　天花粉　苍术、白术　枳壳　白花蛇舌草　半枝莲

方解：瓜蒌皮、天花粉润肺滋阴，苍术、白术入脾胃和中，枳壳破积，白花蛇舌草、半枝莲抗癌。诸药合用，在滋阴补中益气的基础上，强化肺气清肃下行，促使内在之精直达于上。

每日两次，服用七日。

方十三药物组成：贝母　党参　黄芪　陈皮　白花蛇舌草　半枝莲　麦冬　熟地黄

方解：贝母入肺，党参、黄芪益营卫之气，陈皮行气，白花蛇舌草、半枝莲抗癌，麦冬、熟地黄滋阴。诸药合用，在滋阴益气的基础上，强化肺气清肃下行，促使内在之精直达于上。

每日两次，服用七日。

方十四药物组成：酸枣仁　柏子仁　贝母　党参　黄芪　白花蛇舌草　半枝莲　麦冬　熟地黄　枸杞子　陈皮

方解：酸枣仁、柏子仁养心安神，贝母入肺，党参、黄芪益营卫之气，白花蛇舌草、半枝莲抗癌，麦冬、熟地黄、枸杞子滋阴，陈皮行气。诸药合用，在滋阴益气的基础上，强化心肺合降，促使内在之精直达于上。

每日两次，服用七日。

方十五药物组成：瓜蒌皮　天花粉　苍术　白术　陈皮　白花蛇舌草　半枝莲

方解：瓜蒌皮、天花粉润肺滋阴，苍术、白术入脾胃和中，陈皮行气，白花蛇舌草、半枝莲抗癌。诸药合用，在滋阴、补中益气的基础上，强化肺气清肃下行，促使内在之精直达于上。

每日两次，服用七日。

二、乳腺增生

乳腺增生常为胀痛或刺痛，可累及一侧或两侧乳房，以一侧偏重多见，疼痛严重者不可触碰，甚至影响日常生活及工作。疼痛可向同侧腋窝或肩背部放射；部分可表现为乳头疼痛或痒。乳房疼痛常于月经前数天出现或加重，行经后疼痛明显减轻或消失；疼痛亦可随情绪变化、劳累、天气变化而波动。较为严重的可见肿块，可发于单侧或双侧乳房，单个或多个，表现为大小不一的片状、结节状、条索状等，其中以片状为多见。边界不明显，质地中等或稍硬，与周围组织无黏连，常有触痛。

其病机是由于人体受到内外因素的影响，阴阳发展出现严重不平衡。内在脏腑气化不平衡所导致的一系列病理变化。治疗法则是调剂人体阴阳，恢复人体机能而达到治愈的目的。

方一药物组成：贝母　枳实　当归　白芍　大黄　黄芩　玄参　麦冬　熟地黄　枸杞子　昆布　海藻

方解：贝母入肺，枳实破积，当归补血，白芍入足厥阴肝经，大黄降邪余之浊，黄芩清热进阴，玄参、麦冬、熟地黄、枸杞子滋阴，昆布、海藻软坚散结。诸药合用，在软坚散结的基础上，强化肺气清肃下行，促使内在之阴从下回归于上。

每日两次，服用七日。

方二药物组成：贝母　党参　黄芪　黄芩　枳实　玄参　麦冬　熟地黄　枸杞子　昆布　海藻

方解：贝母入肺，党参、黄芪益营卫之气，黄芩清热进阴，枳实破积，玄参、麦冬、熟地黄、枸杞子滋阴，昆布、海藻软坚散结。诸药合用，在软坚散结的基础上，强化肺气清肃下行，促使内在之精直达于上。

每日两次，服用七日。

方三药物组成：贝母　党参　黄芪　怀山药　当归　白芍　大黄　黄芩　枳实
玄参　麦冬　熟地黄　枸杞子　昆布　海藻

方解：贝母入肺，党参、黄芪益营卫之气，怀山药补肾阳，当归补血，白芍
入足厥阴肝经，大黄降邪余之浊，黄芩清热进阴，枳实破积，玄参、麦冬、熟地
黄、枸杞子滋阴，昆布、海藻软坚散结。诸药合用，在软坚散结的基础上，强化
肺气清肃下行，促使内在之精直达于上。

每日两次，服用七日。

方四药物组成：贝母　党参　黄芪　苍术　白术　怀山药　山萸肉　牡丹皮
白芍　大黄　枳实　玄参　麦冬　熟地黄　枸杞子　昆布　海藻

方解：贝母入肺，党参、黄芪益营卫之气，苍术、白术入脾胃和中，怀山药
补肾阳，山萸肉补肝肾，牡丹皮入血分，白芍入足厥阴肝经，大黄降邪余之浊，
枳实破积，玄参、麦冬、熟地黄、枸杞子滋阴，昆布、海藻软坚散结。诸药合
用，在清热解毒散结、补中益气的基础上，强化肺气清肃下行，促使内在之精直
达于上。

每日两次，服用七日。

方五药物组成：茯苓　党参　黄芪　砂仁　白豆蔻　人参　枳实　玄参　麦冬
熟地黄　枸杞子　昆布　海藻

方解：茯苓宁心，党参、黄芪益营卫之气，砂仁、白豆蔻入脾胃和中，人参
补元阴，枳实破积，玄参、麦冬、熟地黄、枸杞子滋阴，昆布、海藻软坚散结。
诸药合用，在清热解毒散结、补中益气的基础上，强化脾肺合降，促使内在之精
直达于上。

每日两次，服用七日。

方六药物组成：茯苓　贝母　党参　黄芪　怀山药　当归　人参　枳实　玄参　麦冬　熟地黄　枸杞子　昆布　海藻

方解：茯苓宁心，贝母入肺，党参、黄芪益营卫之气，怀山药补肾阳，当归补血，人参补元阴，枳实破积，玄参、麦冬、熟地黄、枸杞子滋阴，昆布、海藻软坚散结。诸药合用，在清热解毒散结的基础上，强化心肺合降，促使内在之精直达于上。

每日两次，服用七日。

方七药物组成：酸枣仁　柏子仁　远志　党参　黄芪　砂仁　白豆蔻　黄连　玄参　麦冬　知母　玉竹　石斛　熟地黄　枸杞子　天冬　枳实　昆布　海藻

人参晚上另服。

方解：酸枣仁、柏子仁、远志养心安神，党参、黄芪益营卫之气，砂仁、白豆蔻入脾胃和中，黄连清热，玄参、玉竹、石斛、麦冬、天冬、熟地黄、枸杞子补五脏之阴，知母滋阴润燥，枳实破积，昆布、海藻软坚散结。诸药合用，在五脏同补和中的基础上，强化心脾合降，促使内在之精直达于上。

另用大剂量的人参与上方分开服，早上服主方，晚上服人参，每日各服一次，连服七日。

三、糖尿病

糖尿病是一组以高血糖为特征的代谢性疾病。高血糖则是由于胰岛素分泌缺陷或其生物作用受损，或两者兼有引起。糖尿病时长期存在的高血糖，导致各种组织，特别是眼、肾、心脏、血管、神经的慢性损害、功能障碍。严重高血糖时出现典型的"三多一少"症状，即多饮、多尿、多食和消瘦，多见于1型糖尿病，2型糖尿病发病前常有疲乏无力、肥胖。

其病机是人体受到内外因素的影响，阴阳发展出现严重不平衡，内在脏腑气化不平衡所导致的一系列病理变化。治疗法则是调剂人体阴阳，恢复人体机能而达到治愈的目的。

方一药物组成： 贝母　陈皮　当归　白芍　大黄　黄芩　玄参　麦冬　熟地黄　枸杞子　茵陈

方解：贝母入肺，陈皮行气，当归补血，白芍入足厥阴肝经，大黄降邪余之浊，黄芩清热进阴，玄参、麦冬、熟地黄、枸杞子滋阴，茵陈除湿。诸药合用，在清热除湿的基础上，强化肺气清肃下行，促使内在之阴从下回归于上。

每日两次，服用七日。

方二药物组成： 贝母　党参　黄芪　黄芩　陈皮　玄参　麦冬　熟地黄　枸杞子　茵陈

方解：贝母入肺，党参、黄芪益营卫之气，黄芩清热进阴，陈皮行气，玄参、麦冬、熟地黄、枸杞子滋阴，茵陈除湿。诸药合用，在清热除湿的基础上，强化肺气清肃下行，促使内在之精直达于上。

每日两次，服用七日。

方三药物组成： 贝母　党参　黄芪　怀山药　当归　白芍　大黄　黄芩　陈皮　玄参　麦冬　熟地黄　枸杞子　茵陈

方解：贝母入肺，党参、黄芪益营卫之气，怀山药补肾阳，当归补血，白芍入足厥阴肝经，大黄降邪余之浊，黄芩清热进阴，陈皮行气，玄参、麦冬、熟地黄、枸杞子滋阴，茵陈除湿。诸药合用，在清热除湿的基础上，强化肺气清肃下行，促使内在之精直达于上。

每日两次，服用七日。

方四药物组成： 贝母　党参　黄芪　苍术　白术　怀山药　山萸肉　牡丹皮　白芍　大黄　陈皮　玄参　麦冬　熟地黄　枸杞子　茵陈

方解：贝母入肺，党参、黄芪益营卫之气，苍术、白术入脾胃和中，怀山药补肾阳，山萸肉补肝肾，牡丹皮入血分，白芍入足厥阴肝经，大黄降邪余之浊，陈皮行气，玄参、麦冬、熟地黄、枸杞子滋阴，茵陈除湿。诸药合用，在清热解毒散结、补中益气的基础上，强化肺气清肃下行，促使内在之精直达于上。

每日两次，服用七日。

方五药物组成： 茯苓　党参　黄芪　砂仁　白豆蔻　人参　陈皮　玄参　麦冬　熟地黄　枸杞子　茵陈

方解：茯苓宁心，党参、黄芪益营卫之气，砂仁、白豆蔻入脾胃和中，人参补元阴，陈皮行气，玄参、麦冬、熟地黄、枸杞子滋阴，茵陈除湿。诸药合用，在清热解毒散结，补中益气的基础上，强化脾肺合降，促使内在之精直达于上。

每日两次，服用七日。

方六药物组成： 茯苓　贝母　党参　黄芪　怀山药　当归　人参　陈皮　玄参　麦冬　熟地黄　枸杞子　茵陈

方解：茯苓宁心，贝母入肺，党参、黄芪益营卫之气，怀山药补肾阳，当归补血，人参补元阴，陈皮行气，玄参、麦冬、熟地黄、枸杞子滋阴，茵陈除湿。诸药合用，在清热解毒散结的基础上强化心肺合降，促使内在之精直达于上。

每日两次，服用七日。

方七药物组成： 酸枣仁　柏子仁　远志　党参　黄芪　砂仁　白豆蔻　黄连　玄参　麦冬　知母　玉竹　石斛　熟地黄　枸杞子　天冬　陈皮　茵陈

人参晚上另服。

方解：酸枣仁、柏子仁、远志养心安神，党参、黄芪益营卫之气，砂仁、白豆蔻入脾胃和中，黄连清热进阴，玄参、玉竹、石斛、麦冬、天冬、熟地黄、枸杞子补五脏之阴，知母滋阴润燥，陈皮行气，茵陈除湿。诸药合用，在五脏同补和中的基础上，强化心脾合降，促使内在之精直达于上。

另用大剂量的人参与上方分开服，早上服主方，晚上服人参，每日各服一次，连服七日。

四、多食快饥症

多食快饥症是指患者食欲过于亢盛，进食量多，但食后不久即感饥饿的症状，亦称多食易饥。兼多饮多尿，形体消瘦者，多见于消渴。因胃火炽盛，腐熟太过所致。兼大便溏泄者，属胃强脾弱。胃强则胃腐熟功能亢盛，故消谷善饥；脾弱则脾运化无力，故大便溏泄。治疗法则是调剂人体阴阳，恢复人体阴阳平衡而达到治愈的目的。

方一药物组成：党参　黄芪　枳实　苍术　白术　山萸肉　牡丹皮　白芍　大黄　怀山药　玉竹　石斛

方解：党参、黄芪益营卫之气，枳实破积，苍术、白术入脾胃和中，山萸肉补肝肾，牡丹皮入血分，白芍入足厥阴肝经，大黄降邪余之浊，怀山药补脾肾之阳，玉竹、石斛滋阴。诸药合用，在补中益气的基础上，强化肺气清肃下行，促使内在之阴从下回归于上。

每日两次，服用七日。

方二药物组成：党参　黄芪　枳壳　苍术　白术　山萸肉　牡丹皮　白芍　大黄　怀山药　陈皮　玉竹　石斛

方解：党参、黄芪益营卫之气，枳壳破积，苍术、白术入脾胃和中，山萸肉补肝肾，牡丹皮入血分，白芍入足厥阴肝经，大黄降邪余之浊，怀山药补脾肾之阳，陈皮行气，玉竹石斛滋阴。诸药合用，在补中益气的基础上，强化肺气清肃下行，促使内在之精直达于上。

每日两次，服用七日。

方三药物组成： 贝母　党参　黄芪　怀山药　当归　白芍　大黄　玉竹　石斛　熟地黄　枸杞子　陈皮

方解：贝母入肺，党参、黄芪益营卫之气，怀山药补脾肾之阳，当归补血，白芍入足厥阴肝经，大黄降邪余之浊，玉竹、石斛、熟地黄、枸杞子补五脏之阴，陈皮行气。诸药合用，在五脏同补的基础上，强化肺气清肃下行，促使内在之精直达于上。

每日两次，服用七日。

方四药物组成： 贝母　党参　黄芪　陈皮　苍术　白术　山萸肉　牡丹皮　白芍　大黄　怀山药　玉竹　石斛　熟地黄　枸杞子

方解：贝母入肺，党参、黄芪益营卫之气，陈皮行气，苍术、白术入脾胃和中，山萸肉补肝肾，牡丹皮入血分，白芍入足厥阴肝经，大黄降邪余之浊，怀山药补脾肾之阳，玉竹、石斛、熟地黄、枸杞子补五脏之阴。诸药合用，在五脏同补的基础上，强化肺气清肃下行，促使内在之精直达于上。

每日两次，服用七日。

方五药物组成： 茯苓　党参　黄芪　砂仁　白豆蔻　陈皮　人参　玉竹　石斛　熟地黄　枸杞子

方解：茯苓宁心，党参、黄芪益营卫之气，砂仁、白豆蔻入脾胃和中，陈皮行气，人参补元阴，玉竹、石斛、熟地黄、枸杞子补五脏之阴。诸药合用，在五脏同补的基础上，强化心脾合降，促使内在之精直达于上。

每日两次，服用七日。

方六药物组成： 茯苓　贝母　怀山药　当归　党参　黄芪　陈皮　人参　玉竹

石斛　熟地黄　枸杞子

方解：茯苓宁心，贝母入肺，怀山药补脾肾之阳，当归补血，党参、黄芪益营卫之气，陈皮行气，人参补元阴，玉竹、石斛、熟地黄、枸杞子补五脏之阴。诸药合用，在五脏同补的基础上，强化心脾合降，促使内在之精直达于上。

每日两次，服用七日。

方七药物组成：酸枣仁　柏子仁　远志　党参　黄芪　砂仁　白豆蔻　黄连　陈皮　玉竹　石斛　玄参　麦冬　天冬　枸杞子　熟地黄

人参晚上另服。

方解：酸枣仁、柏子仁、远志养心安神，党参、黄芪益营卫之气，砂仁、白豆蔻入脾胃和中，黄连清热，陈皮行气，玄参、玉竹、石斛、麦冬、天冬、熟地黄、枸杞子补五脏之阴。诸药合用，在五脏同补和中的基础上，强化心脾合降，促使内在之精直达于上。

另用大剂量的人参与上方分开服，早上服主方，晚上服人参，每日各服一次，连服七日。

五、亡阳

亡阳，是机体阳气散失殆尽，表现为属于阳的功能骤然极度衰竭，从而发生危及生命的一种病理变化。亡阳的原因，主要是阳气消耗太过，如疾病过程中邪势极盛，正气抗邪而致阳气过度消耗；或在大汗、大下、大吐之后，津液大量丢失，气随津脱；或大量失血，气随血脱；或素体虚弱之人，过度劳累，消耗正气，复因剧烈的情志波动，如大惊大恐使阳气消亡；或慢性久病，阳气逐渐消耗，终至亡阳之变。人体之内，凡温煦长养、鼓舞推动、固摄卫外、兴奋等诸般功能皆由阳气司之。阳虚则上述功能低下，阳亡则由阳气所主的上述功能皆因之而衰竭，其中以温煦、推动、兴奋、卫外功能的衰竭尤为突出。临床表现以面色苍白、四肢逆冷、精神萎靡、畏寒蜷卧、脉微欲绝、大汗淋漓等垂危征象为特点。

其病机是由于人体受到内外因素的影响，阴阳发展出现严重不平衡。亡阳可在阳气由虚而衰的基础上进一步发展；阴寒之邪极盛而致阳气暴伤；还可因为大汗、失精、大失血等阴血消亡而阳随阴脱；或者是因剧毒刺激、严重外伤、瘀痰阻塞心窍而使阳气暴脱。由于阳气极度衰微而欲脱散，失却温煦、固摄、推动之能，故见冷汗、肢厥、面色苍白、精神淡漠、息弱、脉微等垂危症状，以致人深度昏迷、牙关紧闭、双拳紧握、四肢厥冷。治疗法则是调剂人体阴阳，回阳固脱，恢复人体机能而达到治愈的目的。

青年人亡阳

青年人发生休克一日以上，脉搏时有时无。用下方治疗。

方一药物组成：茯苓　党参　黄芪　怀山药　当归　山萸肉　白芍　白术

方解：茯苓宁心，党参、黄芪益营卫之气，怀山药补脾肾之阳，当归补血，山萸肉补肾，白芍入足厥阴肝经，白术入脾胃和中。诸药合用，在补中益气的基础上，强化心脾合降，促使内在之阴转阳从下回归于上。

上方服后患者恢复一定呼吸，但不能开口说话，继续用下方治疗。

方二药物组成：茯苓　天花粉　怀山药　当归　白芍

方解：茯苓宁心，天花粉润肺生津，怀山药补脾肾之阳，当归补血，白芍入足厥阴肝经。诸药合用，强化心肺合降的同时，促使内在之精直达于上。

上方患者服用三日后，能开口说话则立即停药；若不能开口说话，继续用下方治疗。

方三药物组成：茯苓　泽泻　牡丹皮　木香　黄芩　怀山药　当归　山萸肉　白术　白芍　玉竹　黄精　党参　黄芪　熟地黄　枸杞子

方解：茯苓宁心，泽泻利水，牡丹皮入血分，木香行气，黄芩清热进阴，怀山药补肾阳，当归补血，山萸肉补肝肾，白术入脾胃和中，白芍入足厥阴肝经，党参、黄芪益营卫之气，玉竹、黄精、熟地黄、枸杞子补五脏之阴。诸药合用，在五脏同补的基础上，强化心肺合降，促使内在之精直达于上化生为阳。

老年人亡阳

老年患者发生休克，四肢僵硬的情况下用下方治疗。

方一药物组成：茯苓　党参　黄芪　怀山药　当归　山萸肉　白芍　白术　肉桂

方解：茯苓宁心，党参、黄芪益营卫之气，怀山药补脾肾之阳，当归补血，山萸肉补肾，白芍入足厥阴肝经，白术入脾胃和中，肉桂温补脾肾之阳。诸药合用，在补中益气温阳的基础上，强化心脾合降，促使内在之阴转阳从下回归于上。

此方服用一次，苏醒后换方二继续服用。

方二药物组成：怀山药　党参　当归　熟地黄　枸杞子

方解：怀山药补脾肾之阳，党参补气，当归补血，生地黄、熟地黄、枸杞子养肝肾之阴。诸药合用，在阴阳同补的基础上，强化肺气清肃下行，促使内在之精从下回归于上化生为阳。

每日两次，服用三至四日。

方三药物组成：党参　黄芪　怀山药　当归　白术　白芍　玉竹　黄精　枸杞子　龙眼肉

方解：党参、黄芪益营卫之气，怀山药补脾肾之阳，当归补血，白术入脾胃和中，白芍入足厥阴肝经，玉竹滋阴生津，黄精补肺润肺，枸杞子补肾，龙眼肉益心脾、补气血。诸药合用，在阴阳同补的基础上，强化肺气清肃下行，促使内在之精从下回归于上化生为阳。

每日两次，服用七日。然后与方二交替服用，每七日换一次，连服四个月后停药。

急性亡阳

处方药物组成：茯苓　贝母　肉桂　白芍　人参

方解：茯苓宁心，贝母入肺，肉桂温补脾肾之阳，白芍入足厥阴肝经，人参补元阴。诸药合用，在阴阳同补的基础上，强化肺心合降，促使内在之阴从下回归于上化生为阳。

上方服一次，6至9小时后转为阴脉弱（即左手关尺脉弱），服用当归、白芍，12小时后转为两手尺脉弱，换用灭源新开方，两日后服用天王补心汤。

灭源新开方药物组成：泽泻　牡丹皮　木香　党参　黄芪　怀山药　当归　熟地黄　枸杞子

方解：泽泻、牡丹皮、木香、黄芩合用，有强化气、血、水、火之功，为内在精气获得新的生化，排除内外之邪，控制脏腑自调，党参、熟地黄、当归、山药合用，有补气血水火之效，此方直接从新陈代谢之中排除邪气，促进内在精气在获得新的生化发展之中排除一切内在之邪，达到一定的治疗目的。

天王补心汤药物组成：酸枣仁　柏子仁　远志　党参　黄芪　人参　怀山药　山萸肉　白芍

方解：酸枣仁、柏子仁、远志养心安神，党参、黄芪益营卫之气，人参补元阴，怀山药补脾肾之阳，山萸肉补肾，白芍入足厥阴肝经。诸药合用，强化心肺合降的同时，促使内在之精从下回归于上化生为阳。

老年人急性亡阳

慢性病产生一时性亡阳，出现四肢僵硬，不能开口说话。

方一药物组成：茯苓　肉桂　党参　当归　白芍　熟地黄　枸杞子

只服用一次，换用养阴还阳轻剂，服用三至四日，用养阴还阳汤，服用四至五日，换用天王补心汤，至愈。

病案1

王某，6岁。初诊时间：1984年8月。

患病毒性脑膜炎，经仪陇县人民医院抢救七日，无效，来我处治疗，见脉细数，诊为脱阳。

处方：茯苓20g，党参30g，黄芪20g，怀山药30g，当归20g，白芍20g，人参30g，山萸肉20g。3剂，一日一服。

方解：茯苓入心，党参、黄芪益营卫之气，怀山药补脾肾之阳，当归补血，白芍入足厥阴肝经主升，人参补元阴，山萸肉补肾。诸药合用，在强化心肺合降的同时，促使内生之阴从下由肝肾回归于上。

二诊：患者服后病情有所好转，用下方继续治疗。

处方：茯苓20g，天花粉15g，怀山药30g，当归20g，白芍20g。3剂，一日两服。

方解：茯苓入心，天花粉润肺，怀山药补脾肾之阳，当归补血，白芍入足厥阴肝经主升。诸药合用，强化心肺合降的同时，促使内生之精从下由肝肾直达于上。

二诊：患者服后良好，用下方继续治疗。

处方：茯苓15g，泽泻15g，牡丹皮10g，木香15g，黄芩15g，党参30g，黄芪20g，怀山药30g，当归20g，山萸肉20g，白芍20g，玉竹15g，黄精10g。7剂，一日两服。

方解：茯苓宁心，泽泻、牡丹皮、木香、黄芩四味同用兼攻，为气血水火获得新的生化排除其内在障碍，控制脏腑自调。党参、黄芪益营卫之气，怀山药补脾肾之阳，当归补血，山萸肉补肾，白芍入足厥阴肝经主升，玉竹、黄精滋阴。诸药合用，在气血同补的基础上，使内生之精向阳转化直达于上。

三诊：患者服后病情进一步好转，继续用下方再治。

处方：桂枝10g，钩藤15g，菊花15g，金箔20g。7剂，一日两服。

方解：桂枝温通气血，钩藤、菊花引药上行，金箔强心镇静。诸药合用，促使内在阴阳之气合二为一。

患者服后，病情痊愈。至今三十余年未见复发。

病案2

杨某，仪陇县日兴镇黎明一队人。初诊时间：1979年1月1日。

患者浑身僵硬，脉缓，面色苍白，不能言语，双拳紧握，牙关紧咬，木头一样直挺挺地睡在床上，诊为脱阳。

处方：茯苓15g，党参30g，黄芪20g，肉桂15g，当归20g，山萸肉20g，白芍20g，陈皮10g，人参30g。1剂，即刻服。

方解：茯苓入心，党参、黄芪益气，肉桂温肾阳，当归补血，山萸肉补肾，白芍入足厥阴肝经主升，陈皮行气，人参补元阴。诸药合用，在阴阳同补的基础上，使内生之阴从下回归于上。

二诊：半小时后患者苏醒，从床上爬起来下床走路，6小时过后，改用下方继续治疗。

处方：党参30g，黄芪20g，怀山药30g，当归20g，玉竹15g，石斛15g，熟地黄30g，枸杞子20g，陈皮10g。1剂，一日两服。

方解：党参、黄芪益营卫之气，怀山药补脾肾之阳，当归补血，玉竹、石斛、熟地黄、枸杞子滋阴，陈皮行气。诸药合用，阴阳双补，促使内在之阴升化为阳。

三诊：上方6小时服用一次，12小时后再服用一次。患者病情向愈良好。次日用下方继续治疗。

处方：酸枣仁10g，柏子仁10g，远志15g，白术15g，山萸肉20g，怀山药30g，人参30g，枸杞子20g，钩藤15g，金箔20g，党参30g，黄芪20g，玉竹15g，石斛15g，白芍20g。

方解：酸枣仁、柏子仁、远志入心，白术入脾胃和中，山萸肉补肾，怀山药补脾肾之阳，人参补元阴，枸杞子补肾，钩藤疏风，金箔入心镇静，党参、黄芪益营卫之气，玉竹、石斛滋阴，白芍入足厥阴肝经主升。诸药合用，在强化心脾肺合降的同时，促使内生之精升发为阳，达到阴阳合二为一的目的。

患者服后，病情痊愈。至今几十年未见复发。

病案3

王某，仪陇县五福镇八大队人。

因长期感冒在医院输液，其脉微，舌色淡，神志不清，来我处求治，诊为脱阳。

处方：茯苓15g，贝母10g，肉桂15g，当归20g，白芍20g，人参30g，怀山药30g。

方解：茯苓入心，贝母入肺，肉桂温补肾阳，当归补血，白芍入足厥阴肝经主升，人参补元阴，怀山药补脾肾之阳。茯苓配伍贝母、当归、人参、怀山药，气血水火同补，肉桂配伍白芍，营卫同调，阴阳水火既济。诸药合用，津足神明，人体抗病能力提升。

二诊：第一次服用后十分钟人便清醒。继续用下方治疗。

处方：当归20g，白芍20g，钩藤15g，菊花15g。

方解：当归补血，白芍入足厥阴肝经主升，钩藤、菊花疏风镇静。诸药合用，促使内在之阴从下回归于上。

服药十二小时后转为两股尺脉弱，但是人仍处于昏迷状态，服用灭源汤。

多年未见复发。

病案4

王某，东观八大队四小队人。

在东观卫生院打针输液后，出现呕吐，来我处求治，诊为阴闭阳脱。

处方一：茯苓15g，泽泻15g，牡丹皮10g，木香15g，黄芩20g，大黄10g，茵陈20g，广藿香10g，半夏8g。

方解：茯苓入心，泽泻、牡丹皮、木香、黄芩四味同用兼攻，为气血水火获得新的生化排除其内在障碍，控制脏腑自调。大黄降邪浊，茵陈除湿，广藿香、半夏入中降逆。诸药合用，在降逆和中的基础上，促使内在生化之阴从下回归于上。

处方二：茯苓15g，泽泻15g，牡丹皮10g，木香15g，黄芩15g，茵陈20g，玄参20g，麦冬20g，熟地黄30g，枸杞子30g。

方解：茯苓入心，泽泻、牡丹皮、木香、黄芩四味同用兼攻，为气血水火获得新的生化排除其内在障碍，控制脏腑自调。茵陈除湿，玄参、麦冬、熟地黄、枸杞子滋阴。诸药合用，促使内生之精从下由肝肾直达于阳。

两日后服用灭源汤，至今三十多年未见复发。

病案5

李某，家住仪陇县日兴镇黎明四队，1979年因腹胀、腹痛、呕吐，经仪陇县人民医院抢救一天一夜，曾下病危通知书。在我处治疗时，脉缓，口淡，不饮，诊断为阴闭阳危型的胃癌。处方如下。

方一：茯苓15g，枳实15g，当归20g，白芍20g，大黄10g，玉竹15g，石斛15g。

方解：茯苓入心，枳实破积，当归补血，白芍入足厥阴肝经主升，大黄降邪余之浊，玉竹、石斛滋阴。诸药合用，强化心肺合降的同时，促使内生之阴从下由肝肾回归于上。

此方只服用一次，然后用下方再治。

方二：贝母15g，枳实15g，麦冬20g，玄参20g，熟地黄20g，枸杞子30g。

方解：贝母入肺，枳实破积，麦冬、玄参、熟地黄、枸杞子滋阴。诸药合用，强化肺气清肃下降，同时促使内生之精直达于上。

此方药服用一次，然后用下方再治。

方三：贝母10g，枳实15g，党参30g，黄芪20g，砂仁15g，白豆蔻15g，怀山药30g，山萸肉20g，牡丹皮10g，白芍20g，大黄10g。

方解：贝母入肺，枳实破积，党参、黄芪益营卫之气，砂仁、白豆蔻入脾胃和中，怀山药补脾肾之阳，山萸肉补肾，牡丹皮入血分，白芍入足厥阴肝经主升，大黄降邪余之浊。诸药合用，在补中益气的基础上，使内生之精从下由肝肾直达于上。

方四：贝母10g，牡丹皮10g，枳实15g，白芍20g，大黄10g。

方解：贝母入肺，牡丹皮入血分，枳实破积，白芍入足厥阴肝经主升，大黄降邪余之浊。诸药合用，促使内生之精从下由肝肾直达于上。

方五：茯苓15g，党参30g，黄芪20g，砂仁15g，白豆蔻15g，枳实15g，人参30g，玉竹15g，石斛15g，熟地黄30g，枸杞子30g。

方解：茯苓入心，党参、黄芪益营卫之气，砂仁、白豆蔻入脾胃和中，怀山药补脾肾之阳，人参补元阴，玉竹、石斛、熟地黄、枸杞子滋阴。诸药合用，在补中益气的基础上增强心脾肺合降，促使内生之精从下由肝肾直达于上。

方六：茯苓15g，党参30g，黄芪20g，砂仁15g，白豆蔻15g，怀山药30g，当归20g，枳实15g，人参30g，玉竹15g，生地黄30g。

方解：茯苓入心，党参、黄芪益营卫之气，砂仁、白豆蔻入脾胃和中，怀山药补脾肾之阳，当归补血，枳实破积，人参补元阴，玉竹、生地黄滋阴。诸药合用，在补中益气的基础上增强心脾肺合降，促使内生之精从下由肝肾直达于上。

方七：酸枣仁10g，柏子仁15g，远志15g，党参30g，黄芪20g，砂仁15g，白豆蔻15g，黄连8g，麦冬20g，玉竹15g，石斛15g，熟地黄30g，枸杞子30g，枳实10g，人参50g另服。

方解：酸枣仁、柏子仁、远志入心，党参、黄芪补营卫之气，砂仁、白豆蔻入脾胃和中，黄连清热进阴，玉竹石斛养胃，麦冬入肺阴，生地黄、熟地黄、枸杞子入肝肾之阴，枳实破积。诸药合用，在五脏同补的基础上强化心脾合降，促使内在之精直达于上。

另用大剂量的人参与上方分开服，早上服主方，晚上服人参，每日各服一次。

患者经治疗后，延续二十余年的生命。

六、亡阴

亡阴是阴液大量耗伤所出现的一种病理状态，可见皮肤干燥、身体枯槁、眼窝深陷、精神烦躁，甚则昏迷、谵妄等症。亡阴，是由于机体阴液大量消耗，从而使属于阴的功能突然而严重衰竭，由此而导致生命垂危的一种病理状态。亡阴的发生，往往由于邪热炽盛，热甚竭阴灼液；或有吐泻过度，阴液大伤；或为慢性疾病，经久不愈，长期消耗，以致阴气逐渐耗竭，阴伤至极，则为亡阴。阴主滋润，制约并涵纳阳气，其性静而宜内守。阴气亡失之后，则机体属于阴的功能都因之而衰竭，其中的宁静、滋润、内守和制约阳气的功能衰竭的最突出。故亡阴患者临床表现为汗热、味咸，面赤唇干，口渴欲饮，皮肤干燥皱瘪，身体灼热而恶热，虚烦躁扰，小便极少或无尿，舌红干，气喘，汗出如油而热，四肢温和，脉疾而按之无力。

其病机是由于人体受到内外因素的影响，阴阳发展出现严重不平衡。其发生机理以属于阴的功能突然发生了严重衰竭。由于阴的亡失，从而使机体原本相互维系的阴阳双方皆不能为对方的存在提供必需的主持，阴亡则阳气无根，阴阳由此开始进入相互"离决"的阶段，最终到发展为阴阳分离。治疗法则是调剂人体阴阳，滋阴增液或养阴固气，恢复人体机能而达到治愈的目的。

方一药物组成： 茯苓　党参　黄芪　怀山药　当归　山萸肉　白芍　白术　人参

方解：茯苓宁心，党参、黄芪益营卫之气，怀山药补脾肾之阳，当归补血，山萸肉补肾，白芍入足厥阴肝经，白术入脾胃和中，人参补元阴。诸药合用，在补中益气的基础上，强化心脾合降，促使内在之阴从下回归于上。

神志恢复后，换方二继续服用。

方二药物组成： 茯苓　天花粉　怀山药　当归　白芍

方解：茯苓宁心，天花粉润肺生津，怀山药补脾肾之阳，当归补血，白芍入足厥阴肝经。诸药合用，强化心肺合降的同时，促使内在之精直达于上。

该方只服用一次。

方三药物组成： 贝母　牡丹皮　白芍　玄参　麦冬　熟地黄　枸杞子

方解：贝母入肺，牡丹皮入血分，白芍入足厥阴肝经，玄参、麦冬、熟地黄、

枸杞子滋阴。诸药合用，强化肺气清肃下行的同时，促使内在之精直达于上。

该方只服用一日，一日两次。

方四药物组成：天花粉　玄参　麦冬　熟地黄　枸杞子

方解：天花粉润肺生津，玄参、麦冬、熟地黄、枸杞子滋阴。诸药合用，强化肺气清肃下行的同时，促使内在之精直达于上。

该方只服用一日，一日两次。

方五药物组成：贝母　当归　白芍　麦冬　熟地黄　枸杞子

方解：贝母入肺，当归补血，白芍入足厥阴肝经，麦冬、熟地黄、枸杞子滋阴。诸药合用，强化肺气清肃下行的同时，促使内在之精直达于上。

该方只服用一日，一日两次。

方六药物组成：贝母　党参　黄芪　怀山药　当归　白芍

方解：贝母入肺，党参、黄芪益营卫之气，怀山药补脾肾之阳，当归补血，白芍入足厥阴肝经。诸药合用，强化肺气清肃下行的同时，促使内在之精直达于上。

该方只服用一日，一日两次。

方七药物组成：贝母　牡丹皮　山萸肉　怀山药

方解：贝母入肺，牡丹皮入血分，山萸肉补肾，怀山药补脾肾之阳。诸药合用，强化肺气清肃下行的同时，促使内在之精直达于上。

该方只服用一日，一日两次，之后随症治疗。

病案1

王某，家住东观八大队四小队。

患者就诊时病危，说话吐字不清，脉搏162次/分，脉细数，经人介绍来我处求治，诊为阴脱型肝萎缩。处方如下。

方一：茯苓20g，泽泻15g，茵陈20g，牡丹皮10g，木香15g，大黄10g，麦冬20g，天冬20g，熟地黄30g，枸杞子30g。

方解：茯苓入心，泽泻、茵陈除湿，牡丹皮入血分，木香行气，大黄降邪余之浊，麦冬、天冬、熟地黄、枸杞子滋阴。诸药合用，在肺脾合降的基础上，使内生之阴从下回归于上。

方二：茯苓15g，泽泻15g，牡丹皮10g，木香15g，黄芩15g，白术15g，白芍20g，玉竹15g，黄精15g，怀山药30g，熟地黄30g，山萸肉20g。

方解：茯苓入心，泽泻、牡丹皮、木香、黄芩四味同用兼攻，为气血水火获得新的生化排除其内在障碍，控制脏腑自调。白芍入足厥阴肝经，玉竹、黄精滋阴，茵陈除湿。诸药合用，在强化心脾合降的同时，促使内在之精从下直达于上。

七日后服用灭源汤，至今多年未见复发。

病案2

杨某，男，12岁。

患者因病危休克三日，抢救无效，其舅父极力邀我为其救治。就诊时，患者被捆绑于长凳上，口吐血色泡沫，全身无力，呼吸微弱，脉微弱，诊为阴阳两脱。刻下，我用注射针为其打入维生素C，恢复其神智，待其苏醒后服下方进行治疗。

方一：茯苓20g，党参30g，黄芪20g，怀山药30g，熟地黄30g，山萸肉20g，白芍20g，人参30g。

方解：茯苓入心宁心，党参、黄芪益营卫之气，怀山药补脾肾之阳，熟地黄滋阴，山萸肉补肾，白芍入足厥阴肝经主升，人参补元阴，茯苓配伍党参、黄芪，强化心肺之气清肃下行。诸药合用，在强心益气的基础上，强化心肺合降，同时促使内生之阴从下回归于上。

半小时后苏醒过来，但当时不能进食喝水，其家人用棉花将药蘸于患者嘴角处挤压，将药浸入患者口中，等到第二天患者略有好转。第二日早上再用下方继续进行治疗。

方二：茯苓15g，天花粉15g，白芍20g，怀山药30g，当归20g。

方解：茯苓宁心，天花粉润肺，白芍入足厥阴肝经主升，怀山药补脾肾之阳，当归补血。茯苓配伍天花粉，强化心肺合降。诸药合用，在润肺补肾的基础上，强化心肺合降，促使内生之精从下直达于上。患者服后，病情有进一步的好转，当天下午为患者继续用下方治疗。

方三：天花粉15g，玄参20g，麦冬20g，钩藤15g，菊花15g，金箔20g。

方解：天花粉润肺，玄参、麦冬滋阴，钩藤、菊花引药上行，金箔强心镇静，天花粉配伍玄参、麦冬，强化肺气清肃下行。诸药合用，强化肺气清肃下行的同时，促使内生之精从下直达于阳。患者服后，病情不断向好的方向发展。第三日用下方继续为其治疗。

方四：天花粉15g，当归20g，白芍20g，生地黄30g，麦冬20g。

方解：天花粉润肺，当归补血，白芍入足厥阴肝经主升，生地黄、麦冬滋阴。诸药合用，经过前面所调剂的内生之阴通过脏腑转化后由肝肾从下直达于阳。患者服后，病情向愈良好，第四日继续用下方治疗。

方五：贝母10g，麦冬20g，白芍20g，生地黄30g，当归20g。

方解：贝母入肺，麦冬、生地黄滋阴，白芍入足厥阴肝经主升，当归补血，贝母配伍麦冬、生地黄，强化肺气清肃下行。诸药合用，在强化肺气清肃下行的同时，促使内生之精从下直达于阳。患者服后病情又有好转，第五日为其用下方继续治疗。

方六：泽泻20g，党参30g，黄芪20g，玉竹15g，石斛15g，熟地黄30g，枸杞子20g，怀山药25g，当归20g，牡丹皮10g，山萸肉20g，白芍20g。

方解：泽泻为内在水的物质成分生化扫清障碍，党参、黄芪益营卫之气，玉竹、石斛、熟地黄、枸杞子滋阴，怀山药补脾肾之阳，当归补血，牡丹皮入血分，为血的物质成分起到排外和内生的转化功能，山萸肉补肾，白芍入足厥阴肝经主升。诸药合用，在益气滋阴，同时促使内生之精从下由肝肾直达于阳，以达到阴阳回生并达到阴阳平衡。

患者服用后病情进一步好转，七日后为其服用灭源汤，半月后患者痊愈。至今已有三十余年，患者未见复发。

病案3

王某，1983年患重症肝癌，治疗前曾休克一天一夜，来我处求治，诊为阴阳两脱型。处方如下。

方一：莪术15g，白芍20g，茵陈20g，大黄10g。

方解：莪术行气，白芍入足厥阴肝经主升，茵陈除湿，大黄降邪余之浊。诸药合用，在降浊的基础上，使内生之阴回升于上。

方二：茯苓15g，泽泻15g，牡丹皮10g，党参30g，黄芪20g，怀山药30g，山萸肉20g，当归20g，玉竹15g，黄精15g，莪术15g，白芍20g。

方解：茯苓入心，泽泻去除水物质中障碍，牡丹皮入血分，党参、黄芪益营卫之气，怀山药补脾肾之阳，山萸肉补肾，当归补血，玉竹、黄精滋阴，莪术行气破瘀，白芍入足厥阴肝经。诸药合用，强化心脾合降的同时，促使内在之精直达于上。

停药一百一十二日后，获得痊愈。二十三年后去世。

病案4

魏某，于1979年8月清早饭后突发休克，舌头缩短，不能言语，其子邀我为其治疗，诊为老年人肌体功能衰竭。处方如下。

方一：茯苓15g，党参30g，黄芪20g，怀山药30g，山萸肉20g，白芍20g，当归20g，人参30g。

方解：茯苓入心，党参、黄芪益营卫之气，怀山药补脾肾之阳，山萸肉补肾，白芍入足厥阴肝经主升，当归补血，人参补元阴。诸药合用，强化心肺合降的同时，促使内生之阴从下由肝肾回归于上。

服用一日后，患者好转，脉快但细数，一日后用下方再治。

方二：党参30g，黄芪20g，怀山药30g，当归20g，熟地黄30g，陈皮10g。

方解：党参、黄芪益营卫之气，怀山药补脾肾之阳，当归补血，熟地黄滋阴，陈皮行气。诸药合用，促使内生之精从下直达于上。

服用三日后换用下方再治。

方三：党参30g，黄芪20g，怀山药30g，当归20g，白术15g，白芍20g，玉竹15g，黄精15g，枸杞子30g，大枣15g。

方解：党参、黄芪益营卫之气，怀山药补脾肾之阳，当归补血，白术入脾胃和中，白芍入足厥阴肝经主升，玉竹、黄精、枸杞子、大枣滋阴生津。诸药合用，在补中益气的基础上，强化内生之精从下由肝肾直达于阳。

服用七日后停药，六年之后自然老死。

病案5

李某，女，70岁，仪陇县双庆乡人。

1979年6月因重症黄疸肝炎到日兴镇区医院抢救无效后出院，到我处治疗。初诊时患者身穿老衣，坐椅子上，用绳子缚住，以防其坐不住而下滑，不能行走，面赤黑。诊为闭脱型重症黄疸肝炎。

处方：茯苓15g，泽泻15g，牡丹皮10g，木香15g，黄芩20g，茵陈20g，苍术、白术各15g，大黄10g。一日一次。

方解：茯苓入心，泽泻、牡丹皮、木香、黄芩四味同用兼攻，为气血水火获得新的生化排除其内在障碍，控制脏腑自调。茵陈除湿，苍术、白术入脾胃和中，大黄降邪余之浊。诸药合用，在除湿和中的基础上，使内生之阴从下由肝肾回归于上。

二诊：上方服用三日后，患者已脱离危险，能行走。用下方再治。

处方：茯苓15g，泽泻15g，牡丹皮10g，木香15g，黄芩15g，白术15g，白芍20g，玉竹15g，黄精15g，熟地黄30g，枸杞子20g，大黄10g。一日两次。

方解：茯苓入心，泽泻、牡丹皮、木香、黄芩四味同用兼攻，为气血水火获得新的生化排除其内在障碍，控制脏腑自调。白术入脾胃和中，白芍入足厥阴肝经主升，玉竹、黄精、熟地黄、枸杞子滋阴，大黄降邪余之浊。诸药合用，在补中益气的基础上，使内生之精从下由肝肾直达于上。

三诊：七日后，患者已能做家务，服用灭源汤，多年后未见复发。

七、肌营养不良症

肌营养不良症是一种表现为肌肉进行性加重的萎缩和无力，主要原因为先天禀赋不足，或肝肾精亏，元气不足，筋骨不充；或脾胃不健，肌肉失养而致。

病机是人体受到内外因素的影响，阴阳发展出现严重不平衡，导致先天真阴真阳亏损严重。治疗法则是调剂人体阴阳，滋阴增液化生真阴真阳，恢复人体机能而达到治愈的目的。

方一药物组成：肉桂　苍术　白术　当归　白芍　陈皮　黄芩　玉竹　石斛　熟地黄　枸杞子　人参　龟板

方解：肉桂补肾阳，苍术、白术入脾胃和中，当归补血，白芍入足厥阴肝经，玉竹、石斛、熟地黄、枸杞子滋阴，人参补元阴，龟板滋阴益肾。诸药合用，在补中益气的基础上，强化肺气清肃下行，促使内在之阴从下回归于上。

每日两次，服用七日。

方二药物组成：党参　黄芪　肉桂　苍术　白术　当归　白芍　陈皮　黄芩　玉竹　石斛　熟地黄　枸杞子　人参　龟板

方解：党参、黄芪益营卫之气，肉桂补肾阳，苍术、白术入脾胃和中，当归补血，白芍入足厥阴肝经，陈皮行气，黄芩清热进阴，玉竹、石斛、熟地黄、枸杞子补五脏之阴，人参补元阴，龟板滋阴益肾。诸药合用，在补中益气的基础上，强化肺气清肃下行，促使内在之精直达于上。

每日两次，服用七日。

方三药物组成：党参　黄芪　肉桂　苍术　白术　山萸肉　牡丹皮　白芍　陈

皮　黄芩　玉竹　石斛　熟地黄　枸杞子　天麻　龟板

方解：党参、黄芪益营卫之气，肉桂补肾阳，苍术、白术入脾胃和中，山萸肉补肾，牡丹皮入血分，白芍入足厥阴肝经，陈皮行气，黄芩清热进阴，玉竹、石斛、熟地黄、枸杞子补五脏之阴，天麻补气，龟板滋阴益肾。诸药合用，在补中益气的基础上，强化肺气清肃下行，促使内在之精直达于上。

每日两次，服用七日。

方四药物组成： 茯苓　党参　黄芪　当归　白芍　山萸肉　牡丹皮　肉桂　苍术　白术　陈皮　黄芩　玉竹　石斛　熟地黄　枸杞子　人参

方解：茯苓宁心，党参、黄芪益营卫之气，当归补血，白芍入足厥阴肝经，山萸肉补肾，牡丹皮入血分，肉桂补肾阳，苍术、白术入脾胃和中，陈皮行气，黄芩清热进阴，玉竹、石斛、熟地黄、枸杞子补五脏之阴，人参补元阴。诸药合用，在补中益气的基础上强化心脾合降，促使内在之精直达于上。

每日两次，服用七日。

方五药物组成： 茯苓　党参　黄芪　当归　白芍　山萸肉　牡丹皮　肉桂　苍术　白术　陈皮　黄芩　玉竹　石斛　熟地黄　枸杞子　人参　鹿茸

方解：茯苓宁心，党参、黄芪益营卫之气，当归补血，白芍入足厥阴肝经，山萸肉补肾，牡丹皮入血分，肉桂补肾阳，苍术、白术入脾胃和中，陈皮行气，黄芩清热进阴，玉竹、石斛、熟地黄、枸杞子补五脏之阴，人参补元阴，鹿茸补元阳。诸药合用，在补中益气的基础上，强化心脾合降，促使内在之精直达于上。

每日两次，服用七日。

八、痔疮

痔疮包括内痔、外痔、混合痔，是肛门直肠底部及肛门黏膜的静脉丛发生曲张而形成的一个或多个柔软的静脉团的一种慢性疾病。

病机是人体受到内外因素的影响，阴阳发展出现严重不平衡，导致气血下坠，结聚肛门，宿滞不散，而冲突为庤。治疗法则是调剂人体阴阳，恢复人体机能而达到治愈的目的。

方一药物组成：贝母　陈皮　当归　白芍　大黄　黄芩　玄参　麦冬　熟地黄　枸杞子　茵陈

方解：贝母入肺，陈皮行气，当归补血，白芍入足厥阴肝经，大黄降邪余之浊，黄芩清热进阴，玄参、麦冬、熟地黄、枸杞子滋阴，茵陈除湿热。诸药合用，在除湿热、滋阴降浊的基础上，强化肺气清肃下行，促使内在之阴从下回归于上。

每日两次，服用七日。

方二药物组成：贝母　党参　黄芪　黄芩　陈皮　玄参　麦冬　熟地黄　枸杞子　茵陈

方解：贝母入肺，党参、黄芪益营卫之气，黄芩清热进阴，陈皮行气，玄参、麦冬、熟地黄、枸杞子滋阴，茵陈除湿热。诸药合用，在除湿热、滋阴降浊的基础上，强化肺气清肃下行，促使内在之精直达于上。

每日两次，服用七日。

方三药物组成：贝母　党参　黄芪　怀山药　当归　白芍　大黄　黄芩　陈皮　玄参　麦冬　熟地黄　枸杞子　茵陈

方解：贝母入肺，党参、黄芪益营卫之气，怀山药补肾阳，当归补血，白芍入足厥阴肝经，大黄降邪余之浊，黄芩清热进阴，陈皮行气，玄参、麦冬、熟地黄、枸杞子滋阴，茵陈除湿热。诸药合用，在除湿热、滋阴降浊的基础上，强化肺气清肃下行，促使内在之精直达于上。

每日两次，服用七日。

方四药物组成：贝母　党参　黄芪　苍术　白术　怀山药　山萸肉　牡丹皮　白芍　大黄　陈皮　玄参　麦冬　熟地黄　枸杞子　茵陈

方解：贝母入肺，党参、黄芪益营卫之气，苍术、白术入脾胃和中，怀山药补肾阳，山萸肉补肝肾，牡丹皮入血分，白芍入足厥阴肝经，大黄降邪余之浊，陈皮行气，玄参、麦冬、熟地黄、枸杞子滋阴，茵陈除湿热。诸药合用，在除湿热、滋阴降浊、补中益气的基础上，强化肺气清肃下行，促使内在之精直达于上。

每日两次，服用七日。

方五药物组成：茯苓　党参　黄芪　砂仁　白豆蔻　人参　陈皮　玄参　麦冬　熟地黄　枸杞子　茵陈

方解：茯苓宁心，党参、黄芪益营卫之气，砂仁、白豆蔻入脾胃和中，人参补元阴，陈皮行气，玄参、麦冬、熟地黄、枸杞子滋阴，茵陈除湿热。诸药合用，在除湿热、滋阴降浊、补中益气的基础上，强化脾肺合降，促使内在之精直达于上。

每日两次，服用七日。

方六药物组成：茯苓　贝母　党参　黄芪　怀山药　当归　人参　陈皮　玄参　麦冬　熟地黄　枸杞子　茵陈

方解：茯苓宁心，贝母入肺，党参、黄芪益营卫之气，怀山药补肾阳，当归补血，人参补元阴，陈皮行气，玄参、麦冬、熟地黄、枸杞子滋阴，茵陈除湿热。诸药合用，在除湿热滋阴降浊的基础上，强化心肺合降，促使内在之精直达于上。

每日两次，服用七日。

方七药物组成：酸枣仁　柏子仁　远志　党参　黄芪　砂仁　白豆蔻　黄连　玄参　麦冬　知母　玉竹　石斛　熟地黄　枸杞子　天冬　陈皮　茵陈

人参晚上另服。

方解：酸枣仁、柏子仁、远志养心安神，党参、黄芪益营卫之气，砂仁、白豆蔻入脾胃和中，黄连清热进阴，玄参、玉竹、石斛、麦冬、天冬、熟地黄、枸杞子补五脏之阴，知母滋阴润燥，陈皮行气，茵陈除湿热。诸药合用，在五脏同补和中的基础上，强化心脾合降，促使内在之精直达于上。

另用大剂量的人参与上方分开服，早上服主方，晚上服人参，每日各服一次，连服七日。

九、脱肛

脱肛又称为直肠脱垂，直肠壁部分或全层向下移位，直肠壁部分下移，即直肠黏膜下移，称黏膜脱垂或不完全脱垂；直肠壁全层下移称完全脱垂。若下移的直肠壁在肛管直肠腔内称内脱垂；下移到肛门外称为外脱垂。

其病机是人体受到内外因素的影响，阴阳发展出现严重不平衡，导致中气下陷。治疗法则是调剂人体阴阳，恢复人体机能而达到治愈的目的。

方一药物组成：贝母　陈皮　当归　白芍　大黄　黄芩　玄参　麦冬　熟地黄　枸杞子　火麻仁

方解：贝母入肺，陈皮行气，当归补血，白芍入足厥阴肝经，大黄降邪余之浊，黄芩清热进阴，玄参、麦冬、熟地黄、枸杞子滋阴，火麻仁润肠。诸药合用，在润肠滋阴、降浊的基础上，强化肺气清肃下行，促使内在之阴从下回归于上。

每日两次，服用七日。

方二药物组成：贝母　党参　黄芪　黄芩　陈皮　玄参　麦冬　熟地黄　枸杞子　火麻仁

方解：贝母入肺，党参、黄芪益营卫之气，黄芩清热进阴，陈皮行气，玄参、麦冬、熟地黄、枸杞子滋阴，火麻仁润肠。诸药合用，在润肠滋阴、降浊的基础上，强化肺气清肃下行，促使内在之精直达于上。

每日两次，服用七日。

方三药物组成：贝母　党参　黄芪　怀山药　当归　白芍　大黄　黄芩　陈皮　玄参　麦冬　熟地黄　枸杞子　火麻仁

方解：贝母入肺，党参、黄芪益营卫之气，怀山药补肾阳，当归补血，白芍入足厥阴肝经，大黄降邪余之浊，黄芩清热进阴，陈皮行气，玄参、麦冬、熟地黄、枸杞子滋阴，火麻仁润肠。诸药合用，在润肠滋阴、降浊的基础上，强化肺气清肃下行，促使内在之精直达于上。

每日两次，服用七日。

方四药物组成：贝母　党参　黄芪　苍术　白术　怀山药　山萸肉　牡丹皮　白芍　大黄　陈皮　玄参　麦冬　熟地黄　枸杞子　火麻仁

方解：贝母入肺，党参、黄芪益营卫之气，苍术、白术入脾胃和中，怀山药补肾阳，山萸肉补肝肾，牡丹皮入血分，白芍入足厥阴肝经，大黄降邪余之浊，陈皮行气，玄参、麦冬、熟地黄、枸杞子滋阴，火麻仁润肠。诸药合用，在润肠滋阴、降浊、补中益气的基础上，强化肺气清肃下行，促使内在之精直达于上。

每日两次，服用七日。

方五药物组成：茯苓　党参　黄芪　砂仁　白豆蔻　人参　陈皮　玄参　麦冬　熟地黄　枸杞子　火麻仁

方解：茯苓宁心，党参、黄芪益营卫之气，砂仁、白豆蔻入脾胃和中，人参补元阴，陈皮行气，玄参、麦冬熟地黄枸杞子滋阴，火麻仁润肠。诸药合用，在润肠滋阴、降浊、补中益气的基础上，强化脾肺合降，促使内在之精直达于上。

每日两次，服用七日。

方六药物组成：茯苓　贝母　党参　黄芪　怀山药　当归　人参　陈皮　玄参　麦冬　熟地黄　枸杞子　火麻仁

方解：茯苓宁心，贝母入肺，党参、黄芪益营卫之气，怀山药补肾阳，当归补血，人参补元阴，陈皮行气，玄参、麦冬、熟地黄、枸杞子滋阴，火麻仁润肠。诸药合用，在润肠滋阴降浊的基础上，强化心肺合降，促使内在之精直达于上。

每日两次，服用七日。

方七药物组成：酸枣仁　柏子仁　远志　党参　黄芪　砂仁　白豆蔻　黄连　玄参　麦冬　知母　玉竹　石斛　熟地黄　枸杞子　天冬　陈皮　火麻仁

人参晚上另服。

方解：酸枣仁、柏子仁养心安神，党参、黄芪益营卫之气，砂仁、白豆蔻入脾胃和中，黄连清热进阴，玄参、玉竹、石斛、麦冬、天冬、熟地黄、枸杞子补五脏之阴，知母滋阴润燥，陈皮行气，火麻仁润肠。诸药合用，在五脏同补和中的基础上，强化心脾合降，促使内在之精直达于上。

另用大剂量的人参与上方分开服，早上服主方，晚上服人参，每日各服一次，连服七日。

十、口水病

口水病是指口水长期流淌。病机是人体受到内外因素的影响，阴阳发展出现严重不平衡。治疗法则是调剂人体阴阳，恢复人体机能而达到治愈的目的。

方一药物组成：贝母　陈皮　当归　白芍　大黄　黄芩　玄参　麦冬　熟地黄　枸杞子

方解：贝母入肺，陈皮行气，当归补血，白芍入足厥阴肝经，大黄降邪余之浊，黄芩清热进阴，玄参、麦冬、熟地黄、枸杞子滋阴。诸药合用，在滋阴降浊的基础上，强化肺气清肃下行，促使内在之阴从下回归于上。

每日两次，服用七日。

方二药物组成： 贝母　党参　黄芪　黄芩　陈皮　玄参　麦冬　熟地黄　枸杞子

方解：贝母入肺，党参、黄芪益营卫之气，黄芩清热进阴，陈皮行气，玄参、麦冬、熟地黄、枸杞子滋阴。诸药合用，在滋阴降浊的基础上，强化肺气清肃下行，促使内在之精直达于上。

每日两次，服用七日。

方三药物组成： 贝母　党参　黄芪　怀山药　当归　白芍　大黄　黄芩　陈皮　玄参　麦冬　熟地黄　枸杞子

方解：贝母入肺，党参、黄芪益营卫之气，怀山药补肾阳，当归补血，白芍入足厥阴肝经，大黄降邪余之浊，黄芩清热进阴，陈皮行气，玄参、麦冬、熟地黄、枸杞子滋阴。诸药合用，在滋阴降浊的基础上，强化肺气清肃下行，促使内在之精直达于上。

每日两次，服用七日。

方四药物组成： 贝母　党参　黄芪　苍术　白术　怀山药　山萸肉　牡丹皮　白芍　大黄　陈皮　玄参　麦冬　熟地黄　枸杞子

方解：贝母入肺，党参、黄芪益营卫之气，苍术、白术入脾胃和中，怀山药补肾阳，山萸肉补肝肾，牡丹皮入血分，白芍入足厥阴肝经，大黄降邪余之浊，陈皮行气，玄参、麦冬、熟地黄、枸杞子滋阴。诸药合用，在滋阴降浊补中益气的基础上，强化肺气清肃下行，促使内在之精直达于上。

每日两次，服用七日。

方五药物组成：茯苓　党参　黄芪　砂仁　白豆蔻　人参　陈皮　玄参　麦冬　熟地黄　枸杞子

方解：茯苓宁心，党参、黄芪益营卫之气，砂仁、白豆蔻入脾胃和中，人参补元阴，陈皮行气，玄参、麦冬、熟地黄、枸杞子滋阴。诸药合用，在滋阴降浊、补中益气的基础上，强化脾肺合降，促使内在之精直达于上。

每日两次，服用七日。

方六药物组成：茯苓　贝母　党参　黄芪　怀山药　当归　人参　陈皮　玄参　麦冬　熟地黄

方解：茯苓宁心，贝母入肺，党参、黄芪益营卫之气，怀山药补肾阳，当归补血，人参补元阴，陈皮行气，玄参、麦冬、熟地黄滋阴。诸药合用，在滋阴降浊的基础上，强化心肺合降，促使内在之精直达于上。

每日两次，服用七日。

方七药物组成：酸枣仁　柏子仁　远志　党参　黄芪　砂仁　白豆蔻　黄连　玄参　麦冬　知母　玉竹　石斛　熟地黄　枸杞子　天冬　陈皮

人参晚上另服。

方解：酸枣仁、柏子仁、远志养心安神，党参、黄芪益营卫之气，砂仁、白豆蔻入脾胃和中，黄连清热进阴，玄参、玉竹、石斛、麦冬、天冬、熟地黄、枸杞子补五脏之阴，知母滋阴润燥，陈皮行气。诸药合用，在五脏同补和中的基础上，强化心脾合降，促使内在之精直达于上。

另用大剂量的人参与上方分开服，早上服主方，晚上服人参，每日各服一次，连服七日。

十一、精神分裂症

精神分裂症是一种神志疾病，是一种持续、通常慢性的重大精神疾病。临床表现为：逐渐或突然变得难以入睡、易惊醒或睡眠不深，整夜做噩梦，或睡眠过多；情感变得冷漠、失去以往的热情、对亲人不关心、缺少应有的感情交流，与朋友疏远，对周围事情不感兴趣，或因一点小事而发脾气，莫名其妙地伤心落泪或欣喜等；行为逐渐变得怪僻、诡秘或者难以理解，喜欢独处、不适意的追逐异性，不知羞耻，自语自笑、生活懒散、发呆发愣、蒙头大睡、外出游荡，夜不归家等；对什么事都非常敏感，把周围的一些平常之事和他联系起来，认为是针对他的；原来活泼开朗、热情好客的人，变得沉默少语，独自呆坐似在思考问题，不与人交往。

病机是人体受到内外因素的影响，阴阳发展出现严重不平衡，内在发生阴阳机转障碍。治疗法则是调剂人体阴阳，恢复人体阴阳机转而达到治愈的目的。

方一药物组成： 贝母　陈皮　当归　白芍　大黄　黄芩　玄参　麦冬　熟地黄　枸杞子　金箔

方解：贝母入肺，陈皮行气，当归补血，白芍入足厥阴肝经，大黄降邪余之浊，黄芩清热进阴，玄参、麦冬、熟地黄、枸杞子滋阴，金箔镇静。诸药合用，在滋阴降浊的基础上，强化肺气清肃下行，促使内在之阴从下回归于上。

每日两次，服用七日。

方二药物组成： 贝母　党参　黄芪　黄芩　陈皮　玄参　麦冬　熟地黄　枸杞子　金箔

方解：贝母入肺，党参、黄芪益营卫之气，黄芩清热进阴，陈皮行气，玄参、麦冬、熟地黄、枸杞子滋阴，金箔镇静。诸药合用，在滋阴降浊的基础上，强化肺气清肃下行，促使内在之精直达于上。

每日两次，服用七日。

方三药物组成： 贝母　党参　黄芪　怀山药　当归　白芍　大黄　黄芩　陈皮　玄参　麦冬　熟地黄　枸杞子　金箔

方解：贝母入肺，党参、黄芪益营卫之气，怀山药补肾阳，当归补血，白芍入足厥阴肝经，大黄降邪余之浊，黄芩清热进阴，陈皮行气，玄参、麦冬、熟地黄、枸杞子滋阴，金箔镇静。诸药合用，在滋阴降浊的基础上，强化肺气清肃下行，促使内在之精直达于上。

每日两次，服用七日。

方四药物组成：贝母　党参　黄芪　苍术　白术　怀山药　山萸肉　牡丹皮　白芍　大黄　陈皮　玄参　麦冬　熟地黄　枸杞子　金箔

方解：贝母入肺，党参、黄芪益营卫之气，苍术、白术入脾胃和中，怀山药补肾阳，山萸肉补肝肾，牡丹皮入血分，白芍入足厥阴肝经，大黄降邪余之浊，陈皮行气，玄参、麦冬、熟地黄、枸杞子滋阴，金箔镇静。诸药合用，在滋阴降浊、补中益气的基础上，强化肺气清肃下行，促使内在之精直达于上。

每日两次，服用七日。

方五药物组成：天麻　贝母　党参　黄芪　黄芩　陈皮　玄参　麦冬　熟地黄　枸杞子　金箔

方解：天麻益气，贝母入肺，党参、黄芪益营卫之气，黄芩清热进阴，陈皮行气，玄参、麦冬、熟地黄、枸杞子滋阴，金箔镇静。诸药合用，强化肺气清肃下行，促使内在之精直达于上。

每日两次，服用七日。

十二、肠炎

肠炎是由于感受外邪、饮食、情志、劳倦等因素导致寒湿、湿热等邪气壅滞肠中，与肠中气血抟结，化腐成脓而形成的病证。临床表现主要有腹痛、腹泻、稀水便或黏液脓血便。部分患者可有发热及里急后重感，故亦称感染性腹泻。肠炎按病程长短不同，分为急性和慢性两类，慢性肠炎病程一般在两个月以上。

病机是人体受到内外因素的影响，阴阳发展出现严重不平衡。治疗法则是调剂人体阴阳，恢复人体机能而达到治愈的目的。

方一药物组成： 肉桂　苍术　白术　当归　白芍　陈皮　黄芩　玉竹　石斛　熟地黄　枸杞子　人参　秦皮

方解： 肉桂补肾阳，苍术、白术入脾胃和中，当归补血，白芍入足厥阴肝经，玉竹、石斛、熟地黄、枸杞子滋阴，人参补元阴，秦皮收涩止痢。诸药合用，在补中益气、收涩止痢的基础上，强化肺气清肃下行，促使内在之阴从下回归于上。

每日两次，服用七日。

方二药物组成： 党参　黄芪　肉桂　苍术　白术　当归　白芍　陈皮　黄芩　玉竹　石斛　熟地黄　枸杞子　人参　秦皮

方解： 党参、黄芪益营卫之气，肉桂补肾阳，苍术、白术入脾胃和中，当归补血，白芍入足厥阴肝经，陈皮行气，黄芩清热进阴，玉竹、石斛、熟地黄、枸杞子补五脏之阴，人参补元阴，秦皮收涩止痢。诸药合用，在补中益气、收涩止痢的基础上，强化肺气清肃下行，促使内在之精直达于上。

每日两次，服用七日。

十三、脐痛

肚脐俗称"肚脐眼"，中医称之为"神阙"，从本质上来说是婴儿出生后，脐带脱落留下的疤痕。脐周是肠胃部位，容易受凉。临床上能引起肚脐痛的原因较多，首先查看有无着凉受寒，再排除十二指肠溃疡、阑尾炎、结肠炎、蛔虫症、肠痉挛、肠易激综合征等可能。

病机是人体受到内外因素的影响，阴阳发展出现严重不平衡。治疗法则是调剂人体阴阳，恢复人体机能而达到治愈的目的。

方一药物组成：肉桂　苍术　白术　当归　白芍　陈皮　黄芩　玉竹　石斛　熟地黄　枸杞子　人参　三七　小茴香　乌药

方解：肉桂补肾阳，苍术、白术入脾胃和中，当归补血，白芍入足厥阴肝经，陈皮行气，黄芩清热进阴，玉竹、石斛、熟地黄、枸杞子滋阴，人参补元阴，三七散瘀定痛，小茴香理气散寒，乌药行气止痛。诸药合用，在补中益气、散寒止痛的基础上，强化肺气清肃下行，促使内在之阴从下回归于上。

每日两次，服用七日。

方二药物组成：党参　黄芪　肉桂　苍术　白术　当归　白芍　陈皮　黄芩　玉竹　石斛　熟地黄　枸杞子　人参　三七　小茴香　乌药

方解：党参、黄芪益营卫之气，肉桂补肾阳，苍术、白术入脾胃和中，当归补血，白芍入足厥阴肝经，陈皮行气，黄芩清热进阴，玉竹、石斛、熟地黄、枸杞子补五脏之阴，人参补元阴，三七散瘀定痛，小茴香理气散寒，乌药行气止痛。诸药合用，在补中益气、散寒止痛的基础上，强化肺气清肃下行，促使内在之精直达于上。

每日两次，服用七日。

十四、小儿多动症

小儿多动症的临床表现：①多见于学龄儿童，男多于女；②婴幼儿期可有特殊表现，如对吃奶不感兴趣以致较长时间体重不增；哭时强烈挣扎身体扭转不停；会走路后活动多不安静，玩耍玩具不认真，乱摔乱扔；易发脾气不合群等，一般不会进行性恶化；③上课不能认真听讲，小动作多，不守纪律，注意力不集中，难以完成作业；情绪不稳定易冲动自我克制力差；④智力正常但学习成绩不好。

病机是小儿受到母亲在怀孕期间受寒或过往有痛经的情况；或出生后受到内外因素的影响，导致阴阳发展出现严重不平衡。治疗法则是调剂人体阴阳，恢复人体机能而达到治愈的目的。

方一药物组成：贝母 当归 白芍 大黄 陈皮 黄芩 玄参 麦冬 熟地黄 枸杞子

方解：贝母入肺，当归补血，白芍入足厥阴肝经，大黄降邪余之浊，陈皮行气，黄芩清热进阴，玄参、麦冬、熟地黄、枸杞子滋阴。诸药合用，强化肺气清肃下行，促使内在之阴从下回归于上。

每日两次，服用七日。

方二药物组成：贝母 党参 黄芪 陈皮 黄芩 玄参 麦冬 熟地黄 枸杞子

方解：贝母入肺，党参、黄芪益营卫之气，陈皮行气，黄芩清热进阴，玄参、麦冬、熟地黄、枸杞子滋阴。诸药合用，在滋阴清热的基础上，强化肺气清肃下行，促使内在之精直达于上。

每日两次，服用七日。

方三药物组成：贝母 党参 黄芪 怀山药 当归 白芍 大黄 陈皮 黄芩 玄参 麦冬 熟地黄 枸杞子

方解：贝母入肺，党参、黄芪益营卫之气，怀山药补肾阳，当归补血，白芍入足厥阴肝经，大黄降邪余之浊，黄芩清热进阴，陈皮行气，玄参、麦冬、熟地黄、枸杞子滋阴。诸药合用，在滋阴降浊的基础上，强化肺气清肃下行，促使内在之精直达于上。

每日两次，服用七日。

十五、眩晕

眩晕是因机体对空间定位障碍而产生的一种动性或位置性错觉，常表现为恶心、呕吐、出冷汗，旋转性或上下左右摇摆性运动感、站立不稳、自发倾倒等症状。病机是人体受到内外因素的影响，导致阴阳发展出现严重不平衡。治疗法则是调剂人体阴阳，恢复人体阴阳平衡而达到治愈的目的。

方一药物组成：贝母　陈皮　当归　白芍　大黄　黄芩　玄参　麦冬　熟地黄　枸杞子　钩藤　菊花

方解：贝母入肺，陈皮行气，当归补血，白芍入足厥阴肝经，大黄降邪余之浊，黄芩清热进阴，玄参、麦冬、熟地黄、枸杞子滋阴，钩藤清热息风镇惊，菊花清肝明目。诸药合用，在滋阴降浊的基础上，强化肺气清肃下行，促使内在之阴从下回归于上。

每日两次，服用七日。

方二药物组成：贝母　党参　黄芪　黄芩　陈皮　玄参　麦冬　熟地黄　枸杞子　钩藤　菊花

方解：贝母入肺，党参、黄芪益营卫之气，黄芩清热进阴，陈皮行气，玄参、麦冬、熟地黄、枸杞子滋阴，钩藤清热息风镇惊，菊花清肝明目。诸药合用，在滋阴降浊的基础上，强化肺气清肃下行，促使内在之精直达于上。

每日两次，服用七日。

方三药物组成：贝母　党参　黄芪　怀山药　当归　白芍　大黄　黄芩　陈皮　玄参　麦冬　熟地黄　枸杞子　钩藤　菊花

方解：贝母入肺，党参、黄芪益营卫之气，怀山药补肾阳，当归补血，白芍入足厥阴肝经，大黄降邪余之浊，黄芩清热进阴，陈皮行气，玄参、麦冬、熟地黄、枸杞子滋阴，钩藤清热息风镇惊，菊花清肝明目。诸药合用，在滋阴降浊的基础上，强化肺气清肃下行，促使内在之精直达于上。

每日两次，服用七日。

方四药物组成：贝母　党参　黄芪　苍术　白术　怀山药　山萸肉　牡丹皮　白芍　大黄　陈皮　玄参　麦冬　熟地黄　枸杞子　钩藤　菊花

方解：贝母入肺，党参、黄芪益营卫之气，苍术、白术入脾胃和中，怀山药补肾阳，山萸肉补肝肾，牡丹皮入血分，白芍入足厥阴肝经，大黄降邪余之浊，陈皮行气，玄参、麦冬、熟地黄、枸杞子滋阴，钩藤清热息风镇惊，菊花清肝明目。诸药合用，在滋阴降浊、补中益气的基础上，强化肺气清肃下行，促使内在之精直达于上。

每日两次，服用七日。

方五药物组成：茯苓　党参　黄芪　砂仁　白豆蔻　人参　陈皮　玄参　麦冬　熟地黄　枸杞子　钩藤　菊花

方解：茯苓宁心，党参、黄芪益营卫之气，砂仁、白豆蔻入脾胃和中，人参补元阴，陈皮行气，玄参、麦冬、熟地黄、枸杞子滋阴，钩藤清热息风镇惊，菊花清肝明目。诸药合用，在补中益气的基础上，强化脾肺合降，促使内在之精直达于上。

每日两次，服用七日。

方六药物组成：茯苓　贝母　党参　黄芪　怀山药　当归　人参　陈皮　玄参　麦冬　熟地黄　钩藤　菊花

方解：茯苓宁心，贝母入肺，党参、黄芪益营卫之气，怀山药补肾阳，当归补血，人参补元阴，陈皮行气，玄参、麦冬、熟地黄、枸杞子滋阴，钩藤清热息风镇惊，菊花清肝明目。诸药合用，在清热息风镇惊的基础上，强化心肺合降，促使内在之精直达于上。

每日两次，服用七日。

方七药物组成：酸枣仁　柏子仁　远志　党参　黄芪　砂仁　白豆蔻　黄连　玄参　麦冬　知母　玉竹　石斛　熟地黄　枸杞子　天冬　陈皮　钩藤　菊花

人参晚上另服。

方解：酸枣仁、柏子仁、远志养心安神，党参、黄芪益营卫之气，砂仁、白豆蔻入脾胃和中，黄连清热，玄参、玉竹、石斛、麦冬、天冬、熟地黄、枸杞子补五脏之阴，陈皮行气，钩藤清热息风镇惊，菊花清肝明目。诸药合用，在五脏同补和中的基础上，强化心脾合降，促使内在之精直达于上。

另用大剂量的人参与上方分开服，早上服主方，晚上服人参，每日各服一次，连服七日。

十六、阴痒

阴痒指妇女外阴及阴中瘙痒，甚则波及肛门周围，痒痛难忍，坐卧不宁。多因脾虚湿盛，郁久化热，湿热蕴结，注于下焦；或忧思郁怒，肝郁生热，挟湿下注；或因外阴不洁，久坐湿地，病虫乘虚侵袭所致；或年老体弱，肝肾阴虚，精血亏耗，血虚生风化燥，而致外阴干涩作痒。临床以湿热为患为多见。症见外阴瘙痒难忍，带下量多而腥臭，外阴湿润，局部或有渗出物，胸闷心烦纳减，外阴干涩瘙痒难忍，或有灼热感。

其病机是由于人体受到内外因素的影响，感染湿、热、毒、虫邪，以及肝、肾、脾功能失调，侵扰阴部，或阴部肌肤失养所致。治疗法则是调剂人体阴阳，恢复人体阴阳平衡而达到治愈的目的。

方一药物组成： 贝母　陈皮　当归　白芍　大黄　黄芩　玄参　麦冬　熟地黄　枸杞子　牛蒡子　苍耳子　地肤子　蝉蜕　金银花　连翘

方解：贝母入肺，陈皮行气，当归补血，白芍入足厥阴肝经，大黄降邪余之浊，黄芩清热进阴，玄参、麦冬、熟地黄、枸杞子滋阴，牛蒡子疏散风热，苍耳子通窍、祛风湿，地肤子祛风止痒，蝉蜕疏散风热，金银花、连翘清热解毒。诸药合用，在清热解毒止痒的基础上，强化肺气清肃下行，促使内在之阴从下回归于上。

每日两次，服用七日。

方二药物组成：贝母　党参　黄芪　黄芩　陈皮　玄参　麦冬　熟地黄　枸杞子　牛蒡子　苍耳子　地肤子　蝉蜕　金银花　连翘

方解：贝母入肺，党参、黄芪益营卫之气，黄芩清热进阴，陈皮行气，玄参、麦冬、熟地黄、枸杞子滋阴，牛蒡子疏散风热，苍耳子通窍、祛风湿，地肤子祛风止痒，蝉蜕疏散风热，金银花、连翘清热解毒。诸药合用，在清热解毒散结的基础上，强化肺气清肃下行，促使内在之精直达于上。

每日两次，服用七日。

方三药物组成：贝母　党参　黄芪　怀山药　当归　白芍　大黄　黄芩　陈皮　玄参　麦冬　熟地黄　枸杞子　牛蒡子　苍耳子　地肤子　蝉蜕　金银花　连翘

方解：贝母入肺，党参黄芪益营卫之气，怀山药补肾阳，当归补血，白芍入足厥阴肝经，大黄降邪余之浊，黄芩清热进阴，陈皮行气，玄参、麦冬、熟地黄、枸杞子滋阴，牛蒡子疏散风热，苍耳子通窍祛风湿，地肤子祛风止痒，蝉蜕疏散风热，金银花、连翘清热解毒。诸药合用，在清热解毒散结的基础上，强化肺气清肃下行，促使内在之精直达于上。

每日两次，服用七日。

方四药物组成：贝母　党参　黄芪　苍术　白术　怀山药　山萸肉　牡丹皮　白芍　大黄　陈皮　玄参　麦冬　熟地黄　枸杞子　牛蒡子　苍耳子　地肤子　蝉蜕　金银花　连翘

方解：贝母入肺，党参、黄芪益营卫之气，苍术、白术入脾胃和中，怀山药补肾阳，山萸肉补肝肾，牡丹皮入血分，白芍入足厥阴肝经，大黄降邪余之浊，陈皮行气，玄参、麦冬、熟地黄、枸杞子滋阴，牛蒡子疏散风热，苍耳子通窍祛风湿，地肤子祛风止痒，蝉蜕疏散风热，金银花、连翘清热解毒。诸药合用，在清热解毒散结、补中益气的基础上，强化肺气清肃下行，促使内在之精直达于上。

每日两次，服用七日。

方五药物组成：茯苓　党参　黄芪　砂仁　白豆蔻　人参　陈皮　玄参　麦冬　熟地黄　枸杞子　牛蒡子　苍耳子　地肤子　蝉蜕　金银花　连翘

方解：茯苓宁心，党参、黄芪益营卫之气，砂仁、白豆蔻入脾胃和中，人参补元阴，陈皮行气，玄参、麦冬、熟地黄、枸杞子滋阴，牛蒡子疏散风热，苍耳子通窍、祛风湿，地肤子祛风止痒，蝉蜕疏散风热，金银花、连翘清热解毒。诸药合用，在清热解毒散结、补中益气的基础上，强化脾肺合降，促使内在之精直达于上。

每日两次，服用七日。

方六药物组成：茯苓　贝母　党参　黄芪　怀山药　当归　人参　陈皮　玄参　麦冬　熟地黄　牛蒡子　苍耳子　地肤子　蝉蜕　金银花　连翘

方解：茯苓宁心，贝母入肺，党参、黄芪益营卫之气，怀山药补肾阳，当归补血，人参补元阴，陈皮行气，玄参、麦冬、熟地黄、枸杞子滋阴，牛蒡子疏散风热，苍耳子通窍、祛风湿，地肤子祛风止痒，蝉蜕疏散风热，金银花、连翘清热解毒。诸药合用，在清热解毒散结的基础上，强化心肺合降，促使内在之精直达于上。

每日两次，服用七日。

方七药物组成：酸枣仁　柏子仁　远志　党参　黄芪　砂仁　白豆蔻　黄连　陈皮　玄参　麦冬　知母　玉竹　石斛　熟地黄　枸杞子　天冬　牛蒡子　苍耳子　地肤子　蝉蜕　金银花　连翘

人参晚上另服。

方解：酸枣仁、柏子仁、远志养心安神，党参、黄芪益营卫之气，砂仁、白豆蔻入脾胃和中，黄连清热进阴，陈皮行气，玄参、玉竹、石斛、麦冬、天冬、熟地黄、枸杞子补五脏之阴，知母滋阴润燥，牛蒡子疏散风热，苍耳子通窍、祛风湿，地肤子祛风止痒，蝉蜕疏散风热，金银花、连翘清热解毒。诸药合用，在五脏同补和中的基础上，强化心脾合降，促使内在之精直达于上。

另用大剂量的人参与上方分开服，早上服主方，晚上服人参，每日各服一次，连服七日。

十七、阴吹

阴吹是阴道经常有气排出，状如矢气，无法自控，严重时簌簌有声，连续不断。多因脾运不健，湿浊痞塞中焦，或肠胃燥热，腑气不通逼走前阴；或痰湿停聚引起。脾运不健者，兼见胃脘痞闷、面色㿠白、气短乏力，兼见大便秘结不通，排气声音响亮，连续不绝；痰湿者，兼见带下量多、胸脘痞满等。治疗法则是调剂人体阴阳，恢复人体阴阳平衡而达到治愈的目的。

方一药物组成： 贝母　陈皮　当归　白芍　大黄　黄芩　玄参　麦冬　熟地黄枸杞子

方解：贝母入肺，陈皮行气，当归补血，白芍入足厥阴肝经，大黄降邪余之浊，黄芩清热进阴，玄参、麦冬、熟地黄、枸杞子滋阴。诸药合用，强化肺气清肃下行，促使内在之阴从下回归于上。

每日两次，服用七日。

方二药物组成： 贝母　党参　黄芪　黄芩　陈皮　玄参　麦冬　熟地黄　枸杞子

方解：贝母入肺，党参、黄芪益营卫之气，黄芩清热进阴，陈皮行气，玄参、麦冬、熟地黄、枸杞子滋阴。诸药合用，强化肺气清肃下行的同时，促使内在之精直达于上。

每日两次，服用七日。

方三药物组成：贝母　党参　黄芪　怀山药　当归　白芍　大黄　黄芩　陈皮　玄参　麦冬　熟地黄　枸杞子

方解：贝母入肺，党参、黄芪益营卫之气，怀山药补肾阳，当归补血，白芍入足厥阴肝经，大黄降邪余之浊，黄芩清热进阴，陈皮行气，玄参、麦冬、熟地黄、枸杞子滋阴。诸药合用，强化肺气清肃下行的同时，促使内在之精直达于上。

每日两次，服用七日。

方四药物组成：贝母　党参　黄芪　苍术　白术　怀山药　山萸肉　牡丹皮　白芍　大黄　陈皮　玄参　麦冬　熟地黄　枸杞子

方解：贝母入肺，党参、黄芪益营卫之气，苍术、白术入脾胃和中，怀山药补肾阳，山萸肉补肝肾，牡丹皮入血分，白芍入足厥阴肝经，大黄降邪余之浊，陈皮行气，玄参、麦冬、熟地黄、枸杞子滋阴。诸药合用，在补中益气的基础上，强化肺气清肃下行，促使内在之精直达于上。

每日两次，服用七日。

十八、哮喘

哮喘发作时经常出现胸闷、气喘、呼吸困难、咳嗽等症状，发作前常有鼻塞、打喷嚏、眼痒等先兆症状，发作严重者可短时间内出现严重呼吸困难。有时咳嗽为唯一症状（咳嗽变异型哮喘）。在夜间或凌晨发作和加重是哮喘的特征之一，发作时出现两肺散在、弥漫分布的呼气相哮鸣音，呼气相延长，有时吸气、呼气相均有干啰音；严重发作时可出现呼吸音低下、哮鸣音消失，临床上称为"静止肺"，预示着病情危重，随时会出现呼吸骤停；哮喘患者在不发作时可无任何症状和体征。

其病机是由于人体受到内外因素的影响，阴阳出现严重不平衡所致。治疗法则是调剂人体阴阳，恢复人体阴阳平衡而达到治愈的目的。

方一药物组成：贝母　陈皮　当归　白芍　大黄　黄芩　玄参　麦冬　熟地黄　枸杞子　苦杏仁　前胡

方解：贝母入肺，陈皮行气，当归补血，白芍入足厥阴肝经，大黄降邪余之浊，黄芩清热进阴，玄参、麦冬、熟地黄、枸杞子滋阴，苦杏仁、前胡祛痰平喘。诸药合用，在祛痰平喘的基础上，强化肺气清肃下行，促使内在之阴从下回归于上。

每日两次，服用七日。

方二药物组成：贝母　党参　黄芪　黄芩　陈皮　玄参　麦冬　熟地黄　枸杞子　苦杏仁　前胡

方解：贝母入肺，党参、黄芪益营卫之气，黄芩清热进阴，陈皮行气，玄参、麦冬、熟地黄、枸杞子滋阴，苦杏仁、前胡祛痰平喘。诸药合用，在祛痰平喘的基础上，强化肺气清肃下行，促使内在之精直达于上。

每日两次，服用七日。

方三药物组成：贝母　党参　黄芪　怀山药　当归　白芍　大黄　黄芩　陈皮　玄参　麦冬　熟地黄　枸杞子　苦杏仁　前胡

方解：贝母入肺，党参、黄芪益营卫之气，怀山药补肾阳，当归补血，白芍入足厥阴肝经，大黄降邪余之浊，黄芩清热进阴，陈皮行气，玄参、麦冬、熟地黄、枸杞子滋阴，苦杏仁、前胡祛痰平喘。诸药合用，在祛痰平喘的基础上，强化肺气清肃下行，促使内在之精直达于上。

每日两次，服用七日。

方四药物组成：贝母　党参　黄芪　苍术　白术　怀山药　山萸肉　牡丹皮　白芍　大黄　陈皮　玄参　麦冬　熟地黄　枸杞子　苦杏仁　前胡

方解：贝母入肺，党参、黄芪益营卫之气，苍术、白术入脾胃和中，怀山药补肾阳，山萸肉补肝肾，牡丹皮入血分，白芍入足厥阴肝经，大黄降邪余之浊，陈皮行气，玄参、麦冬、熟地黄、枸杞子滋阴，苦杏仁、前胡祛痰平喘。诸药合用，在祛痰平喘、补中益气的基础上，强化肺气清肃下行，促使内在之精直达于上。

每日两次，服用七日。

方五药物组成：茯苓　党参　黄芪　砂仁　白豆蔻　人参　陈皮　玄参　麦冬　熟地黄　枸杞子　苦杏仁　前胡

方解：茯苓宁心，党参、黄芪益营卫之气，砂仁、白豆蔻入脾胃和中，人参补元阴，陈皮行气，玄参、麦冬、熟地黄、枸杞子滋阴，苦杏仁、前胡祛痰平喘。诸药合用，在祛痰平喘、补中益气的基础上，强化脾肺合降，促使内在之精直达于上。

每日两次，服用七日。

方六药物组成：茯苓　贝母　党参　黄芪　怀山药　当归　人参　陈皮　玄参　麦冬　熟地黄　苦杏仁　前胡

方解：茯苓宁心，贝母入肺，党参、黄芪益营卫之气，怀山药补肾阳，当归补血，人参补元阴，陈皮行气，玄参、麦冬、熟地黄、枸杞子滋阴，苦杏仁、前胡祛痰平喘。诸药合用，在祛痰平喘的基础上，强化心肺合降，促使内在之精直达于上。

每日两次，服用七日。

方七药物组成：酸枣仁　柏子仁　远志　党参　黄芪　砂仁　白豆蔻　黄连　陈皮　玄参　麦冬　知母　玉竹　石斛　熟地黄　枸杞子　天冬　苦杏仁　前胡

人参晚上另服。

方解：酸枣仁、柏子仁、远志养心安神，党参、黄芪益营卫之气，砂仁、白豆蔻入脾胃和中，黄连清热进阴，陈皮行气，玄参、玉竹、石斛、麦冬、天冬、熟地黄、枸杞子补五脏之阴，知母滋阴润燥，苦杏仁、前胡祛痰平喘。诸药合用，在五脏同补和中的基础上，强化心脾合降，促使内在之精直达于上。

另用大剂量的人参与上方分开服，早上服主方，晚上服人参，每日各服一次，连服七日。

方八药物组成：天麻 贝母 党参 黄芪 陈皮 玄参 麦冬 熟地黄 苦杏仁 前胡 桔梗 半夏 麻黄

方解：天麻益气，贝母入肺，党参、黄芪益营卫之气，陈皮行气，玄参、麦冬、熟地黄滋阴，苦杏仁、前胡祛痰平喘，桔梗祛痰镇咳，半夏散瘀消肿，麻黄宣肺平喘。诸药合用，在宣肺平喘镇咳的基础上，强化肺气清肃下行，促使内在之精直达于上。

每日两次，服用七日。

方九药物组成：酸枣仁 柏子仁 远志 党参 黄芪 南沙参 苍术 白术 怀山药 山萸肉 牡丹皮 白芍 麦冬 玄参 熟地黄 苦杏仁 前胡 桔梗 半夏 麻黄 陈皮

方解：酸枣仁、柏子仁、远志养心安神，党参、黄芪益营卫之气，南沙参化湿浊，苍术、白术入脾胃和中，怀山药补脾肾之阳，山萸肉补肾，牡丹皮入血分，白芍入足厥阴肝经，麦冬、玄参、熟地黄滋阴，苦杏仁、前胡祛痰平喘，桔梗祛痰镇咳，半夏散瘀消肿，麻黄宣肺平喘，陈皮行气。诸药合用，在宣肺平喘、镇咳和中的基础上，强化心脾合降，促使内在之精直达于上。

每日两次，服用七日。

方十药物组成：酸枣仁 柏子仁 远志 党参 黄芪 苍术 白术 怀山药 山萸肉 牡丹皮 白芍 麦冬 玄参 熟地黄 苦杏仁 前胡 桔梗 半夏 麻黄 陈皮

方解：酸枣仁、柏子仁、远志养心安神，党参、黄芪益营卫之气，苍术、白术入脾胃和中，怀山药补脾肾之阳，山萸肉补肾，牡丹皮入血分，白芍入足厥阴肝经，麦冬、玄参、熟地黄滋阴，苦杏仁、前胡祛痰平喘，桔梗祛痰镇咳，半夏散瘀消肿，麻黄宣肺平喘，陈皮行气。诸药合用，在宣肺平喘、镇咳和中的基础上，强化心脾合降，促使内在之精直达于上。

每日两次，服用七日。

方十一药物组成： 酸枣仁　柏子仁　远志　党参　黄芪　苍术　白术　怀山药　山萸肉　牡丹皮　麦冬　玄参　熟地黄　苦杏仁　前胡　桔梗　半夏　麻黄　陈皮

方解：酸枣仁、柏子仁、远志养心安神，党参、黄芪益营卫之气，苍术、白术入脾胃和中，怀山药补脾肾之阳，山萸肉补肾，牡丹皮入血分，麦冬、玄参、熟地黄滋阴，苦杏仁、前胡祛痰平喘，桔梗祛痰镇咳，半夏散瘀消肿，麻黄宣肺平喘，陈皮行气。诸药合用，在宣肺平喘、镇咳和中的基础上，强化心脾合降，促使内在之精直达于上。

每日两次，服用七日。

方十二药物组成： 瓜蒌皮　天花粉　苍术　白术　陈皮　黄芩　苦杏仁　前胡　桔梗　半夏　麻黄

方解：瓜蒌皮、天花粉润肺滋阴，苍术、白术入脾胃和中，陈皮行气，黄芩清热进阴，苦杏仁、前胡祛痰平喘，桔梗祛痰镇咳，半夏散瘀消肿，麻黄宣肺平喘。诸药合用，在宣肺平喘、补中益气的基础上，强化肺气清肃下行，促使内在之精直达于上。

每日两次，服用七日。

方十三药物组成： 茯苓　瓜蒌皮　天花粉　苍术　白术　黄连　陈皮　黄芩　苦杏仁　前胡　桔梗　半夏　麻黄

方解：茯苓宁心，瓜蒌皮、天花粉润肺滋阴，苍术、白术入脾胃和中，黄连清热进阴，陈皮行气，黄芩清热进阴，苦杏仁、前胡祛痰平喘，桔梗祛痰镇咳，半夏散瘀消肿，麻黄宣肺平喘。诸药合用，在宣肺平喘、补中益气的基础上，强化肺气清肃下行，促使内在之精直达于上。

每日两次，服用七日。

方十四药物组成：茯苓　党参　黄芪　砂仁　白豆蔻　苦杏仁　前胡　桔梗　半夏　麦冬　枸杞子　熟地黄　人参

方解：茯苓宁心，党参、黄芪益营卫之气，砂仁、白豆蔻入脾胃和中，苦杏仁、前胡祛痰平喘，桔梗祛痰镇咳，半夏散瘀消肿，麦冬、熟地黄、枸杞子滋阴，人参补元阴。诸药合用，在补中益气的基础上，强化肺气清肃下行，促使内在之精直达于上。

每日两次，服用七日。

方十五药物组成：茯苓　党参　黄芪　苦杏仁　前胡　桔梗　半夏　麦冬　枸杞子　熟地黄　人参　怀山药　当归　陈皮

方解：茯苓宁心，党参、黄芪益营卫之气，苦杏仁、前胡祛痰平喘，桔梗祛痰镇咳，半夏散瘀消肿，麦冬、熟地黄、枸杞子滋阴，人参补元阴，怀山药补脾肾之阳，当归补血，陈皮行气。诸药合用，在祛痰平喘的基础上，强化肺气清肃下行，促使内在之精直达于上。

每日两次，服用七日。

方十六药物组成：酸枣仁　柏子仁　远志　党参　黄芪　陈皮　砂仁　白豆蔻　玉竹　石斛　天冬　麦冬　生地黄　熟地黄　枸杞子　黄连　苦杏仁　前胡　桔梗　半夏

方解：酸枣仁、柏子仁、远志养心安神，党参、黄芪益营卫之气，陈皮行气，砂仁、白豆蔻入脾胃和中，玉竹、石斛、麦冬、天冬、生地黄、熟地黄、枸杞子补五脏之阴，黄连清热进阴，苦杏仁、前胡祛痰平喘，桔梗祛痰镇咳，半夏散瘀消肿。诸药合用，在宣肺平喘、镇咳和中的基础上，强化心脾合降，促使内在之精直达于上。

每日两次，服用七日。

十九、顽固性头痛

顽固性头痛指长年累月的持续性头痛。顽固性头痛特征：①有脑部、头部外伤史者，发作时伴恶心、呕吐、眩晕、头部撕裂感；②易受天气变化、月经周期、情绪变化、饮酒影响；③枕后部麻胀，颈部僵硬，头部戴钢盔感，前额痛、太阳穴痛、眼皮沉重、睡眠差。

病机是人体受到内外因素的影响，阴阳出现严重不平衡所致。治疗法则是调剂人体阴阳，恢复人体阴阳平衡而达到治愈的目的。

方一药物组成：贝母　肉桂　当归　白芍　陈皮　黄芩　玉竹　石斛　丹参　赤芍　人参

方解：贝母入肺，肉桂补脾肾之阳，当归补血，白芍守阴，陈皮行气，黄芩清热进阴，玉竹、石斛滋阴，丹参、赤芍活血化瘀，人参补元阴。诸药合用，强化肺气清肃下行，促使内在之阴通过肝肾回归于上。

每日两次，连服七日。

方二药物组成：贝母　肉桂　当归　党参　黄芪　白芍　陈皮　黄芩　玉竹　石斛　丹参　赤芍　人参

方解：贝母入肺，肉桂补脾肾之阳，当归补血，党参、黄芪益气，白芍守阴，陈皮行气，黄芩清热进阴，玉竹、石斛滋阴，丹参、赤芍活血化瘀，人参补元阴。诸药合用，强化肺气清肃下行，促使内在之精回归于上。

每日两次，连服七日。

方三药物组成：茯苓　贝母　党参　黄芪　怀山药　山萸肉　牡丹皮　白芍　陈皮　黄芩　玉竹　石斛　丹参　赤芍

方解：茯苓宁心，贝母入肺，党参、黄芪益气，怀山药补脾肾之阳，山萸肉补肾，牡丹皮入血，为清气升发周转，白芍守阴，陈皮行气，黄芩清热进阴，玉竹、石斛滋阴，丹参、赤芍活血化瘀。诸药合用，强化心肺之气清肃下行，促使内在之精回归于上。

每日两次，连服七日。

方四药物组成： 茯苓　党参　黄芪　砂仁　白豆蔻　人参　陈皮　黄芩　玉竹　石斛　丹参　赤芍

方解：茯苓宁心，党参、黄芪益气，砂仁、白豆蔻入脾胃和中，人参补元阴，陈皮行气，黄芩清热进阴，玉竹、石斛滋阴，丹参、赤芍活血化瘀。诸药合用，促使内在精气回归于上。

每日两次，连服七日。

方五药物组成： 茯苓　贝母　党参　黄芪　怀山药　当归　人参　陈皮　黄芩　玉竹　石斛　丹参　赤芍

方解：茯苓宁心，党参黄芪益气，贝母入肺，怀山药补脾肾之阳，人参补元阴，玉竹、石斛滋阴，丹参、赤芍活血化瘀，陈皮行气，黄芩清热进阴。诸药合用，促使内在精气回归于上。

每日两次，连服七日。

方六药物组成： 酸枣仁　柏子仁　远志　党参　黄芪　砂仁　白豆蔻　黄连　陈皮　丹参　赤芍　玄参　天冬　麦冬　玉竹　石斛　生地黄　枸杞子

人参另服。

方解：酸枣仁、柏子仁、远志强心镇静，党参、黄芪益气，砂仁、白豆蔻入脾胃和中，玄参、麦冬、天冬、玉竹、石斛、生地黄、枸杞子补五脏之阴，陈皮行气，黄连清热进阴。诸药合用，强化五脏之阴从下向上回归于心。

该方早服，晚服人参，人参补元阴，两方套服，有促使阴阳在对立变化发展中促使阴阳合一。

喝七日之后，停药八日。

方七药物组成：陈皮　黄芩　天麻　贝母　党参　黄芪　丹参　赤芍　玉竹　石斛

方解：陈皮行气，黄芩清热进阴，天麻益气，贝母入肺，党参、黄芪补营卫之气，丹参、赤芍活血化瘀，玉竹、石斛养胃阴。诸药合用，强化内在之阴向上回升，达到阴阳协调发展。

每日两次，服用七日。

方八药物组成：酸枣仁　柏子仁　远志　陈皮　苍术　白术　南沙参　怀山药　山萸肉　牡丹皮　白芍　党参　黄芪　生地黄　枸杞子　丹参　赤芍　钩藤　菊花

方解：酸枣仁、柏子仁、远志强心镇静，陈皮行气，苍术、白术入脾胃和中，南沙参化湿浊，怀山药补肾阳，山萸肉补肝肾，牡丹皮入血分，白芍入足厥阴肝经，党参、黄芪补营卫之气，生地黄、枸杞子滋阴，丹参、赤芍活血化瘀，钩藤清热息风镇惊，菊花清肝明目。诸药合用，在补中益气的基础上，强化心脾合降，促使内在之精直达于上。

每日两次，服用七日。

方九药物组成：酸枣仁　柏子仁　远志　陈皮　苍术　白术　怀山药　山萸肉　牡丹皮　白芍　党参　黄芪　生地黄　枸杞子　丹参　赤芍　钩藤　菊花

方解：酸枣仁、柏子仁、远志强心镇静，陈皮行气，苍术、白术入脾胃和中，怀山药补肾阳，山萸肉补肝肾，牡丹皮入血分，白芍入足厥阴肝经，党参、黄芪补营卫之气，生地黄、枸杞子滋阴，丹参、赤芍活血化瘀，钩藤清热息风镇惊，菊花清肝明目。诸药合用，在补中益气的基础上，强化心脾合降，促使内在之精直达于上。

每日两次，服用七日。

方十药物组成： 酸枣仁　柏子仁　远志　陈皮　苍术　白术　怀山药　山萸肉　牡丹皮　党参　黄芪　生地黄　枸杞子　丹参　赤芍　钩藤　菊花

方解：酸枣仁、柏子仁、远志强心镇静，陈皮行气，苍术、白术入脾胃和中，怀山药补脾肾之阳，山萸肉补肝肾，牡丹皮入血分，党参、黄芪补营卫之气，生地黄、枸杞子滋阴，丹参、赤芍活血化瘀，钩藤清热息风镇惊，菊花清肝明目。诸药合用，在补中益气的基础上，强化心脾合降，促使内在之精直达于上。

每日两次，服用七日。

方十一药物组成： 瓜蒌皮　天花粉　苍术　白术　陈皮　丹参　赤芍　钩藤　菊花

方解：瓜蒌皮、天花粉润肺滋阴，苍术、白术入脾胃和中，陈皮行气，丹参、赤芍活血化瘀，钩藤清热息风镇惊，菊花清肝明目。诸药合用，在补中益气的基础上，强化肺脾合降，促使内在之精直达于上。

每日两次，服用七日。

方十二药物组成： 茯苓　瓜蒌皮　天花粉　苍术　白术　黄连　陈皮　丹参　赤芍　钩藤　菊花

方解：茯苓宁心，瓜蒌皮、天花粉润肺滋阴，苍术、白术入脾胃和中，黄连清热进阴，陈皮行气，丹参、赤芍活血化瘀，钩藤清热息风镇惊，菊花清肝明目。诸药合用，在补中益气的基础上，强化心脾合降，促使内在之精直达于上。

每日两次，服用七日。

方十三药物组成： 茯苓　党参　黄芪　砂仁　白豆蔻　陈皮　麦冬　生地黄　人参　丹参　赤芍　钩藤　菊花

方解：茯苓宁心，党参黄芪补营卫之气，砂仁、白豆蔻入脾胃和中，陈皮行气，麦冬、生地黄滋阴，丹参、赤芍活血化瘀，钩藤清热息风镇惊，菊花清肝明目。诸药合用，在补中益气的基础上，强化心脾合降，促使内在之精直达于上。

每日两次，服用七日。

方十四药物组成： 茯苓　贝母　党参　黄芪　怀山药　当归　陈皮　麦冬　生地黄　丹参　赤芍　钩藤　菊花

方解：茯苓宁心，贝母入肺，党参、黄芪补营卫之气，怀山药补脾肾之阳，当归补血，陈皮行气，麦冬、生地黄滋阴，丹参、赤芍活血化瘀，钩藤清热息风镇惊，菊花清肝明目。诸药合用，在活血化瘀镇惊的基础上，强化心脾合降，促使内在之精直达于上。

每日两次，服用七日。

方十五药物组成： 酸枣仁　柏子仁　远志　党参　黄芪　黄连　砂仁　白豆蔻　麦冬　天冬　枸杞子　生地黄　陈皮　丹参　赤芍　钩藤　菊花

人参另服。

方解：酸枣仁、柏子仁、远志强心镇静，党参、黄芪补营卫之气，黄连清热进阴，砂仁、白豆蔻入脾胃和中，麦冬、天冬、生地黄、枸杞子滋阴，丹参、赤芍活血化瘀，钩藤清热息风镇惊，菊花清肝明目。诸药合用，在活血化瘀镇惊的基础上，强化心脾合降，促使内在之精直达于上。

另用大剂量人参另服，该方早上服，晚上服人参，人参补元阴，两方套服，有促使阴阳在对立变化发展中促使阴阳合一。

二十、盗汗

盗汗是人入睡后汗出，醒后汗止为特征的一种症状。其病机是人体受到内外因素的影响，阴阳出现严重不平衡，阴虚则阳盛，虚热内生，阴气空虚，睡则卫气乘虚陷入阴中，表无护卫，肌表不密，荣中之火独旺于外，蒸热，迫津外泄则汗。醒则气固于表,玄府密闭而汗止阴。治疗法则是调剂人体阴阳,恢复人体阴阳平衡而达到治愈的目的。

方一药物组成: 贝母　陈皮　当归　白芍　大黄　黄芩　玄参　麦冬　熟地黄　枸杞子　浮小麦

方解:贝母入肺,陈皮行气,当归补血,白芍入足厥阴肝经,大黄降邪余之浊,黄芩清热进阴,玄参、麦冬、熟地黄、枸杞子滋阴,浮小麦除热止汗。诸药合用,在除热止汗的基础上,强化肺气清肃下行,促使内在之阴从下回归于上。

每日两次,服用七日。

方二药物组成: 贝母　党参　黄芪　黄芩　陈皮　玄参　麦冬　熟地黄　枸杞子　浮小麦

方解:贝母入肺,党参、黄芪益营卫之气,黄芩清热进阴,陈皮行气,玄参、麦冬、熟地黄、枸杞子滋阴,浮小麦除热止汗。诸药合用,在除热止汗的基础上,强化肺气清肃下行,促使内在之精直达于上。

每日两次,服用七日。

方三药物组成: 贝母　党参　黄芪　怀山药　当归　白芍　大黄　黄芩　陈皮　玄参　麦冬　熟地黄　枸杞子　浮小麦

方解:贝母入肺,党参、黄芪益营卫之气,怀山药补肾阳,当归补血,白芍入足厥阴肝经,大黄降邪余之浊,黄芩清热进阴,陈皮行气,玄参、麦冬、熟地黄、枸杞子滋阴,浮小麦除热止汗。诸药合用,在除热止汗的基础上,强化肺气清肃下行,促使内在之精直达于上。

每日两次,服用七日。

方四药物组成: 贝母　党参　黄芪　苍术　白术　怀山药　山萸肉　牡丹皮　白芍　大黄　陈皮　玄参　麦冬　熟地黄　枸杞子　浮小麦

方解：贝母入肺，党参、黄芪益营卫之气，苍术、白术入脾胃和中，怀山药补肾阳，山茱肉补肝肾，牡丹皮入血分，白芍入足厥阴肝经，大黄降邪余之浊，陈皮行气，玄参、麦冬、熟地黄、枸杞子滋阴，浮小麦除热止汗。诸药合用，在除热止汗补中益气的基础上，强化肺气清肃下行，促使内在之精直达于上。

每日两次，服用七日。

方五药物组成： 茯苓 党参 黄芪 砂仁 白豆蔻 人参 陈皮 玄参 麦冬 熟地黄 枸杞子 浮小麦

方解：茯苓宁心，党参、黄芪益营卫之气，砂仁、白豆蔻入脾胃和中，人参补元阴，陈皮行气，玄参、麦冬、熟地黄、枸杞子滋阴，浮小麦除热止汗。诸药合用，在除热止汗、补中益气的基础上，强化脾肺合降，促使内在之精直达于上。

每日两次，服用七日。

方六药物组成： 茯苓 贝母 党参 黄芪 怀山药 当归 人参 陈皮 玄参 麦冬 熟地黄 浮小麦

方解：茯苓宁心，贝母入肺，党参、黄芪益营卫之气，怀山药补肾阳，当归补血，人参补元阴，陈皮行气，玄参、麦冬、熟地黄、枸杞子滋阴，浮小麦除热止汗。诸药合用，在除热止汗的基础上，强化心肺合降，促使内在之精直达于上。

每日两次，服用七日。

方七药物组成： 酸枣仁 柏子仁 远志 党参 黄芪 砂仁 白豆蔻 黄连 陈皮 玄参 麦冬 知母 玉竹 石斛 熟地黄 枸杞子 天冬 浮小麦

人参晚上另服。

方解：酸枣仁、柏子仁、远志养心安神，党参、黄芪益营卫之气，砂仁、白豆蔻入脾胃和中，黄连清热进阴，陈皮行气，玄参、玉竹、石斛、麦冬、天冬、熟地黄、枸杞子补五脏之阴，知母滋阴润燥，浮小麦除热止汗。诸药合用，在五脏同补和中的基础上，强化心脾合降，促使内在之精直达于上。

另用大剂量的人参与上方分开服，早上服主方，晚上服人参，每日各服一次，连服七日。

二十一、淋证

凡尿频、尿急、排尿障碍或涩痛、淋沥不断的证候统称淋证，包括膏淋、石淋、血淋等类型。西医可见于泌尿系感染、结石、结核、乳糜尿、前列腺炎等多种疾病。多属湿热瘀积下焦，渗入膀胱，或因肾虚而湿浊下注，气化不利所致。治疗法则是调剂人体阴阳，恢复人体阴阳平衡而达到治愈的目的。

膏淋

方一药物组成： 贝母　陈皮　当归　白芍　大黄　黄芩　玄参　麦冬　熟地黄　枸杞子　茵陈　白花蛇舌草　蒲公英

方解：贝母入肺，陈皮行气，当归补血，白芍入足厥阴肝经，大黄降邪余之浊，黄芩清热进阴，玄参、麦冬、熟地黄、枸杞子滋阴，茵陈清利湿热，白花蛇舌草、蒲公英清热解毒散结。诸药合用，在清热解毒利湿的基础上，强化肺气清肃下行，促使内在之阴从下回归于上。

每日两次，服用七日。

方二药物组成： 贝母　党参　黄芪　黄芩　陈皮　玄参　麦冬　熟地黄　枸杞子　茵陈　白花蛇舌草　蒲公英

方解：贝母入肺，党参、黄芪益营卫之气，黄芩清热进阴，陈皮行气，玄参、麦冬、熟地黄、枸杞子滋阴，茵陈清利湿热，白花蛇舌草、蒲公英清热解毒散结。诸药合用，在清热解毒利湿的基础上，强化肺气清肃下行，促使内在之精直达于上。

每日两次，服用七日。

方三药物组成：贝母　党参　黄芪　怀山药　当归　白芍　大黄　黄芩　陈皮　玄参　麦冬　熟地黄　枸杞子　茵陈　白花蛇舌草　蒲公英

方解：贝母入肺，党参、黄芪益营卫之气，怀山药补肾阳，当归补血，白芍入足厥阴肝经，大黄降邪余之浊，黄芩清热进阴，陈皮行气，玄参、麦冬、熟地黄、枸杞子滋阴，茵陈清利湿热，白花蛇舌草、蒲公英清热解毒散结。诸药合用，在清热解毒利湿的基础上，强化肺气清肃下行，促使内在之精直达于上。

每日两次，服用七日。

方四药物组成：贝母　党参　黄芪　苍术　白术　怀山药　山萸肉　牡丹皮　白芍　大黄　陈皮　玄参　麦冬　熟地黄　枸杞子　茵陈　白花蛇舌草　蒲公英

方解：贝母入肺，党参、黄芪益营卫之气，苍术、白术入脾胃和中，怀山药补肾阳，山萸肉补肝肾，牡丹皮入血分，白芍入足厥阴肝经，大黄降邪余之浊，陈皮行气，玄参、麦冬、熟地黄、枸杞子滋阴，茵陈清利湿热，白花蛇舌草、蒲公英清热解毒散结。诸药合用，在清热解毒、利湿、补中益气的基础上，强化肺气清肃下行，促使内在之精直达于上。

每日两次，服用七日。

方五药物组成：茯苓　党参　黄芪　砂仁　白豆蔻　人参　陈皮　玄参　麦冬　熟地黄　枸杞子　茵陈　白花蛇舌草　蒲公英

方解：茯苓宁心，党参、黄芪益营卫之气，砂仁、白豆蔻入脾胃和中，人参补元阴，陈皮行气，玄参、麦冬、熟地黄、枸杞子滋阴，茵陈清利湿热，白花蛇舌草、蒲公英清热解毒散结。诸药合用，在清热解毒、利湿、补中益气的基础上，强化脾肺合降，促使内在之精直达于上。

每日两次，服用七日。

方六药物组成：茯苓　贝母　党参　黄芪　怀山药　当归　人参　陈皮　玄参　麦冬　熟地黄　茵陈　白花蛇舌草　蒲公英

方解：茯苓宁心，贝母入肺，党参、黄芪益营卫之气，怀山药补肾阳，当归补血，人参补元阴，陈皮行气，玄参、麦冬、熟地黄、枸杞子滋阴，茵陈清利湿热，白花蛇舌草、蒲公英清热解毒散结。诸药合用，在清热解毒利湿的基础上，强化心肺合降，促使内在之精直达于上。

每日两次，服用七日。

方七药物组成：酸枣仁　柏子仁　远志　党参　黄芪　砂仁　白豆蔻　黄连　陈皮　玄参　麦冬　知母　玉竹　石斛　熟地黄　枸杞子　天冬　茵陈　白花蛇舌草　蒲公英

人参晚上另服。

方解：酸枣仁、柏子仁、远志养心安神，党参、黄芪益营卫之气，砂仁、白豆蔻入脾胃和中，黄连清热进阴，陈皮行气，玄参、玉竹、石斛、麦冬、天冬、熟地黄、枸杞子补五脏之阴，知母滋阴润燥，茵陈清利湿热，白花蛇舌草、蒲公英清热解毒散结。诸药合用，在五脏同补和中的基础上，强化心脾合降，促使内在之精直达于上。

另用大剂量的人参与上方分开服，早上服主方，晚上服人参，每日各服一次，连服七日。

石淋

方一药物组成：当归　白芍　枳实　大黄　玉竹　石斛　熟地黄　枸杞子　茵陈

方解：当归补血，白芍入足厥阴肝经，枳实破积，大黄降邪余之浊，玉竹、石斛、熟地黄、枸杞子补五脏之阴，茵陈除湿。诸药合用，在五脏同补的基础上，强化肺气清肃下行，促使内在之阴从下回归于上。

每日两次，服用七日。

方二药物组成：当归　枳实　大黄　玉竹　石斛　熟地黄　枸杞子　茵陈

方解：当归补血，枳实破积，大黄降邪余之浊，玉竹、石斛、熟地黄、枸杞子补五脏之阴，茵陈除湿。诸药合用，在五脏同补的基础上，强化肺气清肃下行，促使内在之精直达于上。

每日两次，服用七日。

方三药物组成：白芍　枳实　大黄　茵陈

方解：白芍入足厥阴肝经，枳实破积，大黄降邪余之浊，茵陈除湿。诸药合用，强化肺气清肃下行，促使内在之精直达于上。

每日两次，服用七日。

方四药物组成：党参　黄芪　苍术　白术　怀山药　山萸肉　牡丹皮　白芍　大黄　枳实　玉竹　石斛　熟地黄　枸杞子　茵陈

方解：党参、黄芪益营卫之气，苍术、白术入脾胃和中，怀山药、山萸肉补肾，牡丹皮入血，白芍入足厥阴肝经，大黄降邪余之浊，枳实破积滞，玉竹、石斛、熟地黄、枸杞子补五脏之阴，茵陈除湿。诸药合用，在五脏同补的基础上，强化肺气清肃下行，促使内在之精直达于上。

每日两次，服用七日。

方五药物组成：贝母　牡丹皮　枳实　白芍　大黄　茵陈

方解：贝母入肺，牡丹皮入血分，枳实破积，白芍入足厥阴肝经，大黄降邪余之浊，茵陈除湿。强化肺气清肃下行，促使内在之精直达于上。

每日两次，服用七日。

方六药物组成：茯苓　党参　黄芪　砂仁　白豆蔻　人参　枳实　玉竹　石斛　熟地黄　枸杞子　茵陈

方解：茯苓宁心，党参、黄芪益营卫之气，砂仁、白豆蔻入脾胃和中，人参补元阴，枳实破积，玉竹、石斛、熟地黄、枸杞子补五脏之阴，茵陈除湿。诸药合用，在五脏同补的基础上，强化心脾合降，促使内在之精直达于上。

每日两次，服用七日。

方七药物组成： 茯苓　党参　黄芪　贝母　怀山药　当归　人参　枳实　玉竹　石斛　熟地黄　枸杞子　茵陈

方解：茯苓宁心，党参、黄芪益营卫之气，贝母入肺，怀山药补肾，当归补血，人参补元阴，玉竹、石斛、熟地黄、枸杞子补五脏之阴，茵陈除湿。诸药合用，在五脏同补的基础上，强化心脾合降，促使内在之精直达于上。

每日两次，服用七日。

方八药物组成： 酸枣仁　柏子仁　党参　黄芪　砂仁　白豆蔻　黄连　枳实　玉竹　石斛　熟地黄　枸杞子　天冬　茵陈

人参晚上另服。

方解：酸枣仁、柏子仁养心安神，党参、黄芪益营卫之气，砂仁、白豆蔻入脾胃和中，黄连清热，枳实破积，玉竹、石斛、天冬、熟地黄、枸杞子补五脏之阴，茵陈除湿。诸药合用，在五脏同补和中的基础上，强化心脾合降，促使内在之精直达于上。

另用大剂量的人参与上方分开服，早上服方药，晚上服人参，每日各服一次，连服七日后停药。

血淋

方一药物组成： 贝母　怀山药　枳壳　白芍　大黄

方解：贝母入肺，怀山药补脾肾之阳，枳壳破积，白芍入足厥阴肝经，大黄降邪余之浊。诸药合用，强化肺气清肃下行，促使内在之阴从下回归于上。

每日两次，服用七日。

方二药物组成：贝母　党参　黄芪　枳壳　玉竹　石斛　熟地黄　枸杞子

方解：贝母入肺，党参、黄芪益营卫之气，枳壳破积，玉竹、石斛、熟地黄、枸杞子补五脏之阴。诸药合用，在五脏同补的基础上，强化肺气清肃下行，促使内在之精直达于上。

每日两次，服用七日。

方三药物组成：贝母　党参　黄芪　怀山药　当归　白芍　大黄　枳壳　玉竹　石斛　熟地黄　枸杞子

方解：贝母入肺，党参、黄芪益营卫之气，怀山药补肾阳，当归补血，白芍入足厥阴肝经，大黄降邪余之浊，枳壳破积，玉竹、石斛、熟地黄、枸杞子补五脏之阴。诸药合用，在五脏同补的基础上，强化肺气清肃下行，促使内在之精直达于上。

每日两次，服用七日。

方四药物组成：贝母　党参　黄芪　苍术　白术　怀山药　山萸肉　牡丹皮　白芍　大黄　枳壳　玉竹　石斛　熟地黄

方解：贝母入肺，党参、黄芪益营卫之气，苍术、白术入脾胃和中，怀山药补肾阳，山萸肉补肝肾，牡丹皮入血分，白芍入足厥阴肝经，大黄降邪余之浊，枳壳破积，玉竹、石斛、熟地黄、枸杞子补五脏之阴。诸药合用，在补中益气的基础上，强化肺气清肃下行，促使内在之精直达于上。

每日两次，服用七日。

方五药物组成：茯苓　党参　黄芪　砂仁　白豆蔻　人参　枳壳　玉竹　石斛　熟地黄　枸杞子　茵陈

方解：茯苓宁心，党参、黄芪益营卫之气，砂仁、白豆蔻入脾胃和中，人参补元阴，枳壳破积，玉竹、石斛、熟地黄、枸杞子补五脏之阴，茵陈除湿。诸药合用，在补中益气的基础上，强化脾肺合降，促使内在之精直达于上。

每日两次，服用七日。

方六药物组成： 茯苓　党参　黄芪　贝母　怀山药　当归　人参　枳壳　玉竹　石斛　熟地黄　枸杞子　茵陈

方解：茯苓宁心，党参、黄芪益营卫之气，贝母入肺，怀山药补肾阳，当归补血，人参补元阴，枳壳破积，玉竹、石斛、熟地黄、枸杞子补五脏之阴，茵陈除湿。诸药合用，在五脏同补的基础上，强化心肺合降，促使内在之精直达于上。

每日两次，服用七日。

方七药物组成： 酸枣仁　柏子仁　党参　黄芪　砂仁　白豆蔻　黄连　枳壳　玉竹　石斛　熟地黄　枸杞子　天冬　茵陈

人参晚上另服。

方解：酸枣仁、柏子仁养心安神，党参、黄芪益营卫之气，砂仁、白豆蔻入脾胃和中，黄连清热，玉竹、石斛、熟地黄、枸杞子、天冬补五脏之阴，茵陈除湿。诸药合用，在五脏同补和中的基础上，强化心脾合降，促使内在之精直达于上。

另用大剂量的人参与上方分开服，早上服主方，晚上服人参，每日各服一次，连服七日。